# 现代医学影像
# 成像原理及其临床应用

钟守昌 主编

清华大学出版社

北京

## 内 容 简 介

本书为医学类非医学影像专业学生系统学习医学影像成像原理、设备结构、检查技术、图像处理、临床应用等相关知识的参考书。本书主要内容包括 X 线成像、X 线计算机断层成像、磁共振成像、超声成像和核素成像,将医学影像成像原理、医学影像新技术、医学影像设备特性与特定疾病的临床诊疗有机结合,使医学类学生更加了解医学成像原理,针对不同疾病或者解剖学结构、生理学和病理学信息,能够灵活运用各种医学影像技术。全书知识脉络清晰,内容简洁实用,图文并茂,便于学生学习。

本书是医学影像学教师、医学图像处理专家与临床影像学医师共同合作的结晶,融合了医学影像学的基本理论、工程技术、图像处理、临床应用等多方面知识,为非医学影像专业医学类学生,特别是临床医学专业的学生在较短时间内系统了解医学成像的原理、设备、技术和临床应用,初步掌握临床医学影像检查和图像处理技术提供帮助。

**图书在版编目(CIP)数据**

现代医学影像成像原理及其临床应用/钟守昌主编.—北京:清华大学出版社,2019
ISBN 978-7-302-49677-9

Ⅰ. ①现⋯    Ⅱ. ①钟⋯    Ⅲ. ①影象诊断    Ⅳ. ①R445

中国版本图书馆 CIP 数据核字(2018)第 034790 号

责任编辑:罗    健
封面设计:傅瑞学
责任校对:刘玉霞
责任印制:丛怀宇

出版发行:清华大学出版社
　　　　　网　　　址:http://www.tup.com.cn,http://www.wqbook.com
　　　　　地　　　址:北京清华大学学研大厦 A 座　　　　　邮　　编:100084
　　　　　社 总 机:010-62770175　　　　　　　　　　　邮　　购:010-62786544
　　　　　投稿与读者服务:010-62776969,c-service@tup.tsinghua.edu.cn
　　　　　质量反馈:010-62772015,zhiliang@tup.tsinghua.edu.cn
印 刷 者:北京鑫丰华彩印有限公司
装 订 者:三河市溧源装订厂
经　　销:全国新华书店
开　　本:185mm×260mm　　印　张:15.5　　插页:1　　字　　数:379 千字
版　　次:2019 年 5 月第 1 版　　　　　　　　　　　印　　次:2019 年 5 月第 1 次印刷
定　　价:69.80 元

产品编号:068108-01

# 编委会名单

**主　编**　钟守昌

**副主编**　赵　云　黄劲柏　袁　希

**编　者**（以姓氏笔画为序）

于　群　　华中科技大学同济医学院附属协和医院

万　亮　　江汉大学教务处

王　哲　　江汉大学医学院

吴　瑰　　江汉大学工程技术中心

张利民　　荆州市中医医院

陈晓光　　长江大学临床医学院

赵　云　　三峡大学医学院

胡　兵　　三峡大学医学院

钟守昌　　江汉大学医学院

袁　希　　武汉市第五医院

黄劲柏　　长江大学临床医学院

彭雪华　　武汉市儿童医院

董　巍　　武汉市第五医院

谭先华　　武汉市第五医院

# 前　言

随着现代科学技术,特别是电子信息技术与计算机技术的进步,医学成像设备、医学影像技术和医学图像处理技术得到了飞速发展,它们已成为现代临床医学诊断与治疗的有力工具和核心支撑技术。

1895年,德国物理学家伦琴发现了X线。120多年来,医学成像技术与医学影像技术逐步形成、发展与完善。随着计算机技术和网络技术的发展,现代影像技术快速发展。除了X线医学影像技术继续得到发展外,计算机断层扫描成像、磁共振成像、超声成像和核素显像技术与设备均经历了产生、应用和不断改进的过程。医学影像诊断已从单纯依靠形态变化进行诊断发展成集形态、功能、代谢改变于一体的综合诊断体系。

现代医学成像与影像技术及设备突飞猛进的发展,也带来了知识更新的问题。医学成像与影像技术及设备涉及医学、物理学、计算机科学以及电子信息工程多个学科的知识,医学类学生需要掌握的专业知识越来越多,对知识理解深度的要求也越来越高。因而,医学类学生掌握多学科知识并将其熟练应用于临床诊断和治疗过程所需的时间也越来越长。医学类学生学习了医学影像诊断学后,对医学影像有了初步的了解,但对各种成像的基本原理和特征尚不理解,对各种成像技术还不清楚。本书将医学成像原理、医学影像新技术、医学影像设备特性以及不同医学成像的临床应用整合在一起,使得医学生能在较短的时间内更加了解不同医学成像原理和设备、技术,对不同的疾病或者解剖学、生理学和病理学信息选用哪种医学成像或者影像技术更加明晰。

本书是关于医学影像成像原理、设备结构、检查技术以及医学图像处理和临床应用的参考书。全书分为八章:第一章和第二章属于总论部分,第一章分别介绍了各种医学影像的特点、不同成像技术的相互比较以及医学影像技术的发展;第二章介绍了医学图像处理的基础知识以及影响医学图像评价的因素,包括医学图像处理基本概念、图像增强、图像分割、图像配准、图像融合几个主要部分。第三章至第七章分别介绍了X线成像、X线计算机断层成像、磁共振成像、超声成像、核医学成像五种医学成像。每章从所阐述的医学成像涉及的物理知识出发,介绍该种影像的成像原理和设备组成以及特性,阐述各种成像技术的实施途径和影像特征,了解该种成像以及其余成像技术对特定疾病诊疗的临床应用,尽可能全面、简洁地概括各种医学成像的基础知识和临床应用,为医学类学生理解医学影像的特点和临床应用实例奠定基础。第八章介绍了医学图像存储和传输系统(picture archiving and communication system,PACS),着重对医院信息系统(hospital information system,HIS),特别是放射科信息系统(radiology information system,RIS)以及RIS与HIS的融合进行了详细的阐述。书中的医学图像为编者近几年在临床工作中获取的第一手资料,且经过经验丰富的临床影像医师的筛选,图像清晰,可读性强。基础理论部分既注重基础性概念,以适合初学者，又阐述医学成像的特征，突出医学成像技术的特点，对成像基础理论、设备特性和临床诊疗进行了有机融合。

目前，关于医学影像方面的参考书很多，涉及医学成像原理、医学影像设备学、医学影像诊断学、医学成像技术临床应用、医学影像和医学图像处理等领域。本书对上述领域参考书中的知识进行融合和整理，作为高等院校非医学影像专业医学类学生的参考书。本书具有以下主要特点：

第一，本书整合了医学影像成像原理、设备、技术以及临床应用等方面的知识，既注重医学影像知识系统性的要求，又避免部分内容太深、太专。各部分内容经过编者长期教学实践，形成了有机衔接，避免了简单拼凑。

第二，知识脉络清晰，内容简洁。本书着眼于非医学影像专业医学类学生，特别是临床医学专业的学生，使他们在较短的时间内了解医学成像的系统性知识，特别是有关医学成像技术临床应用的病例分析，使学生"知其然，更知其所以然"。

第三，本书图文并茂，特别是医学影像检查技术和临床应用等内容使用了大量高质量的临床医学影像资料，并由经验丰富的临床影像医师解读，不仅确保了影像的质量，而且为进一步处理分析提供了可靠的临床依据。

本书编写任务分工如下：钟守昌编写第一章概论；王哲编写第二章医学图像基础；黄劲柏、陈晓光、张利民、谭先华编写第三章X线成像；钟守昌、彭雪华编写第四章X线计算机断层成像；钟守昌、于群编写第五章磁共振成像；赵云、胡兵编写第六章超声成像；袁希、董巍编写第七章核医学成像；万亮、吴瑰编写第八章医学影像存储与传输系统。全书由钟守昌统稿编审。

感谢江汉大学教材建设出版项目基金和飞利浦武汉分公司对本书出版的资助，感谢江汉大学第二附属医院医学影像科为本书编写提供影像数据和相关资料。

由于编者水平有限，加之编者较多，书中难免存在缺点和不足，恳请广大读者不吝赐教。

钟守昌

2019 年 3 月

# 目　　录

# 第一章 概 论

医学影像成像是指将某种能量的物理因子（如 X 线、电磁场、电子束、超声、核素、微波、红外线等）作为信息载体，它们透过人体后，可形成反映人体内部组织、器官的结构、形态、密度和功能的信息，通过影像成像方式表现人体实际解剖结构和时间分布上的对应关系，影像成像还可携带人体机能、生化成分等生物学信息。根据医学影像图像所反映的对应组织、器官结构的形态、密度和功能信息，医师可判断被检者的组织、器官是否异常以及异常程度，并以此来诊断、治疗与研究疾病。

医学影像成像技术包括检查技术和图像后处理技术。它对诊断与研究疾病至关重要。医学影像成像技术经过百余年的发展：从伦琴发现 X 线到第一张手的 X 线片，随着计算机断层扫描成像、磁共振成像、介入放射治疗等影像技术、影像诊断和影像治疗的相继问世，医学影像学从无到有，从小到大，尤其是近期，发展迅猛，当今医学影像成像技术已进入全新的数字影像时代，医学影像成像技术引领着临床诊断和治疗技术的发展。医学影像成像技术是医学发展潮流中的一个热点，推动了医学的发展，尤其是介入放射学的出现，使放射影像从单纯的诊断手段演变为具有诊疗双重功能的"利器"。医学影像成像技术在整个现代医学领域占有举足轻重的地位，医学影像科已成为与内、外、妇、儿科并列的临床学科。进入 21 世纪，医学影像学必将得到更快、更好及更全面的发展，必将对人类的健康做出更大的贡献。

## 第一节 各种医学影像的特点

医学影像成像技术随着医学影像设备的发展和时代进步，从常规 X 线成像技术发展到计算机 X 线摄影（computed radiography，CR）成像技术、数字 X 线摄影（digital radiography，DR）成像技术、数字减影血管造影（digital subtracted angiography，DSA）成像技术、计算机断层扫描（computed tomography，CT）成像技术、磁共振（magnetic resonance，MR）成像技术、超声（ultra-sonic，US）成像技术、发射计算机断层（emission computed tomography，ECT）成像技术、单光子发射型计算机断层（single photon emission computed tomography，SPECT）成像技术、正电子发射断层成像（positron emission tomography，PET）技术以及微波成像技术、红外成像技术等。医学影像由于含有丰富的人体组织、器官信息，能以非常直观的形式向人们展示人体内部组织结构、形态或脏器的功能，医学影像学已成为医学研究及临床诊断中最活跃的领域之一。

医学影像学是以人体宏观解剖结构和功能为研究对象，按其信息载体不同，分为 X 线成像、MR 成像、US 成像，核医学成像等。

## 一、X线成像特点

X线成像是指X线通过不同密度和厚度的人体组织得到衰减程度不同的X线并以此来显示脏器形态影像。X线成像包括常规X线成像、CR成像、DR成像、DSA成像、CT成像。常规X线成像适用范围广,信息量大,影像丰富细腻,在实时、形态动态观察方面有优势,但在数字化时代,常规X线成像应用逐步减少,数字化X线成像应用迅速增加,包括以下4种:

### (一)计算机X线摄影成像

计算机X线摄影(CR)成像是指X线通过被检者射入影像板(imaging plate,IP),X线光子被IP荧光颗粒吸收,释放电子形成潜影,用激光照射时,X线光子由光电倍增管检测后转为电信号,模数(analog/digital,A/D)转换后,经计算机处理形成X线影像图像。

### (二)数字X线摄影成像

数字X线摄影(digital radiography,DR)成像利用探测器(flat panel detector,FPD)吸收通过人体的X线,产生荧光信号,再将光信号转为电信号,经A/D转换和计算机处理形成影像。探测器分为非晶硒直接转换探测器和非晶硅间接转换探测器。前者将X线直接转换为电信号,称直接数字X线摄影;后者将X线先转换为荧光再转为电信号,称为间接数字X线摄影。

### (三)数字减影血管造影成像

数字减影血管造影(DSA)成像将常规X线技术与计算机技术结合,减去不必要的影像背景,可清晰显示临床诊断需要的血管影像图像。

### (四)计算机断层扫描成像

计算机断层扫描(CT)成像是指X线射束通过人体后到达探测器,对被检者进行扫描,利用计算机技术对探测器获得的投影数据进行分析处理,获得有价值的图像信息,并进行图像重建、图像显示,用特殊软件处理成符合临床诊断需要的医学影像图像。

## 二、磁共振成像特点

### (一)磁共振

磁共振(MR)是一种生物磁自旋成像技术,它利用原子核自旋运动的特性,在外加磁场内,经射频脉冲激励后产生信号,用探测器检测弛豫信号并将该信号输入计算机,经过处理转换后在屏幕上显示图像。MR提供的信息量不仅大于医学影像学中的其他许多成像技术,而且可以直接做出横断面、矢状面、冠状面和各种斜面的体层图像,因此,磁共振成像(magnetic resonance imaging,MRI)诊断疾病具有很大的优越性。MR设备是一种非电离辐射医学影像设备,无创伤,无损伤,无辐射,已广泛用于全身各系统检查,其中以中枢神经系统、心血管系统、盆腔实质脏器、四肢关节、软组织显像较好。

### (二)MR波谱分析

MR波谱分析(magnetic resonance spectroscopy,MRS)通过无创伤性检查获取机体物质代谢功能、生物学信息。功能MRI(functional MRI,fMRI)为脑组织、生理解剖、手术设计、组织功能的研究提供帮助。MR可有效早期诊断脑梗死、脑膜内血肿、脑膜外血肿、脑肿瘤、颅内动脉瘤、动静脉血管畸形、脑缺血、椎管内肿瘤、脊髓空洞症和脊髓积水等常见疾病,同时对腰椎间盘后突、原发性肝癌等疾病的诊断也很有效。但 MR 也有不足之处,它的空间分辨率不及 CT,带有心脏起搏器的患者或有某些金属异物的部位不能做 MR 的检查。

### 三、超声成像特点

#### (一)超声成像

超声成像(US)是将电脉冲激励换能器晶片振动后产生的机械超声波射入人体内,超声波在人体内遇到组织、器官界面时产生较强的回波信号,接收到的回波信号经过计算机处理后,可转变为人体扫描平面上的结构图像。超声波无损伤,无创伤,无辐射,能提供人体断面实时动态图像,多用于心脏、腹部检查。

#### (二)超声经颅多普勒

超声经颅多普勒(transcranial Doppler,TCD)是利用超声多普勒效应来检测颅内脑底主要动脉的血流动力学及血流生理参数的一项无创伤性脑血管疾病检查方法。TCD 能无创伤穿透颅骨,可对患者进行连续的长期的动态观察,可以提供 MRI、DSA、SPECT 等影像技术所不能检测的信息,如脑血流动力学参数。它在脑血管疾病的鉴别诊断方面有着重要的作用。

### 四、核医学成像特点

核医学成像主要是利用人体内不同组织对放射性核素的吸收不同,通过示踪剂在体内和细胞内转移速度与数量的差异及变化而产生特征图像,从而提供脏器的形态、大小、功能、血流量的动态监测指标,反映体内生理、生化、病理过程,还可以显示组织器官功能等。

#### (一)γ相机

γ相机(gamma scinticamera)既是显示仪器,又是功能仪器,可进行静、动态检查,显示脏器生理代谢功能。

#### (二)单光子发射型计算机断层成像

单光子发射型计算机断层成像(SPECT)既有 γ 相机的全部功能,又增加了 CT 技术成像功能,不仅能对各种脏器及病变进行断层、立体显像,而且能做动态观察与形态、功能、代谢变化的观察。

#### (三)正电子发射型计算机断层成像

正电子发射型计算机断层成像(PET)可在解剖结构上进行功能、代谢和受体显像,其成像原理是将发射正电子的放射性核素标记在示踪化合物上,再注射到被检者体内,示踪剂就可对活体的生理、生化过程示踪,显示生物小分子活动的空间分布、数量及时间变化,达到研究被检者病理生理过程的目的。PET 被称为人体生化代谢显像成像,也称解剖、功能影像学成像。

#### (四)PET/CT 和 PET/MR

PET/CT 将 PET 在细胞和分子水平反映的生理、病理特点和 CT 在组织水平反映的结构变化有机结合,具有同机图像融合功能,解决了核医学影像解剖结构不清晰、全能量校正的问题,使之定量。PET/CT 能在早期准确、灵敏和客观地诊断肿瘤,进行神经系统的功能检查、冠心病诊断等。PET/MR 能够实现完整的结构、分子功能一体化成像,进一步改善软组织图像质量。

## 第二节　医学影像成像技术的比较

现代医学成像方式在成像原理、成像方式、适用范围上各不相同,这些不同的成像技术各有优点,可互相补充,却不能相互取代。应从各个不同角度全面分析成像系统的优缺点,并指明其临床适用范围。

### 一、形态学成像与功能成像比较

形态学成像显示的是人体结构的解剖学形态,对疾病的诊断主要是根据组织和器官的大小、形状和密度等形态上的变化来诊断,较难在病理研究中发挥作用。功能成像能直接显示脏器功能,特别是代谢方面的问题。

功能成像是指将某种放射性物质引入人体内,在体外检测辐射能量来判断脏器的功能的成像方式,也称为有源功能成像。具有代表性的 MR 成像不仅能够提供组织、脏器形态方面的信息,还能提供脏器功能以及组织化学特性方面的信息。PET 成像可以提供脏器的形态、大小、功能、血流量的动态测量信息,能反映体内生理、生化、病理过程,还可以显示组织器官功能。

### 二、CR 成像与 DR 成像比较

数字成像(CR、DR)使常规的 X 线成像成功地转变为数字化成像,实现了影像信息的数字化存储和传输,数字化成像将原来复杂的影像成像过程变得简单,并且可与计算机网络相连,形成数字化图像,图像更清晰,速度更快捷,诊断更准确。将 CR 和 DR 成像的性能、影像特点及临床应用进行比较分析,可改善医学影像质量,利于临床诊断。CR 与 DR 成像的不同特性如表 1-1 所示。

表 1-1　CR 成像技术与 DR 成像技术比较

| 项　目 | CR | DR |
| --- | --- | --- |
| 转换技术 | 间接 | 直接或间接 |
| 空间分辨率 | 3.3LP/mm | 3.6LP/mm |
| 响应速度 | 成像速度慢,IP 成像时间 5s | 成像速度快,间隔时间为 1~2s |
| 动态观察 | 不行 | 可以 |
| 成本 | 较低 | 较高 |
| 量子检测效率(DQE) | 25% | 50%~70% |
| X 线剂量 | 常规 X 线剂量 1/5~1/2 | 胸部 1~3mAs |
| 信噪比(SNR) | 低于 DR | 高于 CR |
| 调制传递函数(MTF) | 劣于 DR | 优于 CR |
| 环境要求 | 广泛、灵活 | 固定场所 |

注:量子检测效率(detective quantum efficiency,DQE);信噪比(signal noise ratio,SNR);调制传递函数(modulation transfer function,MTF)。

CR 与 DR 具有相同的数字化的存储和传输方式。CR 在不改变原有放射科设备的同

时,实现了影像数字化,摄影条件宽容度增大,降低了照射剂量,图像后处理提高了影像质量。由于 IP 便携性高,不仅可用于放射科,而且可在病房、手术室、急诊室移动使用。DR 的图像质量更好,具有 DQE、SNR、MTF 和空间分辨率高,响应速度快,更低的 X 线照射剂量等优点,从而大大改善了工作流程,提高了工作效率。但是,CR 与 DR 系统既有区别又有联系,各有所长,相互不能取代,并会在相当长的时间内并行发展。它们将带来更大的宽容度、更低的 X 线曝光剂量和更高的分辨率,从而优化工作流程,减轻工作人员负荷,提高工作效率,提高图像质量,让临床应用选择范围更大。

### 三、CT、ECT、MR、US 比较

现代医学成像中 CT、ECT、MR、US 成像并称为四大医学影像成像技术。

表 1-2 对四大医学影像成像技术进行了比较。

**表 1-2 四大医学影像成像技术比较**

| 项目 | CT | ECT | MR | US |
|---|---|---|---|---|
| 采集信号 | X线 | γ 射线 | MR 信号(一定频率的电磁波) | 一种机械波 |
| 生物体信号 | X线吸收率 | 吸收代谢能力 | 质子密度、弛豫时间、化学位移等 | 组织界面反射率 |
| 骨像干扰 | 有 | 有 | 无 | 有 |
| 成像截面 | 只能直接成横断面图像(通过数据重建可成其他截面图像) | 只能直接成横断面图像(通过数据重建可成其他截面图像) | 呈现人体任意截面的 2D 图像 | 只能直接成横断面图像(通过数据重建可成其他截面图像) |
| 图像特征 | 极好的形态学信息,只能反映组织物理特性 | 极好的生理学信息,反映组织生化功能,也提供生态学信息 | 极好的生态学信息和生理学信息,也能进行功能成像 | 生态学信息 |
| 对被检者的危害 | 放射性外照射危害 | 放射性核素内照射危害 | 基本没有危害 | 基本没有危害 |
| 屏蔽设置 | 屏蔽对外部环境的放射性照射 | 不需要屏蔽设备 | 屏蔽来自外部的电磁场和金属重物的影响 | 不需要屏蔽设备 |
| 分辨率 | 很高(1.0～4.0mm) | 较低(5.0～15.0mm) | 很高(0.7～2.0mm) | 2.0～3.0mm(界面分辨率) |
| 成像时间 | 4 s～1min | 1～20min | 50～100 ms | 实时 |
| 运行耗费情况 | 与成像层数有关 | 放射性核素药物或加速器的耗费 | 与层数有关,制冷耗费 | 较低 |
| 系统升级 | 更新系统 | 更新软件 | 更新软件或开发高灵敏线圈 | 更新软件或开发探头 |
| 成像局限 | 妊娠被检者受限 | 放射性核素药物的取材及组织对药物的吸收 | 心脏起搏器、铁磁性植入者 | 含空气的组织部位 |

### 四、医学影像成像安全性的比较

在选择与评价医学影像成像时,往往需要对医学影像成像方式选择的先后顺序、补充检查以及安全性进行考虑。首先,要根据不同的疾病、人体情况选择不同的影像成像技术。例如,CT 成像技术空间分辨率比 MR 成像技术要高,密度分辨率也高,对实质性器官(如颅脑、心脏、肝、肾、脾、骨骼等)成像效果更好。但是,CT 成像对人体有电离辐射损伤。电离辐射对人体造成的损伤可分为两种:①直接损伤(如局部发红、脱发,有可能增加某些疾病的发病率等);②遗传性损伤。

核素成像技术能获得体内器官和组织的形态图像,观测器官的生化现象,观察组织形态和器官代谢功能。但是,核素成像技术有辐射,X 线和放射性核素成像给人体造成的电离辐射损伤有差别:X 线摄影时,辐射强度相对较大,但照射时间短;放射性核素材料浓度虽低,但对人体的辐射持续时间较长,直至其排出体外或衰变结束。因此,进行 X 线检查时应尽可能减少对人体的照射剂量;选择放射性材料,应考虑半衰期较短的材料。

MR 成像技术适用于颅脑、心脏、肾、中枢神经系统等,可进行水成像、扩散成像、灌注成像,能进行生化以及代谢测定,无电离辐射损伤。超声成像无损伤,无创伤,特别是对敏感区域,如胎儿与眼部的检查,比 X 线安全得多;但对发育初期的胚胎,应慎用。在选择和应用医学影像成像技术时,应该全面综合考虑医学影像成像技术的成像原理与人体组织相互作用时的物理过程、成像速度、图像分辨率、临床适用范围以及安全性等。

## 第三节 医学影像成像技术进展

医学影像成像技术已经完成了从模拟方式到数字化方式的转变。医学图像发展过程包括从模拟图像到数字图像、从平面图像到立体图像、从局部图像到整体图像、从宏观图像到微观图像、从静态图像到动态图像、从形态图像到功能图像、从单一图像到融合图像等的转变。医学影像成像技术要获得多时相(动态)图像、多维图像、多参数图像、多模式图像,供临床医生诊断(如病灶检测、定性分析、脏器功能评估、血流估计等)和治疗(包括 3D 定位、体积计算、外科手术规划等)以及多地域观察使用。最终实现疾病早期诊断,为治疗提供依据。医学影像成像技术总的发展趋势是:成像设备在性能、功能上继续提高,在技术上不断发展,在整体上相互融合,在种类上不断细化,在诊断与治疗上相互渗透。

### 一、医学影像成像设备性能的提高

常规 X 线成像方面:已普遍改用高压发生器变频技术,提高了影像的质量。数字化 X 线成像采用低剂量、图像后处理、数字化存储等技术,提高了成像设备的性能。DSA 利用旋转方式采集信息,可实时显示血管 3D 图像。

CT 成像方面:采用多层螺旋扫描技术,提高了扫描速度,缩短了成像时间,改善了低对比度分辨率和空间分辨率,有效降低了 X 线的剂量。多排螺旋 CT 在性能上有所提高,通过 X 线束围绕人体受检部位作螺旋性扫描,迅速而连续地采集大量数据,重建彩色 3D 图像,既能得到任意位置的断面影像图像,又能显示内部病灶结构。CT 成像技术 X 线管旋转一周能获得更多层面的信息,即可完成一个脏器的扫描,实现真正意义上的容积扫描(volume scan),其旋转速度达到每圈 0.5s。高速旋转再加一些特色技术,令医学影像 CT 设备更加多元化,包括多层螺旋 CT、双源 CT、宝石 CT、容积 CT、4DCT 等,医学影像成像设备的结构、性能都有很大的提高。

MR 成像方面:最快重建显示速度已达 20 幅/s,接近于实时成像显示。目前,已开发超导高磁场 1.5T、3.0T、7.0T 的 MR 成像设备。MR 成像设备性能的提高为 MR 成像技术开拓了新的领域。MR 信息显示已拓展到生物化学信息、代谢性信息、分子生物信息乃至基因信息的范畴。

US 成像方面:相控阵电子扫描探头开始采用密集式晶阵设计,使扫描线倍增,同时辅以动态扫描、动态聚焦等新技术,提高了 US 的成像清晰度。

SPECT 成像方面:SPECT 采用以往只在 PET 中才应用的多探头技术,以 2~3 个探头采集单元信息,大大提高了探测灵敏度和成像质量,大幅度缩短了信息采集时间。

## 二、医学影像成像技术的发展

数字化成像技术显著降低了 X 线剂量,具有测量大小、面积、密度、局部缩放、对比度变换、明暗关系反转、影像边缘增强、双幅显示及减影处理等多种后处理功能,它实现了存储、检索、传输、多点共享等功能,并能节省胶片,即刻阅读。

DSA 成像技术应用旋转方式采集信息,经计算机处理后也可以显示血管的 3D 信息,对患者进行立体透视,最新技术可以不采集"蒙片",一次做出 3D DSA 成像。这种技术采用"模糊成像"原理,节省了成像时间,降低了检查时的辐射剂量。

CT 成像技术中的仿真内镜(virtual endoscopy)、表面重建(surface rendering)、容积再现(volume rendering)显示各有特色,血管成像(CT angiography,CTA)肿瘤学专用软件包,胆系成像(CT Cholangiography,CTC)软件包,3D、4D 重建等专用软件包提高图像后期处理的能力。

MR 设备中的专用软件包括心脑血管的 MR 成像软件,可显示冠状动脉,也可实施冠状动脉内镜导航显示。移动床血管成像是指在成像过程中可以让床位步进移动,从而得到分段的血管影像,经过拼凑即可得到整段血管影像。MR 波谱分析是指通过体内特定化合物或代谢物的化学位移在磁共振波谱中的微小变化无创伤地反映机体物质代谢的功能的方法。

US 成像技术从静态 3D 向动态 3D、实时 3D 发展,计算机软、硬件的发展为 3D 超声成像提供了强劲动力。按照超声 3D 图像采集方式,US 成像技术可分为非实时和实时显像技术,非实时显像技术逐渐被淘汰。实时 3D 成像原理为:采取数据采集和 3D 重建同时进行的方法,高速数据采集和超大数据量的高速运算能力使成像速度更快、图像更清晰。体积探头由 9216 个正方形阵元组成,150 个微型电路板控制众多阵元并且同主机系统连接,采用 16 条声束同时在不同方位发射,实现多声束发射与接收,完成容积扫描。

PET 技术已经发展到第三代,以飞行时间技术为特征,精确测量正电子湮没后两个光子到达晶体的时间差,从而提高病灶的定位精度。计算机系统采用分布式并行处理计算机阵列,把巨量的运算分散到多个计算机上执行,可迅速得到精确的重组结果。

### 三、医学影像成像技术的融合

不同类型的影像成像技术,在技术进步的同时相互渗透、相互融合,通过特定软件技术使不同类型的成像技术完成相同的成像功能,或将不同类型影像设备相互切换。SPECT 或 PET 与 CT 或 MR 相互组合,形成能用两种方式成像的复合型设备,可产生融合的影像图像。

超声成像将彩色多普勒血流成像与 B 型、M 型显示特点组合起来,一方面显示形态学结构,另一方面显示生理参数、运动状态及面积、周长和质量等方面的信息。为实现功能融合,US 成像设备中配备 20 多种探头,适合不同部位、不同信息的显示。US 成像设备专用探头适用于腹部、颅脑、静脉等穿刺手术,超声碎石治疗机与 B 型 US 设备衔接,其整个过程可以在 US 影像的监视下完成。

介入治疗手术中的 DSA、CT、US、MR 成像技术可以相互结合,实现医学影像成像技术的融合。

# 第四节　如何学习医学影像成像技术

医学影像成像技术涉及物理学、计算机技术、机械工程学、电工电子学、图像学、医学基础、临床医学等多个学科,主要研究医学影像成像原理与图像后处理、医学影像设备结构与原理、医学影像临床应用技术等。

医学影像成像原理是指根据临床与医学研究的需要,对成像原理、成像系统进行分析,研究图像形成的物理原理,通过信息获取、图像重建、图像显示对图像质量因素进行分析。另外,讲述医学影像设备的组成、结构、工作原理等,同时分析能谱、噪声、空间分辨率、对比度分辨率、伪影等对影像图像质量的影响。具体来说,医学影像技术包括医学影像设备操作技术、扫描技术、防护技术、图像形成技术、图像后处理技术、图像存储与传输技术、图像显示技术、图像记录技术等。在医学影像临床应用方面,列举了临床典型病例,分析患者病因和不同医学影像设备的性能以及各种应用技术的特点,阐述选择合适影像设备或应用技术的理由。

在第三章至第七章中,每章都包含医学影像成像原理、医学影像设备结构及其功能、医学影像成像技术以及临床应用等内容。在学习过程中,首先,要理解医学影像成像的物理原理、不同医学影像其依据的物理因子的特点、成像的原理、产生图像信号的路径以及影响图像质量的因素。其次,要熟悉各种医学影像设备的组成结构、功能。再次,要掌握医学影像设备操作的各种技术及其注意事项。最后,在学习医学影像临床应用时,要紧密联系临床实际,分析患者情况和疾病病因,再结合影像设备的特点选择合适的影像设备和诊断技术,提高临床应用能力。

(钟守昌)

# 第二章 医学图像基础

## 第一节 医学图像的基本知识

图像是客观对象的一种表示方法,通常把能为人的视觉系统所感受的信息形式或设备所接收的二维几何空间的信息形式称为图形。其中,医学图像是通过各种医疗设备以非侵入的方式获取的人体内部结构的图像。随着医学影像技术日新月异的发展,医学图像所提供的信息越来越全面,也越来越精准,在临床领域的作用也越来越大。

### 一、医学图像的分类

不同文献对医学图像的描述是不同的。概括来说,对图像的描述分成如下几种:

#### (一)图形、图像

在计算机图形学中,图形、图像是既有区别又相互联系的概念。

1. 图形

图形(graphics)主要是指利用计算机产生的字符、专用符号、点、线和面所构成的图,其含义要比图像更广泛,包括由计算机的外部设备(如扫描仪、摄像机)输入的或由计算机本身生成的照片图像。图形定义为可用数学方法描述的图形。

2. 图像

图像(image)是指照片图像,其图案不是以字符、符号、线或面为单位,基本组成是点(dot)或像素(pixel)。图形、图像现在不需要加以严格区分,可以认为图像是图形的一种,图形也可以看成是图像。因此,在现有的计算机软件中,多数情况下,图形、图像处理包含在同一个软件中。

虽然图形与图像是两个不同的概念,但它们又不能截然分开。图形可以转换成图像,随着光栅显示器的发展和广泛应用,图形的显示及处理常用图像的方法进行,如直线的生成、圆弧的生成、区域的填充等。而图像也可以使用图形的某些处理方法,如把图像经过细化等处理而变成线画图(图形),再用处理图形的某些方法处理。

#### (二)位图和矢量图

图形、图像可从结构上区分,图形、图像文件分为位图和矢量图。

1. 位图

在位图中,图像由许多的屏幕小点(通常说的像素)组成,这些小点对应显示存储器中的"位",就是这些"位"决定了像素的图像属性,如像素的颜色、灰度、明暗对比度等。当一个像素所占的位数多时,它所能表现的颜色就更多、更丰富,从整体上看,图像的色彩就更艳丽,分辨率就更高。位图中所分的二位图、八位图等,正是指"像素"所占的位数。当位图被放大或缩小时,由于像素的数量没有改变,图像的分辨率就会降低,图像的外观自然就大打折扣。就这方面来看,位图的缺点显而易见,主要表现在:①固定的分辨率导致大分辨率的清晰图像占用大量空间;②像素的分散性使动态图像的表达比较困难。

2. 矢量图

矢量图就是用矢量代替位图中的"位"。矢量图不再给图的全部"像素"做统一的标记,而是用矢量对图的几何部分做标记:一幅矢量图是绿色背景,上有一个黑色的圆圈。它的表达方式是先用语句调用调色板描述背景,再用带矢量的数学公式来描述圆圈的大小、形状等,这就使得图形的放大、缩小和移动变得十分简单,仅仅是改变公式中的矢量变量就可以了。从理论上讲,矢量图的优点有很多:①矢量图能无限放大、缩小而不失真;②不需要将图像每一点的状态记录下来,因而比相同质量和大小的位图占用的空间少得多,它甚至可以方便地通过更改内部公式制作动画。

3. 矢量图与图形对应

图形用形状参数和属性参数(参数表示法)来表示:形状参数可以是描述其形状的数学方程的系数、线段的起始点及终止点等;属性参数则包括灰度、色彩、线型等非几何属性。参数表示法突出了图形的数学描述,强调了图形的"形"的概念,即几何概念。

4. 位图与图像对应

图像更注重"点"的信息,强调的是像素,是平面的"点"构成复杂的图案,图像用像素的差别来表示三维图案。

**(三)可视、不可视图像**

在图像类别的等级中,图像被认为是可视或不可视的,或是产生可视图像的纯数学函数,如图 2-1 所示。

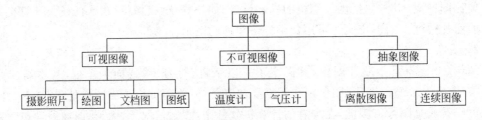

**图 2-1 图像类别的等级**

1. 可视图像

可视图像包括图(如蓝图、工程图、医疗单位布局图等)、文档(作为图像而扫描得来的)、画(扫描的或由计算机绘图应用软件生成的)、摄影照片(扫描后或直接由电子相机采集的)以及由视频相机捕获的静止帧等。图像是在一定的时间间隔内以完整位图形式存在的,位图中包括由输入装置捕获的每个像素,但是除了存储以压缩形式存在的图像内容外,还有必要存储其他一些信息,包括使用的压缩算法类型,可使图像在目标工作站上成功地解压缩。

2. 不可视图像

不可视图像是指不以图像存储方式进行存储,但以图像显示方式进行显示的图像,这些图像包括气压计、温度计以及其他度量的显示等。

3. 抽象图像

抽象图像实际上并不是那些存在于真实世界中的对象的图像或显示,而是基于一些算术运算的计算机生成的图像。分形是这类图像的一个极好例子,绝大多数分形是由计算机产生的算法生成的,这些算法试图显示它们可以生成的各种不同模式组合,就像一个万花筒可以显示各种图形。

**(四) 静态图像、动态图像和视频影像**

按照图像的运动形式,可将图像分为静态图像、动态图像和视频影像。

1. 静态图像

静态图像是指一幅图像显示出来,在不对其进行修改时,它在长时间内是不变的,是静止不动的。

2. 动态图像

动态图像是指能"动"起来的图像,又称为活动图像、运动图像。动态图像的原理是利用人眼的视觉残留,即人眼所见的物体在消失后仍会在人眼中保持约 $0.05 \sim 0.10s$ 的影像,当这些单个的画面连续地、快速地、一幅接一幅地播放时,人眼看到的画面是在连续地变化。插入的中间状态画面越多,被描述的运动越平滑、越逼真。试验表明,当播放速度达到每秒 10 帧左右时,运动已经很连续,当达到每秒 24 帧以上时(电视机每秒 25 帧),画面丝毫没有不连续的感觉。

3. 视频影像

视频影像可以表示为帧图像的序列。任何一幅图像都可以作为视频影像的一帧。使用诸如 Video Edit 之类的软件,可以选择或绘制各种任意的图像,并将它们排好队,用软件打包生成一个视频影像文件,同样的道理,也可以按照某种运动的要求,由计算机自动生成每一帧图像。如用著名的软件 Morpher,可以将一张照片渐变到另一张照片,并将其过程生成一段视频影像。

**(五) 模拟图像和数字图像**

根据图像空间坐标和明暗程度的连续性,可以将图像分为模拟图像和数字图像两大类。

1. 模拟图像

模拟图像的信号是连续性的,这种连续性不仅包含了空间位置的连续性,也包含了空间每个位置上信号强度的连续性。医学上所用的 X 线成像,是通过 X 线照射人体,由于人体内各个组织结构的密度不同,所以到达荧光屏或增感屏上的 X 线强度也不同,屏幕上记录的 X 线强度在各个位置是连续变化的,这使得这些图像的亮度和灰阶也是连续变化的。因此,传统的 X 线透视荧屏图像和普通的 X 线照片都是模拟图像。这些图像在空间位置上是连续变化的,反映在图像中,每个位置上的亮度或灰度可以用连续函数表达,只受亮度或灰度最大值和最小值的限制。

2. 数字图像

数字图像是以二维数组表示的图像,是一种以二进制的数字量的集合来表示的物理图像。数字图像将二维空间分为多个空间格点,每个格点上用不同的亮度或灰度表示,格点上的亮度值或灰度值也是离散分布的,如果分割的空间格点足够多,分割的最大与最小亮度值或灰度值之间的等级也足够多,人眼看上去便会是一幅完整的图像。数字图像的描述包含两个要素:一是二维空间的矩阵大小;二是每个格点的灰度值。因此,对于一幅数字图像只需要记录空间点阵大小以及每个格点的灰度值,便可存储这幅数字图像的所有信息。计算机通过这些信息便可在显示器上显示一幅数字图像。数字图像的记录信息可以用一个函数 $f(x,y)$ 表示,其中,自变量 $x$、$y$ 是图像的位置坐标,$f(x,y)$ 是该位置的灰度值。

3. 数字图像的优势

数字图像的密度分辨率较高;数字图像可以借助计算机进行多种后处理,以帮助人们观察图像;数字图像可以方便地进行存储、传输、复制、调阅,为图像资源的共享等奠定良好的基础。

数字图像与模拟图像可以通过转换器相互转换,模数转换器(analoy to digital converter,A/D converter)可以把模拟信号转换为数字信号,数模转换器(digital to analog converter,D/A converter)可以把数字信号转换为模拟信号。

数字图像灵活性大,计算机对数字图像不仅可以进行线性转换,还可以进行非线性转换。例如可以对数字图像进行变形、融合等处理,也就是说,凡是可以用数学公式或逻辑运算公式表达的一切运算,都可以对数字图像进行相应的转换;数字图像精度高,目前的技术几乎可以将一幅模拟图像数字化为任意大的二维数组,如可以对每平方毫米面积采样80个或更多的像素点,每个像素的亮度可以量化为12bit,这样的精度已经非常高了,和彩色照片已无多大区别,完全可以满足绝大多数需要;数字图像再现性好,数字图像不同于模拟图像,它不会因存储、传输或复制而产生图像质量的下降,因而很容易在各种场合准确地再现、复制原图像。

二、医学图像的质量参数

医学影像技术借助于某种介质(如 X 线、电磁场、超声波、放射性核素等),记录人体组织器官的信息,并将这些信息通过各种成像技术转变成一幅能为人眼识别的医学图像。不同的医学影像技术拍摄图像的基本要素不太相同。影响医学图像质量的主要因素有对比度、分辨率、噪声、均匀度等。

(一) 对比度

1. X 线模拟图像对比度

医学模拟图像主要以模拟 X 线图像的形式存在。X 线模拟图像的形成包含 5 种对比度的基本概念,有物体对比度、X 线对比度、胶片对比度、照片对比度和人工对比度,在成像过程中,这五种对比度相互关联。

(1) 物体对比度。X 线穿过人体时,由于相邻的人体组织结构在物理特性(密度 $\rho$、厚度 $d$)或化学特性(原子序数 $Z$)等方面存在一定差异,因此才能在 X 线图像中辨别各种组织。这种物体本身固有的差异称为物体对比度。人体的解剖结构和生理功能非常复杂,根据物体对比度,X 线模拟图像主要可以区分四种物质:气体、脂肪、肌肉和骨。产生对比度的物质及其相关物理、化学特性如表 2-1 所示。

表 2-1　人体组织的有效原子序数和密度

| 物质 | 有效原子序数 | 密度/(g/cm³) |
|------|--------------|--------------|
| 空气 | 7.64 | $129.30 \times 10^{-5}$ |
| 脂肪 | 5.92 | 0.91 |
| 水 | 7.42 | 1.00 |
| 肌肉 | 7.46 | 1.00 |
| 骨 | 14.00 | 1.87 |

（2）X线对比度。X线透过人体,由于人体不同组织结构对X线吸收和散射的程度不同,透过人体组织后X线吸收的强度有所不同,吸收的X线强度的差异称为X线对比度 $K_X$。$K_X$ 表示X线在人体的不同组织结构中的穿透能力,穿透的X线束已经载有人体信息。$K_X$ 的大小与人体组织结构的物理、化学特性（有效原子序数、密度、厚度）以及X线束的穿透特性有关,组织结构特性是X线对比度 $K_X$ 产生的根本原因,$K_X$ 的大小主要由X线穿透特性决定。

（3）胶片对比度。X线胶片对X线对比度 $K_X$ 的放大能力称为胶片对比度 $\gamma$。由于透过人体后的X线强度差异不大,也就是说X线对比度 $K_X$ 的变化不太明显,如果 $K_X$ 按照 1∶1 的比例转换为图像上的光密度,人眼很难辨认出图像上人体组织间的差异。X线接收器将采集到的不同强度的X线转换为荧光形式,再通过胶片感光特性曲线进行对比度放大,以帮助人眼识别。

（4）照片对比度（光学对比度）。X线照片对比度 $K$ 指图像上相邻组织间的影像密度差。照片对比度 $K$ 与不同组织吸收产生的X线对比度 $K_X$、胶片对比度 $\gamma$ 之间的关系可表示为

$$K = \gamma \lg K_X \qquad (2-1)$$

（5）人工对比度。人体内的一些软组织,如心、肝、脾、肾、肌肉等,原子序数平均值几乎相等,对X线吸收能力也相差不大,为获得较高对比度的图片,可以加入一些原子序数相对较高的物质（如碘、钡等）或原子序数相对较低的物质（如空气）作为对比剂,作用于被检体外（肾周空气造影、膝关节空气造影等）或被检体腔内（胃肠道检查、静脉肾盂造影、T形管胆道造影等）,人为地造出一种医学图像上的对比,这种对比度称为人工对比度。

2. CT图像对比度

CT成像的原理是不同物理或化学性质的物体对穿过的X线吸收能力不同,透射出的X线强度不同,以此来判断同一层面的不同组织结构。CT图像对比度表示生物体不同密度物质的差异或X线透射度微小差异,具有对不同密度物质的辨别能力。CT图像像素间的对比度是指灰度对比度。

CT图像对比度通常采用两种定义方法：一种定义为调制对比度;另一种定义是相对对比度。设 $a$ 为CT值的最大值,$b$ 为CT值最小值,则调制对比度（$\Delta$）可表示为

$$\Delta = \frac{a-b}{a+b} \times 100\% \qquad (2-2)$$

相对对比度（$\delta$）可表示为

$$\delta = \frac{a-b}{a} \times 100\% \qquad (2-3)$$

3. MR 图像对比度

MR 成像是利用生物体内质子磁共振所产生的信号而重建图像的成像技术。MR 图像对比度是人体不同组织之间信号强度的相对差异。两种组织的对比度 $C$ 可表示为

$$C = \frac{|S_1 - S_2|}{|S_1 + S_2|} \tag{2-4}$$

式中，$S_1$、$S_2$ 分别为两种组织的信号强度。

另外，一些噪声也会对 MR 图像的对比度造成影响，因此，评价 MR 图像质量，也经常用到对比度噪声比（contrast noise ratio，CNR）。两种相关组织的 CNR 可用两种组织的信噪比（signal noise ratio，SNR）的差异表示为

$$CNR = SNR_A - SNR_B \tag{2-5}$$

式中，$SNR_A$、$SNR_B$ 分别代表 A、B 两种组织的信噪比。

对比度主要与组织的生物特性、所选用的脉冲序列等有关。由式 2-5 可知，虽然对比度噪声比与信噪比有关，但对比度噪声比是信噪比的差值，即使两个组织的信噪比较低，对比度噪声比也可能会很高。在核磁共振成像中，通常会牺牲信噪比来提高对比度噪声比。

**（二）分辨率**

分辨率是数字 X 线图像、CT 图像、MR 图像、B 超图像等各类图像中非常重要的图像质量参数。分辨率可分为空间分辨率和密度分辨率（对比度分辨率）。空间分辨率（spatial resolution）又称高对比分辨率，指鉴别物体空间大小（集合尺寸）的能力。像素的大小决定了数字图像的空间分辨率。密度分辨率（density resolution）又称低对比分辨率，指辨别密度微小差别的能力，以百分数的形式表示。决定密度分辨率的主要因素是像位深度（位深）。

**（三）噪声**

噪声指图像中出现的细纹、斑点或雪花状的一些反常结构，是影响图像质量的重要因素。噪声可能会掩盖图像中的一些细节或降低图像某部分的可见度，影响图像清晰度。噪声无处不在，而且不能完全消除。在图像成像过程中，有很多因素会影响和形成噪声，如电子元器件形成的噪声、重建算法形成的噪声等。

在 CT 成像中，按照国家标准，噪声的定义是：在均匀物质的影像中，表示给定区域的各 CT 值对其平均值的变化量。其量值用给定区域 CT 值的标准偏差表示，即

$$\sigma = \sqrt{\frac{1}{n} \sum (CT_i - \overline{CT})^2} \tag{2-6}$$

式中：$n$ 为图像内像素数目；$\overline{CT}$ 为平均 CT 值，$\overline{CT} = \frac{1}{n} \sum CT$；$CT_i$ 为某一区域的 CT 值。

在 MR 成像过程中，噪声也是影响 MR 图像质量的重要因素。通常用信噪比来作为 MR 图像质量的重要参数。信噪比是指图像中的信号能量与噪声能量之比。对一个体素而言，信号强度除以体素的噪声值就是该体素的信噪比。在 MR 图像中，某一区域的信噪比可以表示为

$$SNR = k \times 质子密度 \times 体素体积 \times 磁化矢量 \times (NEX)^{1/2} \tag{2-7}$$

式中：$k$ 为与接收线圈有关（包括不同线圈的性能和接收带宽等）的敏感常数；NEX（number of excitation）为激发扫描次数。

**（四）均匀度**

CT 成像中，国家标准对均匀度的定义是：在扫描视野中，均质体（均匀物体）各局部在

CT 图像上显示出 CT 值的一致性。国家标准规定，每月要对 CT 像的均匀度做检测。均匀度（或均匀性）是描述物体断面的不同位置上同一种组织成像是否具有相同的 CT 值。

在 MR 成像中，均匀度是指主磁场 $B_0$ 的均匀度。$B_0$ 的均匀性指的是不同空间位置上 $B_0$ 的大小变化。在整个扫描空间上能够产生并维持强而均匀的 $B_0$ 是 MRI 的基础，非均匀磁场将会影响所测信号的频率，使其发生变化，并且影响弛豫过程。

### 三、数字图像的基本概念

早期的医学图像直接通过 X 线胶片和电子显示器显示，而今天的医学图像是通过 DR、CT、磁共振等医用设备的探测器采集的模拟信号，再经过 A/D 转换成数字信号，并输入计算机进行数据处理和图像重建。熟悉和掌握数字图像的基本概念，可以更加深入理解数字图像的成像原理，对正确分析数字图像也是十分必要的。

（1）像素（pixel）。像素又称为像元，是数字图像所能显示的最小单位，也是组成数字图像的基本单元。像素是一个二维的概念，其大小可通过像素尺寸表示。

（2）体素（voxel）。体素表示三维空间内所能显示的最小体积单元，是一个三维的概念。

（3）像素值。像素值指像素的强度值或医学上常用的灰度值，每个像素只有一个像素值。

（4）矩阵（matrix）。矩阵是一个数学上的概念，指一个按照长方阵列排列的数字集合。

（5）采集矩阵（acquisition matrix）。采集矩阵是数字图像在曝光摄影时，每一幅图像观察视野内包含的所有像素数目。

（6）灰阶（gray scale）。在黑白的医学图像或显示器上各点呈现出不同深度的灰色，从白色到黑色之间分成若干等级，称为灰度等级，图像上各点表现的灰度（或亮度）信号的等级差别称为灰阶。一般人眼能分辨出灰阶的最大范围为 16 个灰阶等级，因此医学图像用 16 个灰阶来给出整个图像的信息，但每一灰阶刻度内又分为 4 级连续变化的灰度，共有 64 个连续的过渡等级。

（7）显示矩阵（display matrix）。显示矩阵是指监视器上显示的数字图像的像素数目。显示矩阵一般需要等于或大于采集矩阵，以确保显示图像的质量。

（8）视野（field of view，FOV）。视野是指数字成像所选定的范围。

（9）位深（bit depth）/分辨率（bit resolution）。位深/分辨率是指显示器所能显示的像素多少。

（10）原始数据（raw data）。原始数据是指直接通过探测器接收到的信号，这些信号经过再处理成为我们需要的图像。

（11）显示数据（display data）。显示数据是指经过处理后，组成最终图像的数据。

（12）重建（reconstruction）。重建是指原始数据经过计算机数字处理后转化为可显示的数据的过程。图像重建的能力主要依赖于计算机，是计算机功能中的一项重要指标，可以通过专用计算机的阵列处理器（array processor，AP）来完成。

（13）重建算法（滤波函数）。重建算法是指计算机进行图像重建时采用的一种数字运算程序。重建算法有很多种，如傅里叶变换法、反投影法、滤波反投影法、卷积投影法等。不同的数字成像设备采用的重建算法不同，计算程序和采用的算法也不同，所得到的图像效果也有所差别。

（14）重建时间（reconstruction time）。重建时间是指原始数据经过计算机数字处理后转化为可显示的数据所需要的时间。重建时间与矩阵的大小成正比。同时，重建时间也受到计算机的阵列处理器运算速度和内存容量大小的影响。阵列处理器的运算速度越快，内存容量越大，花费的重建时间就越短。

# 第二节　医学图像后处理

一幅好的医学图像需要较高的密度分辨率、较高的空间分辨率和较低的噪声水平。为了突出医学图像中的"有用信息"，有必要通过计算机对医学图像进行处理。因此，随着计算机在影像学科的应用，医学影像处理已经成为临床实用技术。近年来，根据临床对医学图像处理技术的需求以及医学图像处理技术的发展情况看，医学图像处理技术研究的主要内容包括医学图像的获取、医学图像的运算、医学图像的变换、医学图像的增强、医学图像的分割技术、医学图像的 3D 重建及可视化技术、医学图像的配准和融合技术、基于医学图像的计算机辅助诊断技术等。

## 一、医学图像增强

### （一）基本概念

由于受到医学图像成像设备和获取条件等的影响，图像质量可能会出现退化。为了改善视觉效果或便于人及计算机对医学图像的分析理解，获得对比度高、细节丰富、可读性好的图像，以降低阅片强度，便于影像医生诊断，根据医学图像的特点、存在的问题或应用目的等，通过增强医学图像某些特征的技术来改善医学图像视觉质量的方法称为医学图像增强（medical image enhancement）。

### （二）特征

医学图像增强技术不考虑图像质量下降的原因，只将医学图像中感兴趣的特征有选择地突出，而衰减不需要的特征，故改善后的医学图像不一定要去逼近原医学图像，如突出目标病灶的轮廓、去除各类噪声、将黑白图像转换为伪彩色图像等。医学图像增强作为基本的图像处理技术，通过对图像进行加工使其比原始图像更适合于特定应用，让观察者能够看到更加直接、清晰、适于分析的信息。关于医学图像增强，需要说明以下几点：

（1）医学图像增强处理并不能增加原始图像的信息，其结果只能增强对某种信息的辨别能力，而这种处理肯定会损失一些其他信息。

（2）强调根据具体应用，得到更"好"、更"有用"的视觉效果图像，以适合人眼理解图像。

（3）医学图像增强处理最大的困难是增强后医学图像质量的好坏主要依靠人的主观视觉来评定，难以定量描述。

（4）描述图像增强的数学模型（方法）不完善，所以到目前为止还不能用数学语言描述图像增强。

### （三）分类

传统的图像灰度增强方法可分为空域法和频域法两大类。

1. 空域法

图像灰度增强直接对图像中像素灰度值进行运算处理,如线性灰度变换、分段线性灰度变换、非线性灰度变换、直方图均衡化处理等。

2. 频域法

图像灰度增强首先对图像进行频域变换,然后对各频谱成分进行相应的操作,最后经过频域逆变换获得所需结果。

任何一种图像灰度增强算法都只有在特定的场合下才可以达到较为满意的增强效果。为了适应不同特点的图像,各种改进的图像灰度增强方法应运而生,如局部直方图均衡化、基于幂函数的加权自适应直方图均衡化、平台直方图均衡化等。

**（四）实例**

图 2-2 给出了乳腺 X 射线图像增强的实例,图 2-2(a)是原始图像,图 2-2(b)是增强后的图像。从图中可以看出,通过增强处理,乳腺 X 射线图像对比度得到了很大程度的改善。

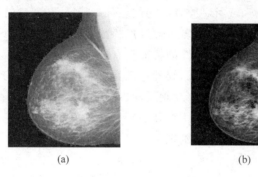

（a）　　　　　　　　　　　　　（b）

**图 2-2　乳腺 X 射线图像增强**

（a）原始图像；（b）增强后图像

## 二、医学图像分割

**（一）基本概念**

临床中经常需要对人体某个组织和脏器的形状、边界、截面面积以及体积进行准确测量,从而得出该组织的病理或功能方面的重要信息,精确的测量对疾病的诊断和治疗具有重要意义。医学图像分割就是把图像划分成各具特性的区域并提取出"有用信息"的技术和过程,是从图像处理过渡到图像分析的关键步骤。在医学图像处理中,图像分割有着广泛的应用,如组织结构分析、运动分析、三维可视化、图像引导手术、肿瘤放射治疗、治疗评估等研究都是以图像分割为基础的。

**（二）特征**

医学图像分割的本质是通过特征提取,形成模式特征空间,然后根据模式分类或模型匹配在特征空间上实现图像分割。因此,特征提取算法在图像分割算法中发挥着至关重要的作用,特征提取的要求决定了算法的不同,不同的算法表示分割任务的侧重点不同。在实际医学图像分割中,人们总是希望这种侧重或倾向程度可以反映不同区域所属类别间的差异,使分割效果达到最优。在计算机视觉领域,图像分割所采用的典型特征包括灰度、边缘、纹理、空间关系等,以下介绍各种分割特征的优点及不足。

1. 灰度特征

灰度特征描述了图像或图像区域所对应目标的像素特征，一般灰度特征表征了像素点的性质，此时所有属于图像或图像区域内的像素都有各自的贡献。由于灰度忽略了图像或图像区域的方向、大小等变化，所以灰度特征只能体现邻域内的像素差异特征，很难体现图像局部的结构特征。

2. 边缘特征

边缘是图像最基本的特征之一。边缘是指特定邻域内像素灰度存在阶跃变化或屋脊变化的像素点的集合。边缘往往对应着图像灰度分布上的不连续区域，这种不连续可能是由场景中的深度间断、表面法线间断、反射间断等引起的，它存在于目标与背景、目标与目标以及目标内部不同区域的交界处。边缘特征的特点是操作简单、易于检测，但这种特征受到灰度变化和噪声的影响。在低对比度、高噪声条件下很难完成分割任务。

3. 纹理特征

纹理描述了图像或图像区域所对应景物的纹理分布特征，与灰度特征不同，纹理特征不是基于单个像素的计算，它需要在包含多个像素点的区域内进行统计，计算区域内像素的分布状态。在图像分割过程中，这种区域性的特征具有较大的优势，它不会因局部的偏差而影响整体的分割效果。作为一种统计特征，纹理特征具有旋转不变性，并具有较强的抗噪声能力，但纹理特征也有其自身的不足，由于纹理反映的只是目标物体局部的分布特性，并不能完全反映出物体的本质属性，所以仅利用纹理特征是无法获得高层次图像内容的。当分割目标包含多纹理分布时，会产生过度分割现象。

4. 空间关系特征

空间关系特征是指图像分割过程中的多个目标之间的相对空间位置或相对方向的关系特征，这些关系也可分为连接/邻接关系、交叠/重叠关系和包含/包容等关系。通常，空间位置信息可以分为两类：相对空间位置信息和绝对空间位置信息。

综上所述，在分割图像时，人们希望得到的特征应当既可以反映像素点的本质信息，又可以反映邻域的结构信息，同时还希望其具有良好的抗噪性和旋转、平移不变性等优点以及方位。上述四类特征都存在各自的优势和不足，单一使用任何一种特征都不足以完成分割任务。

（三）分类

对不同的图像的分割策略很多，对现有的分割算法的归类方法也很多，最为常见的分割算法分类有：基于阈值的分割方法、基于边缘检测的分割方法、基于边界跟踪的分割方法、基于区域的分割方法以及基于数学形态学的分割方法。

（四）发展趋势

人们逐渐认识到现有的任何一种单独的图像分割算法都难以使一般图像获得令人满意的分割效果，因而，很多学者在把新方法和新概念不断引入图像分割领域的同时，更加重视把各种方法综合起来加以运用。

1. 交互式分割算法研究

由于很多场合需要对目标图像进行边缘分割分析，如对医学图像的分析等，所以，需要进行交互式分割研究。

2. 对特殊图像分割的研究

当前有很多关于立体图像、彩色图像、多光谱图像以及多视场图像分割的研究，也有对运动图像及视频图像中目标分割的研究,还有对深度图像、纹理图像、计算机断层扫描、磁共振图像、共聚焦激光扫描显微镜图像等特殊图像的分割技术的研究等。

### 三、医学图像配准

图像配准是指对一幅图像进行一定的几何变换之后,映射到另一幅图像中,使得两幅图像中的相关点达到空间上的一致。医学图像配准是医学图像处理过程中的一项基本任务,临床上通常需要从对同一个患者进行多种模式或同一种模式的多次成像形成的多幅图像中获取信息,进行综合分析。利用图像配准技术将上述图像融合起来,在同一幅图像上同时表达人体的多方面信息,从医学影像上反映人体的内部结构和功能状态,更加直接地提供人体解剖和生理病理信息。例如,X-CT 具有高分辨率;SPECT 和 PET 具有功能成像的优势;磁共振成像可以实现多参数成像,可以将不同的参数图像(如 $T_1$ 加权图像和 $T_2$ 加权图像)融合在一起,从而起到多信息同时可视化的作用。

#### (一)基本概念

医学图像配准是指通过寻找一种空间变换,使两幅图像的对应点达到空间位置和解剖位置的完全一致。配准的结果应使两幅图像上的所有解剖点,或者至少是所有具有诊断意义的点及手术感兴趣的点都达到空间上的一致。这种一致是指人体上的同一解剖点在两张匹配图像上有相同的空间位置。配准结果应使两幅图像上的所有解剖点,或者至少是临床诊断感兴趣的特征点匹配。

假设有两幅人体图像,由于成像条件不同,两幅图像分别只反映了人体某些方面的特征信息。为了将两幅图像在空间上对齐,需要对其中一幅图像施加几何变换。将需要施加变换的图像定义为浮动图像 $F$,另一幅保持不动的图像定义为参考图像 $R$,图像配准的本质是寻找这样的空间变换 $T$,使得

$$T = \arg \max C\{F(x), R[T(x)]\} \tag{2-8}$$

式中,$C$ 为配准价值函数,其目的是衡量待配准图像之间的匹配程度。

#### (二)分类

**1. 医学图像配准方法分类**

根据实际需求与解决问题的不同,图像配准方法的分类也不尽相同。目前使用较多的是 1993 年范·登·埃尔森(Van den Elsen)等对医学图像配准归纳的 9 种分类标准(表 2-2)。

表 2-2　图像配准方法分类及其标准

| 分类标准 | 分　　类 |
|---|---|
| 维度 | 二维/二维配准、二维/三维配准、三维/三维配准 |
| 图像特征 | 基于外部特征的配准、基于内部特征的配准、图像无关配准 |
| 变换模型 | 刚性变换、仿射变换、投影变换、非线性变换 |
| 变换域 | 全局变换、局部变换 |
| 交互性 | 手动配准、半自动配准、全自动配准 |
| 优化方法 | 参数计算法、参数优化法 |
| 模态 | 单模态配准、多模态配准 |
| 对象 | 患者自身配准、患者间配准、模板匹配 |
| 目标组织 | 头部、胸部、腹部、骨盆、四肢的配准 |

2. 医学图像配准算法分类

在实际应用中,这 9 个方面并不是都会应用到。从算法的角度来看,可以对表 2-2 中的分类标准进行简化,从图像特征、图像来源、图像模态、图像维数和空间变换 5 个方面进行分类,如图 2-3 所示。

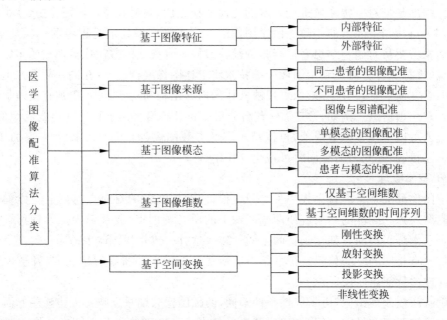

**图 2-3　医学图像配准常用算法分类**

**(三)医学图像配准的基本框架**

根据医学图像配准流程图,除了待配准的参考图像和浮动图像外,医学图像配准是特征空间、搜索空间、搜索策略和相似性测度四个不同要素的组合。

1. 特征空间

特征空间是指从参考图像和浮动图像中提取可用于配准的特征,它基本上决定了配准算法的运行速度和稳定性等性能。这些特征包括以下几类:

(1)特征点:包括局部曲率极值点、角点以及小波模极大值点等有几何意义的标志点;人工标志点为手动设定的对于解剖有意义的标志点,如血管交叉点、关节点等。

(2)特征曲线/曲面:包括图像边缘、纹理以及其他有解剖意义的图像结构。

2. 搜索空间

搜索空间是指图像配准过程中对图像进行变换的方式及变换的范围。图像的变换方式包括线性变换和非线性变换,前者又分为刚体变换、仿射变换和投影变换,后者则复杂得多,一般使用多项式函数和基函数。

3. 搜索策略

搜索策略是指在配准参数的搜索过程中,以相似性测度的计算值为判决依据,用特定方法在搜索空间中找到最优的变换参数。它直接决定了图像配准的速度,常规的搜索算法(如贪婪搜索法)计算量很大,难以满足实际应用的要求。

4. 相似性测度

相似性测度是用来度量变换后的浮动图像与参考图像之间的相似性的一种准则,它也决定了图像配准过程中每一次图像变换结果的优劣。通过对图像变换结果的相似性测度,为下一步搜索策略提供依据。

**（四）医学图像配准的步骤**

1. 图像配准的过程

图像配准的过程也就是"确定空间变换模型,求解变换模型参数"的过程。主要包括四个方面的内容:

（1）搜索空间:采用刚体变换、仿射变换、投影变换、非线性变换等。

（2）特征空间:包括边缘、轮廓、目标拐角、曲线上的交叉点和高曲率的点,人工选取的配准控制点。

（3）搜索策略:即寻找最佳的变换模型参数。

（4）相似性度量:即不同参数变换模型的优异程度。

2. 医学图像配准的流程图

医学图像配准流程图如图 2-4 所示,主要包含以下三个步骤:

（1）根据待配准图像（浮动图像）$I_2$ 与参考图像（基准图像）$I_1$,提取出图像的特征信息,组成特征空间。

（2）根据提取出的特征空间确定出一种空间变换,使待配准图像 $I_2$ 经过该变换后与参考图像 $I_1$ 能够达到所定义的相似性测度,即,$I_1 = T(I_2)$。

（3）在确定变换函数过程中,通过采取一定的搜索策略,使相似性测度更快、更好地达到最优值。

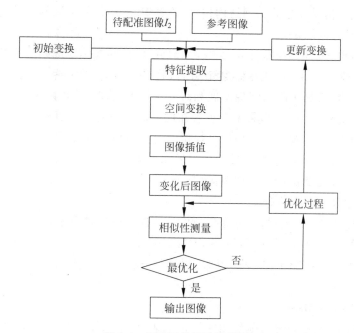

**图 2-4　医学图像配准流程图**

### 四、医学图像融合

#### (一) 基本概念

医学图像融合(medical image fusion)是指通过对来自多个不同模态的医学影像进行智能化综合,充分利用不同种类医学影像对病灶描述能力的互补性和冗余性,得到比单纯依赖一种医学影像更可靠、更准确的病灶类别属性信息的过程。因此,图像融合的主要目的是减少图像信息的不确定性,通过对多幅图像间冗余数据的处理来提高图像的可靠性,通过对多幅图像互补信息的处理来提高图像的清晰度。

#### (二) 分类

由于研究对象和研究目的不同,形成的医学图像融合的分类方法也多种多样。

1. 按照被融合图像的成像方式分类

按照被融合图像的成像方式不同,可以把医学图像融合分为单模态融合(mono-modality)和多模态融合(multi-modality)。

(1) 单模态融合:是指同一设备获取的两幅图像进行融合的方式。主要用于治疗前后的对比、疾病(如癫痫)发作期与间歇期对比、肿瘤或骨骼的生长监测。如在肿瘤诊治中,可以通过对不同时间采集到的 PET 图像进行融合分析,判断哪些肿块是新生的,哪些是放射治疗后纤维化的,哪些又是转移灶。

(2) 多模态融合:是指融合的两幅图像来源于不同的成像设备,CT 与 MRI 图像融合、CT 与核医学图像的融合都属于此类。多模态融合主要应用于神经外科的诊断、手术定位及放疗计划的设计等。PET 图像能反映人体的功能和代谢信息,但其空间分辨率较低,致使解剖结构不够清晰。如果将 CT 图像与 PET 图像融合,就能利用 CT 成像解剖结构清晰的优势为功能图像提供充分的解剖结构信息,弥补 PET 图像解剖结构不够清晰的缺点。

2. 按照融合的对象分类

按照融合对象方法的不同,可分为单样本时间融合、单样本空间融合和模板融合。

(1) 单样本时间融合:是指跟踪某个患者,将其一段时间内对同一脏器所进行的同种检查图像进行融合,有助于跟踪病理发展和研究该检查对该疾病诊断的特异性。

(2) 单样本空间融合:是指将某个患者在同一时期内对同一脏器所进行的几种检查的图像进行融合,以便综合利用这几种检查提供的信息,对病情做出更准确的诊断。

(3) 模板融合:是指将患者的图像与模板图像融合,也适用于不同患者间融合。模板可为采集的图像,也可为解剖或生理图谱。

3. 按照图像处理的方法分类

按照图像处理方法的不同,又可分为数值融合法和智能融合法。

(1) 数值融合法:将不同来源的图像进行空间归一化处理后直接融合。

(2) 智能融合法:将不同来源的图像进行归一化处理后,根据需要选择不同图像中所需的信息再进行融合。

4. 按图像的类型分类

按图像类型不同,可以分为断层图像间相互融合、断层图像与投影图像融合、结构图像与功能图像融合。

(1) 断层图像间相互融合:指 CT 与 MRI 图像融合。

（2）断层图像与投影图像融合：指 CT、MRI 图像与 DSA 图像通过三维重建后进行融合。

（3）结构图像融合与功能图像融合：指 CT、MRI 图像与 PET、SPECT 图像进行融合。

### （三）医学图像融合的优势

多模态医学影像融合在临床中的优势主要体现在以下四个方面：

（1）融合影像能清晰地显示检查部位病灶的解剖结构及毗邻关系，有助于医生全面了解和熟悉正常组织、器官的形态学特征。如将 CT 及 MRI 影像融合来监测脑肿瘤手术或放疗后的变化和复发情况，可减少单纯根据 CT 或 MRI 影像所导致的漏诊。

（2）融合影像能凸显病灶在各项检查中的典型特征，辅助医生做出更加明确的定性诊断。如将 PET 和 CT 影像融合应用到不同病理类型的肿瘤患者（包括肺、食道、头部、颈部、黑色素、淋巴、胰腺、肾等）的肿瘤分期、病灶定位和疗效评估方面，取得了很好的效果。

（3）融合影像能够充分显示复杂结构的完整形态和病灶的空间位置以及病变与周围正常组织的关系，有助于疾病的治疗。如利用 PET/CT 融合影像可以提高医生对肿瘤的体积、大小、范围和延伸部位进行勾画的准确性。

（4）影像融合技术测定用核素标记的单抗治疗淋巴瘤、肺癌和前列腺癌等恶性肿瘤的剂量，证实该方法可详细确定其放射性分布。如在外科手术中，医生根据融合的 CT、MRI 与 DSA 影像精确定位病灶及周围相关的解剖结构信息，设计出缜密的手术方案，影像融合技术对实施手术以及术后观察有重要作用。

### （四）实例

**1. 右侧鼻咽部非角化性鳞状细胞癌 PET/CT 图像融合**

右侧鼻咽部非角化性鳞状细胞癌 PET/CT 图像融合如图 2-5 所示。

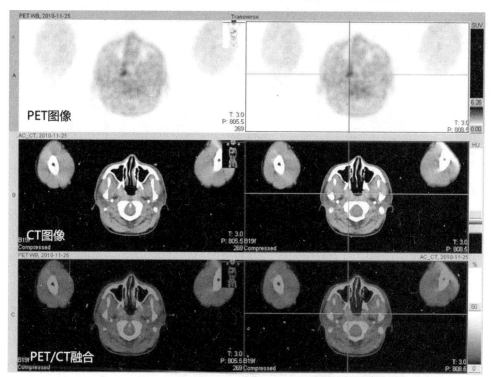

**图 2-5　右侧鼻咽部非角化性鳞状细胞癌 PET/CT 图像融合**

2. 肺癌患者两纵隔淋巴结 PET/MRI 图像融合

肺癌患者两纵隔淋巴结 PET/MRI 图像融合如图 2-6 所示。

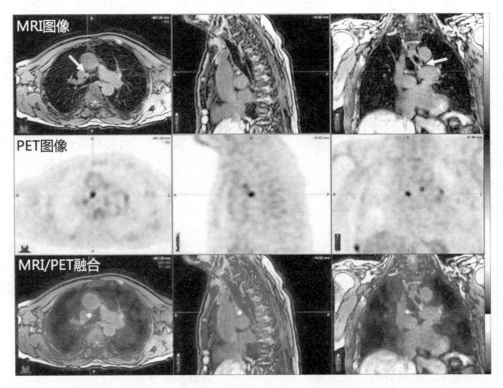

图 2-6　肺癌患者纵隔淋巴结 PET/MRI 图像融合

# 第三节　影响医学图像评价的因素

一、人眼视觉特征

各种医学图像包含了大量的人体内部结构信息,虽然还有很多辅助数据(如 CT 图像中的 CT 值,MRI 中的 $T_1$、$T_2$ 值)可以帮助人们分析图像,但医学图像主要还是通过人眼的直接观察来诊断疾病,了解人眼的视觉特征对图像分析十分必要。

1. 人眼的空间分辨率

当图像上两个点的距离接近到一定程度的时候,人眼便没有办法区分出它们,人眼分辨图像细节的能力是有限的,因此数字图像可以将图像信号放大,尽量使人眼能够清晰地区分出体积较小的病灶等。

2. 人眼的灰度分辨率

医学图像主要通过由黑(暗)到白(亮)的灰度来显示,一般人眼只能分辨出 16 个灰阶,因此医学图像用 16 个灰阶来给出整个图像信息,有些详细信息人眼不能分辨出来,如 CT 图像中的 CT 值范围为 -1000~1000HU,用 16 个灰阶表示这 2000 个分度,如果两个组织的 CT 值的差别小于 2000HU/16=125HU,人眼将难以辨认。

### 3. 人眼的视觉暂留

人眼在观察外界时,光信号突然消失后,视神经对光信号的视觉形象并不会立即消失,这一现象称为视觉暂留或余辉现象。在中等亮度情况下,人眼的视觉暂留时间约为0.10～0.16s。一幅图像分不同部分分别显示,如果在0.10s内能够显示完全,则在人眼中将形成一幅完整的图像。

## 二、医学图像的分析与诊断

随着医学影像设备的发展以及医学影像诊断水平的提高,医学影像诊断在临床诊断中占有越来越重要的地位,影像诊断的准确性直接关系到患者是否可以得到及时、有效的治疗。为了诊断的准确性,医生必须遵循一定的诊断原则,按照一定的步骤才能比较客观且全面地做出诊断。

### (一)医学影像的诊断原则

#### 1. 熟悉正常医学影像表现

熟悉人体组织器官在各种医学图像中的正常表现,这是辨认异常表现的先决条件。

#### 2. 辨认异常医学影像表现

辨认受检的组织器官是否发生了形态或信号强度改变,发现异常影像表现,然后根据病理学知识分析异常表现是否由病理改变引起。

#### 3. 归纳分析异常表现

如果图像中有异常表现时,需要归纳、总结、分析这些异常表现所代表的病理变化和意义,重点观察病变的位置、数量、大小等,进行初步的影像诊断。

#### 4. 结合临床,综合诊断

一些病变的异常表现常常出现在不同的疾病中,称为"异病同影";而同一种病变因处于不同的发展阶段或属于不同类型,也常常会出现不同的异常表现,称为"同病异影"。因此,在进行初步影像诊断后,还需要结合临床资料进行进一步的综合诊断,才能做出全面、准确的诊断。

### (二)医学影像诊断步骤

#### 1. 仔细审读影像检查申请单

影像学医师进行影像诊断第一步,首先要仔细审读检查申请单,了解患者检查的目的。如有些检查目的是为了进行疾病诊断或排除某些疾病而进行的初诊检查,有些检查是为了观察康复情况进行的复诊检查,有些则是为了证明临床诊断的准确性。对于不同的检查目的,观察医学图像上的重点内容也将有所差异。

#### 2. 认真审核医学图像

医学影像技术在不同组织器官的疾病检查中存在着不同的价值与局限性,因此应该首先审核医学影像检查技术和检查方法是否能够满足临床的目的和要求;其次要认真核对图像和申请单中所要求的检查部位、检查技术等是否一致;最后要认真审核图像质量是否符合标准,若图像上出现一些伪影,影响医学影像图片的阅读,不可勉强做出诊断。对不满足以上条件的图像,应及时补充检查。

#### 3. 有序地、全面地、对比地观察每一幅医学图像

按照一定的顺序全面观察每一幅医学图像,以免发生遗漏;从位置、形态、密度以及各

种影像学参数(CT 图像中的 CT 值,MRI 图像中的 $T_1WI$ 信号或 $T_2WI$ 信号)等多方面分析组织器官有无病变;在全面观察图像的同时,也要进行对比观察,对不同的检查技术、检查方法、检查时间以及同一图像的对称部位进行对比观察。

4. 详细分析异常表现

经过全面的观察与分析后,确定图像中有异常表现,进一步归纳、总结、分析医学影像上这些异常表现所代表的病理变化和意义,要注意病变的位置和分布、病变的数量、病变的形状及大小、病变的边缘、病变的密度和信号、邻近器官和组织的改变、器官功能的改变等。

5. 结合临床资料进行分析

临床资料包含患者的姓名、性别、年龄、职业、接触史、家族史、生长史、患者症状、体征等重要信息,对做出正确的影像诊断非常重要。

6. 书写正确的影像诊断报告

书写影像诊断报告时需使用医学专用术语,逻辑性要强,语句要流畅,要正确使用标点符号。影像诊断报告一般包含以下 5 项基本内容:

(1)一般资料:包括患者的姓名、年龄、性别、门诊号、检查号、检查部位、检查日期、报告日期等内容,都需要认真填写。

(2)成像技术和检查方法:要清晰地叙述检查的成像技术和方法,对检查过程中图像分析的相关步骤也要予以说明。

(3)影像学检查表现:要简明扼要地描述图像中显示的无异常表现的组织器官,重点叙述图像中的异常表现,包括病变的位置、分布、数量、大小、边缘、密度、信号、邻近器官和组织的改变、器官功能的改变等。

(4)印象或诊断:是诊断报告的结论部分,要注意准确性和全面性,不可出现与医学影像图像相矛盾的地方。

(5)书写医师和复核医师签字:这是诊断报告的最后一项内容,必须用笔手写,表示书写报告的医师和复核医师对报告内容负责。

(王 哲)

# 第三章　X 线 成 像

1895 年 11 月 8 日,德国物理学家威廉·康拉德·伦琴(Wilhelm Conrad Röntgen)(图 3-1)在做阴极射线管气体放电实验时,发现了一种肉眼看不见但具有很强穿透能力、能使某些物质发出荧光的特殊射线。由于当时不清楚这种射线的性质,便借用了数学上代表未知数的符号"X"来代替,称为 X 射线(X-ray),简称 X 线。

1895 年 12 月 22 日,伦琴利用 X 线成功地拍摄了他妻子戴有戒指的掌指骨照片,如图 3-2 所示,这便是世界上第一张 X 线照片。X 线的发现震惊了世界,为自然科学和医学的发展开辟了崭新的道路,奠定了放射诊断学的基础。为此,伦琴于 1901 年获得了首届诺贝尔物理学奖。世人为纪念伦琴的杰出贡献,又将 X 线称为伦琴射线。

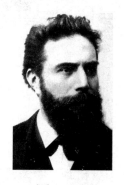
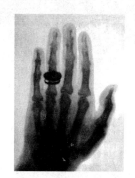

图 3-1　威廉·康拉德·伦琴　　　　图 3-2　世界上第一张 X 线照片

X 线发现后不久便被应用于医学临床。1896 年德国西门子公司研制出了世界上第一支 X 线管。20 世纪一二十年代,出现了常规 X 线机。20 世纪 60 年代末期形成了比较完整的放射学(radiology)学科体系,称为放射诊断学。

自伦琴发现 X 线至今 120 多年时间里,X 线成像被广泛应用于医学影像诊断和治疗,它已成为医学诊断和治疗不可或缺的重要手段。随着现代科学技术的发展,X 线的本质及特性等被逐渐认知。

## 第一节　X 线的产生与特性

### 一、X 线的产生

#### (一) X 线产生的条件

X 线是高速运动的电子撞击物质后突然受阻减速时产生的。根据这个规律,现在所有

的人工 X 线都是利用高速电子撞击不同的靶物质而产生的。由此可见,产生 X 线必须具备以下三个条件:

(1) 电子源,即能够根据需要随时提供足够数量的电子。

(2) 高速电子流,即在真空条件下,在高电压作用下产生的高速运动的电子流。

(3) 适当的障碍物(靶面),能经受高速运动的电子撞击而产生 X 线。

**(二) X 线产生装置**

用于产生 X 线的装置称为 X 线发生装置,由 X 线管、高压发生器和控制台三部分组成。X 线发生装置又称主机,是 X 线机的重要组成部分之一。

**1. X 线管**

X 线管的作用是产生 X 线,是 X 线机的核心部件,其功能是将电能转换成 X 光能。自 1896 年德国西门子公司研制出第一支 X 线管以来,X 线管逐步向小焦点、大功率和专用化的方向发展,结构不断改进,先后出现了固定阳极 X 线管、旋转阳极 X 线管以及各种特殊用途 X 线管。各种 X 线管均由阴极、阳极和玻璃壳三部分组成,如图 3-3 所示。

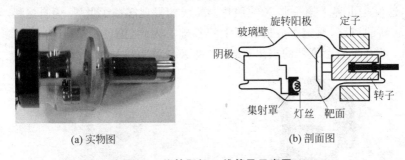

(a) 实物图  (b) 剖面图

**图 3-3 旋转阳极 X 线管及示意图**

(a) 实物图;(b) 剖面图

(1) 阴极,主要由灯丝(钨丝绕制成小螺线管状)、集射罩、阴极套和玻璃芯柱四部分组成。其作用是发射电子并使电子束聚焦,经聚焦后撞击阳极靶面产生 X 线。灯丝发射的电子数目由灯丝电压决定,电压越高,发射的电子数目越多。当在阴极和阳极之间加上直流高压时,从灯丝发射的电子就会在强电场的作用下加速奔向阳极形成电子流。

(2) 阳极,主要由阳极靶面和散热体等部分组成。其作用主要是产生 X 线并散热,其次是吸收二次电子和散乱射线。在实际应用中,通常将钨靶焊接在铜圆柱体上,铜的导热性能好,但熔点和原子序数较低,钨的熔点和原子序数较高,但导热性能较差,两者相结合不但产生 X 线效率高,而且具有良好的散热性能。

(3) 玻璃壳,又称管壳,其作用是将阴极和阳极固定在一起,并维持一个高真空度的空间。

**2. 高压发生器**

高压发生器的主要作用包括两个方面:一是为 X 线管灯丝提供加热电压,使灯丝加热产生电子;二是为 X 线管提供直流高压,使电子加速奔向阳极。高压发生器主要由高压变压器、灯丝变压器、高压整流器、高压插座等高压元器件组成。

**3. 控制台**

控制台的主要作用是控制 X 线的发生和停止,是 X 线机的控制中心,以实现 X 线管在曝光过程中的管电压（kV）、管电流（mA）和曝光时间（s）三个参数的控制为主要任务，如图 3-4 所示。曝光是指 X 线管阳极靶面承受高速运动的电子束轰击产生 X 线的过程。

控制台的基本电路主要包括电源电路、X 线管灯丝加热电路、高压发生电路和控制电路。

一台 X 线机除了主机设备外，还需根据用途的不同安装各种机械装置（如诊视床、摄影床、立柱、支架、天轨、地轨、伸缩吊架等）以及各种配套的辅助设备（如医用 X 线电视系统）等。

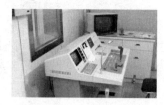

图 3-4　X 线机控制台

## 二、X 线的基本组成

X 线是在能量转换过程中产生的。通过对 X 线管产生的 X 线进行光谱分析发现，X 线是由连续 X 线和特征 X 线两部分组成的。

### （一）连续 X 线

连续 X 线又称连续辐射或轫致辐射，是高速运动的电子与靶原子核相互作用时产生的，具有连续波长的 X 线是包含多种能量光子的混合射线，如图 3-5 所示。

在 X 线管中，阴极灯丝产生的电子加速撞击阳极靶面的动能取决于加在 X 线管两极间的管电压，由于每个电子与靶原子作用前所具有的能量不同，且每个高速运动的电子与靶原子作用时的相对位置不同，因而产生的 X 线光子波长和频率也不一样。这样，大量的 X 线光子组成了具有连续能量的 X 线光谱。

### （二）特征 X 线

特征 X 线又称特征辐射或标识辐射，是由高速运动的电子与靶原子的内层轨道电子相互作用产生的，如图 3-6 所示。

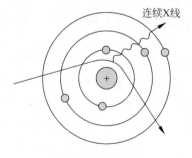

图 3-5　连续辐射

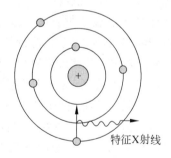

图 3-6　特征辐射

高速运动的电子与靶原子内层轨道电子相互作用，获得能量的电子摆脱原子核的束缚成为自由电子，电子被击脱后使原子内层轨道出现空位，此时原子处于不稳定的激发态。按能量分布的原则，处于高能态的外层轨道电子必然会向内层跃迁以填充内层电子空位，在跃迁过程中会向外释放能量，这就是特征 X 线。

在 X 线波谱中包含连续 X 线和特征 X 线两种成分，特征 X 线只占很少一部分，医用 X 线主要使用的是连续 X 线，如图 3-7 所示。

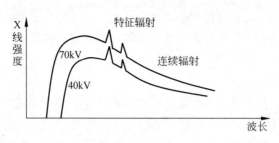

图 3-7　X 线波谱

### 三、X 线的性质

#### （一）X 线的本质

X 线的本质是一种电磁波，与可见光、红外线、紫外线和 γ 射线一样，具有波动和微粒二象性，其波长和频率介于紫外线和 γ 射线之间。X 线的频率很高，约为 $3 \times 10^{16} \sim 3 \times 10^{20}$ Hz；波长很短，在 0.01nm 到 10nm 之间。X 线的波动性主要表现为以一定的波长和频率在空间传播；微粒性表现为 X 线光子在辐射和吸收时具有能量、质量和动量。

#### （二）X 线的特性

X 线是一种电磁波，除具有电磁波的一般特性外，因其波长短、能量大，还具有以下几方面的性质。

1. 物理特性

（1）穿透性。X 线波长很短，具有很强的穿透力，能穿透一般可见光不能穿透的各种不同密度的物质，并在穿透过程中受到一定程度的吸收，即衰减。X 线的穿透性与两个方面的因素有关：一是与产生 X 线的管电压密切相关，电压越高，所产生的 X 线的波长越短，穿透力也越强；二是与被穿透物质自身结构和性质有关，即物质的密度、原子序数和厚度等。

穿透性是 X 线成像的基础，人们利用 X 线对不同组织结构穿透性能的差异来进行 X 线摄影、透视和 CT 扫描。同时，穿透性也是放射防护的依据。

（2）荧光效应。某些荧光物质，如铂氰化钡、钨酸钙、碘化铯和某些稀土元素，在 X 线照射时会发出可见的荧光，具有这种特性的物质称为荧光物质，这种物质间的相互作用称为荧光效应。荧光效应的物理基础是电离或激发。当荧光物质受到 X 线照射时，物质的原子发生电离或者被激发而处于激发态，当被激发的原子从激发态恢复到基态时，便会发出可见的荧光。传统模拟 X 线成像中的增感屏、影像增强器中的输入屏和输出屏等是利用 X 线的荧光效应制成的。荧光效应是进行透视检查的基础。

（3）电离作用。在 X 线成像过程中，当物质受到 X 线照射时，原子核外电子摆脱原子核的束缚脱离原子轨道，这种作用称为电离作用。X 线本身虽然不带电，但具有足够能量的 X 线光子，不仅能击脱原子的轨道电子，使电子脱离原子产生一次电离，脱离原子的电子还可以再与其他电子碰撞，产生二次电离。电离作用是 X 线用于损伤和放射治疗的基础。

（4）热作用。X 线与物质相互作用时，物质吸收的 X 线的绝大部分将会转化为热能，使物质升温。

2. 化学特性

（1）感光效应。X 线具有光化学作用，可使很多物质发生光化学反应。在 X 线成像过程中,当X线照射胶片时,可使胶片感光乳剂层中的卤化银发生光化学反应,出现银颗粒的沉淀,称为X线的感光效应。感光效应是X线摄影成像的基础。同时,工业品的无损探伤检查等也是利用了X线的这一特性。

(2)着色作用。某些物质,如X线摄影中使用的增感屏、铂氰化钡、放射防护用的铅玻璃、水晶等,经X线长期照射后,其结晶体脱水并且会逐渐改变颜色,称为着色作用。

3. 生物效应特性

在X线成像过程中,生物体发生生物效应的物理基础是X线与被照体相互作用时产生的电离和激发作用。生物细胞,特别是增殖能力强的细胞,受到一定量的X线照射后,可产生抑制、损伤,甚至坏死。不同的组织细胞对X线的敏感性不同,因而会出现不同的反应,这一作用在肿瘤的放射治疗中得到了充分应用。但值得注意的是,X线对人体正常的组织细胞也具有损伤作用,因此,X线摄影、透视、CT扫描和放射治疗等过程中要注意非受检部位和非放射治疗部位的防护。同时,从事放射工作的技术人员也要注意自身的防护。

## 四、X线的电离辐射

X线的本质是一种电磁波,由于其光子能量大,与物质相互作用时,能使物质产生电离,因此称为电离辐射。电离辐射导致生物体损伤的发生和发展是按照一定的阶梯顺序进行的,即机体被照射、能量吸收、分子的电离和激发、分子结构的变化、生理生化代谢改变、细胞组织和器官损伤,甚至机体死亡等过程。

### (一)电离辐射的作用阶段

电离辐射生物效应的发生主要包括物理阶段、化学阶段和生物阶段。

1. 物理阶段

物理阶段的发生时间极短,约为 $10^{-14}$ s,主要指带电粒子和构成组织细胞的原子之间的作用,包括电离作用和激发作用。

2. 化学作用

化学作用的发生时间约为 $10^{-10}$ s,指受损的原子和分子与其他细胞成分发生快速化学反应的时期,主要指自由基的形成。

3. 生物阶段

生物阶段的发生时间为数分钟至几十年,包括所有的继发过程。在此阶段,大部分的DNA损伤会被修复,极少部分不能修复的损伤最终将导致细胞死亡或变异,造成生物体功能障碍、不孕,产生肿瘤或遗传效应。

然而,电离辐射对人体的作用过程是可逆转的,人体自身具有修复功能,修复能力的大小与个体素质的差异有关,也与原始损伤程度有关。另外,目前在常规影像检查中虽存在一定量的X线辐射,但这对人体来说是安全的。经检测,一次胸片的X线剂量约为0.05mSv,一次CT检查的X线剂量约为7mSv。美国医学物理师协会认为,如果影像学检查的单次剂量在50mSv以下、短期内多次累积剂量在100mSv以下时,被认为是安全的。因此,切勿谈辐射色变。

### (二)电离辐射的生物效应分类

电离辐射的生物效应可分为早期效应和迟发效应、躯体效应和遗传效应、确定性效应和随机效应、电离辐射的旁效应等。

1. 早期效应和迟发效应

(1) 早期效应,是指受照后几个星期内发生的辐射效应,如急性放射病、急性皮肤损伤等。

(2) 迟发效应,指在受 X 线照射数月后才会发生的辐射效应。在正常组织和肿瘤内部都存在细胞杀灭的迟发效应,如慢性放射病、辐射致白血病、致癌效应、辐射性白内障、辐射遗传效应等。

2. 躯体效应和遗传效应

躯体效应是指出现在受照射体本身的效应,是由体细胞损伤引起的;遗传效应是指由生殖细胞的损伤引起的,影响到受照者后代的效应。

3. 确定性效应和随机效应

(1) 确定性效应,是指辐射损伤的严重程度与所受剂量呈正相关,有明显的阈值,剂量未超过阈值不会发生有害效应。一般是在短期内受较大剂量照射时发生的急性损害,包括除癌症、遗传疾病和突变以外的所有躯体效应和胚胎效应及不育症等。确定性效应的发生基础是器官或组织的细胞死亡。

为防止确定性效应的发生,卫生部颁发的《放射诊疗管理规定》(2016 年修订)中明确规定:不得将核素显像检查和 X 线胸部检查列入婴幼儿及少年儿童体检的常规检查项目中;对育龄妇女腹部或骨盆进行核素显像检查或 X 线检查前,应问明是否怀孕;非特殊需要,对受孕后八至十五周的育龄妇女,不得进行下腹部放射影像检查。

(2) 随机效应,是指生物效应的发生率与照射剂量线性相关,不存在剂量阈值,且效应的严重程度与剂量无关,如致畸、致癌效应等。

一般认为在电离辐射敏感区内,随机效应的发生不存在阈值剂量,因此不管接受照射剂量多大或多小,这种效应都有可能会发生。

在电离辐射防护中,防护的主要目的是防止有害的确定性效应,限制随机效应的发生率,使一切具有正当理由的照射剂量保持在最低水平。

4. 电离辐射的旁效应

近年来,人们发现,机体对辐射的反应是群体现象而不仅仅是单个独立细胞对损伤的积累反应,辐射除了可损伤直接受照的细胞外,还可通过受照细胞产生一些信号或分泌一些物质,引起未受照射细胞产生同样的损伤效应,如细胞死亡、细胞间活性氧增加、细胞增生、细胞凋亡、染色体断裂和突变、基因改变、基因不稳定等,这种效应称为旁效应或旁观者效应。电离辐射的旁效应可以是随机性效应,也可以是确定性效应。

(三) 辐射敏感性

辐射敏感性是指某种辐射以相同的剂量作用于生物体或作用于同一生物体的不同组织及细胞时,由于生物体的差异,产生的生物学效应不同,这种生物效应的差异称为辐射敏感性,主要是指各种生物体对辐射的敏感程度。

辐射敏感性可表现在生物体的不同层次,从种系、品系、组织器官、细胞,乃至生物大分子都存在辐射敏感性的差异。生物个体发育的辐射敏感性规律是:随个体发育趋向成熟而逐渐降低,胚胎、幼体、成体的辐射敏感性依次降低。胚胎植入前期、器官形成期和胎儿期的辐射敏感性随着各种器官的逐步发育成形和成熟而逐渐下降。日本原子弹爆炸流行病学资料表明,胎儿期敏感性低于器官形成期。

在个体发育的不同阶段,辐射敏感性的特点也有变化,胚胎组织属于高辐射敏感组织,所有胚胎细胞对辐射均较成年的细胞敏感。老年动物(包括人)由于各种组织器官功能衰退,对体内自由基的清除能力、免疫能力及对外界不良刺激的综合反应能力相比中青年时期均有所下降,故而辐射敏感性又有所提高。同一生物有机体内各种细胞和组织器官的辐射敏感性因其种类和生理功能状态的不同而差异较大,一般按细胞组织辐射敏感性将动物组织器官分为以下四类:

(1)高度敏感组织:性腺(卵细胞、生精细胞),造血淋巴组织(淋巴细胞),胸腺,胚胎组织,胃肠上皮(小肠肠腺上皮细胞)。

(2)中度敏感组织:感觉器官(角膜、晶状体、结膜),血管,淋巴管,内皮细胞,上皮组织,肾,唾液腺和肝,肺的上皮细胞。

(3)轻度敏感组织:中枢神经系统、心脏、内分泌腺(包括性腺内分泌细胞)。

(4)不敏感组织:肌肉、骨、软骨组织、结缔组织。

# 第二节　X线成像系统

## 一、普通X线成像系统

通过X线摄影、X线透视、X线造影、X线电视等成像技术,将人体内器官、组织的解剖结构、生理、病理等所有信息采集下来,经过传递、转换、处理等过程以光密度影像的形式显示在胶片、荧光屏或者电视系统的显示器上。这样的一幅影像称为X线影像。与X线影像形成有关的成像设备称为X线成像系统。

### (一)X线成像的基本原理

由于人体组织结构、密度与厚度存在差异,X线穿过人体后,存在吸收差异、剩余差异、显示差异。当X线穿过高密度组织时,组织吸收X线能量多,X线胶片感光少,在胶片上呈现亮色,在荧光屏上显示暗色;X线穿过低密度组织时,情况相反,如图3-8所示。

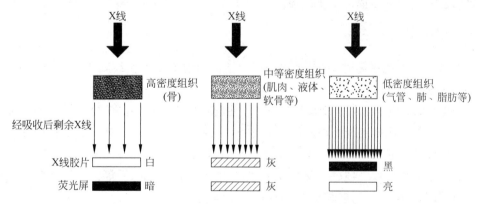

**图3-8　不同密度、相同厚度的组织与X线成像间的关系**

### (二)自然对比度

根据密度的不同,人体组织可分为低密度组织、中等密度组织和高密度组织。低密度组织包括脂肪组织、含有气体的肺组织和胃肠道等;中等密度组织包括结缔组织、肌肉组织、软骨和体液等；高密度组织包括骨和含钙的组织等。组织相同,密度相同,但厚度不同时,X线胶片与荧光屏上的显示存在差异。X线穿透较薄组织时,吸收少,穿过的X线就多,使X线胶片感光多,X线胶片显示黑色,在荧光屏上产生荧光多,荧光屏显示明亮；X线穿透较厚组织时,X线胶片感光少,X线胶片显示透明,荧光屏显示灰暗(图3-9)。

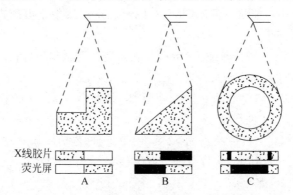

X线胶片
荧光屏
A          B          C

**图 3-9  相同密度、不同厚度组织形成的影像**

人体组织结构自然存在密度差异,各组织对X线的衰减按骨、肌肉、脂肪、空气的顺序由大变小,这一差别即形成了X线影像的对比,因此X线能够明显区分这些组织。当人体的一些组织器官的密度与邻近的组织器官或病变组织的密度相近时,X线胶片将难以显示出差别,这时可以通过人工注入对比剂(contrast medium)来完成。对比剂是密度较高或密度较低的物质,可以改变组织器官的密度,使其与邻近组织器官或病变部位的密度差异变大,从而在X线影像图像中形成对比。对比剂主要是钡剂、碘剂,它们密度较大,X线难以透过,另外还有气体对比剂,对X线几乎无衰减,可以用于肠道造影检查、泌尿及生殖系统造影检查等。

在组织结构发生病理改变时,病变位置的密度和厚度会发生相应的改变,当改变达到一定程度时,通过X线成像就会发生黑白灰度的变化,与正常组织的影像出现差异,这就是通过X线检查进行疾病诊断的基本原理。

## 二、X线影像的采集

用X线影像系统摄影时,常规X线摄影通常使用增感屏与X线胶片记录X线影像。

### (一)增感屏

X线摄影时,到达胶片的X线量仅有5%使胶片感光,形成光密度区域,而绝大部分X线穿胶片而过。增感屏的荧光物质接受穿过身体后的X线,并将其转换成能使胶片感光的可见光。使胶片感光的95%光能是由荧光物质转换而来的,由此可见增感屏的作用。

增感屏主要由基层、吸收层、荧光体层、保护层组成,分为前、后屏。按所含荧光物质不同,增感屏分为钨酸钙增感屏和稀土增感屏两大类。

1. 钨酸钙增感屏

钨酸钙增感屏按增感率又分为低、中、高速3种。

(1)低速增感屏。应用比较少,低速屏的增感率为0.5。

(2)中速增感屏。广泛适用于各种摄影中,标准屏采用的是中速钨酸钙屏,中速屏的增感率为1.0。

（3）高速增感屏。增感效率较高，多用于身体组织密度高的摄影，高速屏的增感率为2.0。

2. 稀土增感屏

常用的稀土增感屏有硫氧化钆：铽（Gd2qS：Tb）（简称钆屏）、硫氧化镧：铽（La2qS：Tb）（镧屏）、溴氧化镧：铽（LaOBr：Tb）（溴镧屏）、硫氧化钇：铽（Y2QS：Tb）（钇屏）、氟氯化钡：铕（BaCIF：Eu）（钡屏）。

3. 增感率和分辨率

增感屏有增强X线使胶片感光的作用。这种作用的大小常用增感速度、增感倍数描述，具体指标为增感率。当其他照射条件不变时，在标准条件下冲洗的X线照片上产生相同密度值1.0时，无屏照射量与有屏照射量之比称为增感率。

$$S = R_0/R_m \tag{3-1}$$

式中：$S$为增感率；$R_0$为无屏照射量；$R_m$为有屏照射量。

分辨率是增感屏能清晰反映影像细节的最大能力指标。受增感屏的材料结构和荧光性能的制约，增感屏分辨率远低于胶片分辨率，故对X线照片影像质量影响较大。其次，采用不同荧光颗粒的增感屏，其分辨率也有差异，选用时应加以注意。

4. 增感屏对影像效果的影响

（1）影像对比度增加。

（2）影像清晰度下降，这是使用增感屏的最大弊端。其原因如下：荧光体是多面晶体，吸收X线而发出的荧光有扩散现象；双面增感屏的交叠效应，即双面增感屏（前屏和后屏）扩散的荧光都能穿过胶片片基使双面乳剂感光；增感屏与胶片紧密服帖的状态不好；另外，还有X线的斜射效应。

（3）照片颗粒性变差，即照片上斑点增多。其主要原因是增感屏的增感作用，使得透过的X线量减少，X线光子"统计涨落"在照片上有了反应的记录，另外对增感屏的结构也有影响。

5. X线照片斑点的形成

X线照片斑点与量子斑点、增感屏结构斑点、X线胶片颗粒性有关。照片斑点主要是由量子斑点、屏斑点和胶片颗粒性形成。X线影像是因X线光子的照射和衰减而形成的，所以X线影像也遵循统计学的法则。X线衰减时：如果X线光子数无限多，到达像面上的每单位面积上的光子数（光子密度）处处相等；当X线光子数有限时，在像面上的每单位面积上的光子数，因位置不同而不同，这种光子密度的变动，就称为X线量子的"统计涨落"。

（二）X线胶片

1. 医用X线胶片构成

医用X线胶片是获得X线摄影图像记录的载体。医用X线胶片分7层：保护膜前后2层、感光乳剂膜前后2层、结合膜前后2层、片基1层。

2. 种类

X线胶片种类繁多，主要有以下六种：

（1）一般摄影用X线胶片：包括：普通X线胶片，它是X线摄影中应用最广泛的一种双面涂布乳剂型的感光材料；GK型胶片适合于高温下洗片使用。

（2）口腔 X 线胶片，是一种双面涂布乳剂型的小尺寸 X 线胶片，适用于儿童咬合。

（3）乳腺 X 线胶片，属于单面涂布乳剂型胶片，该胶片具有良好的清晰度和丰富的层次，近年来已有乳腺专用配套增感屏投入临床使用，它既可减少辐射剂量，又能使影像细节得到改善。

（4）激光相机成像胶片，属于单面涂布乳剂型胶片，分氦氖激光型（HN 型）和红外激光型（IR 型）两种，其共同特点是通过激光相机记录激光，扫描的数字成像质量高，适用于 CT、MR、DSA、ECT、US 等图像的记录。

（5）影像增强记录胶片，主要包括：荧光电影胶片，属于单面涂布乳剂型胶片，可有不同的规格；荧光屏图像及荧光缩影胶片，属于单药膜胶片，适用于荧光屏下的瞄准摄影（点片）或体检荧光缩影，有卷片和页片之分。

（6）特种胶片，主要包括：直接反转胶片，也称复制片，属于单面乳剂涂布型胶片，是射线剂量测定用胶片，是一种防护监测用的测量 X 线或其他射线辐射剂量的胶片；清洁用胶片，可对洗片机辐轮上附着物及药液的表面污物进行清理，保持后续冲洗照片的清晰。医用 X 线胶片的技术发展方向是低银、薄层、聚酯片基、扁平颗粒等技术。同时，随着高科技的发展，胶片的使用将越来越少，直至进入数字成像的无胶片时代。

### （三）医用激光打印机

医用激光打印机（laser printer）的工作原理：将输出的数字化图像信号或模拟图像信号分别由激光打印机接口送入激光打印机的存储器中，打印机根据数据的不同产生不同强度的激光束，对专用的激光胶片进行扫描，产生图像。激光打印机分为湿式和干式两种。湿式激光打印机与洗片机相连，经过显影、定影、水洗、干燥后产生照片；而干式激光打印机成像只需化学处理，已成为具有环保性和先进性的现代医学成像硬拷贝设备。

1. 湿式激光打印机

从激光管发出的激光，经视听调制器（acoustic optical modulater，AOM）调制，图像数据变强或变弱，成为适合扫描的光束，经多面转镜旋转，激光束形成水平扫描，圆柱透镜校正多面转镜反射面的倾斜误差。透镜使不同角度的扫描变成水平强度的均匀扫描，再经反射镜投射到打印滚筒的胶片上，形成图像潜影。激光源有半导体和气体两种激光器，常用气体为氦气和氖气（He-Ne），激光波长为 633nm。

激光打印机具有以下特点：

（1）具有灰阶密度校正调节功能。内置灰阶密度计，可在打印前重新检查每幅图像，自动调节反差、密度等。机内提供 10 个标准灰阶密度值，用于测试影像密度，使打印出的胶片影像始终保持标准的影像密度。机内还存储多组胶片的曝光量-灰阶密度曲线，以备更换其他型号胶片或调整显影条件时选用。

（2）可进行连续打印。系统内装有硬盘，可进行连续打印、存储，打印可同时进行，并且具有多机输入功能，以供多机同时使用。

（3）数字化。灰阶密度调整范围为 8～12bit，可提供 256～4096 级灰度，分辨率高，曝光宽容度大。

（4）成像质量高。激光束具有很好的聚焦性和方向性，反应极其迅速（毫微秒级）。这样的激光束直接投照到胶片上，防止了伪影（如轮廓线、光栅线、失真等）的产生，而且不会受视频放大传输、显像管宽度一致性、亮度的分布、线性度等因素的影响。

（5）影像放大或缩小。采用内插法，影像放大后像素数目保持不变，因此，放大后的影像仍能保留原影像的所有细节。

（6）自动窗口。窗口的技术参数通过计算机处理后储存在激光打印机内，供改变胶片的灰阶密度、层次及对比用。

2. 干式激光打印机

按成像原理，干式激光打印机可分为三大类：干式卤化银激光成像、干式热敏成像、干式喷墨成像。干式热敏成像按感热记录方式不同又分为三大类：干式助熔热敏、干式升华热敏、干式直升热敏。干式助熔热敏打印机通过加热使油墨带内熔点较低的油墨熔化，从而达到记录影像的目的；干式升华热敏打印机通过油墨带内的染料加热升华记录影像；干式直升热敏打印机较常用，它不产生油墨带的废料，更利于环保。

整个干式激光打印系统可以与任何数字成像设备（如CT、MR、DSA等）连接，打印激光图像。在使用激光打印机时，激光打印机网络系统要针对所使用的设备（如CT、MR等）的参数曲线进行调整，使之保证成像质量。另外，要选择国际标准DICOM3.0接口标准，并使上述系统适用于PACS系统。网络接口通过以太网与其他激光打印机或者与采用ACR-NEMA格式的图像网络设备连接。

### 三、CR与DR成像原理

随着现代科学技术的迅猛发展，数字化与信息技术越来越广泛地渗入医学领域。在医学影像学方面，突出表现为成像方式向数字化技术方向转化。

1983年日本富士（Fuji）公司率先推出CR（computed radiography）系统，随后爱克发·吉华（Agfa）、柯达（Kodak）和柯尼卡（Konica）等公司相继生产CR。1986年布鲁塞尔第15届国际放射学会首次提出数字X线摄影术（digital radiography，DR）的物理学概念，20世纪90年代中后期，随着薄膜场效应晶体管（thin film transistor，TFT）阵列等新技术的应用，平板探测器（flat panel detector，FPD）投入临床使用，DR系统被广泛应用于临床。

#### （一）CR的成像原理

CR是计算机与X线摄影相结合的产物，是以IP（image plate）取代传统的胶片作为影像信息的载体，经IP产生荧光，通过信息采集和模数转换输入计算机进行数据处理后形成数字图像。CR的应用推动了常规X线摄影向数字化的转变，它主要由信息采集、信息转换、信息处理、信息存储和记录等部分组成。

1. IP板结构

IP板的结构如图3-10所示。

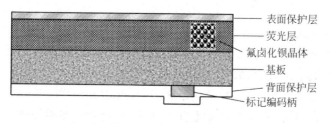

表面保护层
荧光层
氟卤化钡晶体
基板
背面保护层
标记编码柄

**图3-10　IP板的结构**

（1）表面保护层：其作用是防止光激励荧光层受到损伤，因此，要求它不随外界温度和湿度而变化，透光率高而且非常薄。

（2）光激励发光（photo stimulated luminescence，PSL）物质层：其作用是把第一次照射光的信号记录下来，当再次受到光刺激时，会释放储存的信号。PSL 物质层是将 PSL 物质混于多聚体溶液中，涂在基板上干燥而成的。

（3）基板：保护荧光层免受外力的损伤。

（4）背面保护层：防止各张影像板之间在使用过程中的摩擦损伤。

IP 作为影像信息的记录载体，可以重复使用，但是不能直接显示影像，需用激光扫描系统来读取信息。

2. 工作原理

射入 IP 的 X 线光子被 IP 荧光层内的 PSL 物质吸收，释放出电子，其中部分电子散布在荧光层内呈半稳态，形成潜影，完成 X 线信息的采集和存储。当用激光来扫描（二次激发）已有潜影的 IP 时，半稳态的电子转换成光子，即发生光激励发光现象。产生的荧光强度与第一次激发时 X 线的能量精确地成正比，完成光学影像的读取，如图 3-11 所示。IP 的输出信号需由读取装置继续完成光电转换和模拟数字信号转换，经计算机图像处理后，形成数字影像。

3. 读取装置

临床常用的读取装置分为暗盒型和无暗盒型两种。暗盒型读取装置如图 3-12 所示，其特征是将 IP 置入与常规 X 线摄影暗盒类似的盒内，它可以代替常规摄影暗盒在任何 X 线机上使用。

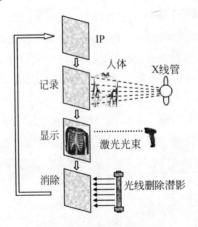

图 3-11　CR 成像过程

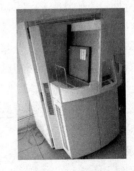

图 3-12　CR 暗盒型读取装置

经 X 线曝光后的暗盒从 CR 读取装置的暗盒孔插入读取装置。IP 被自动取出，由激光扫描读取潜影信息；然后 IP 被传送到潜影消除装置，经强光照射后，消除 IP 上的潜影。此后 IP 被传送回暗盒内，暗盒自动封闭后被传送出读取装置，供反复使用，整个过程自动、连续。目前，带暗盒的 IP 尺寸有四种，分别是 8in×10in，10in×12in，14in×14in，14in×17in。

无暗盒型 CR 设备将 IP 与读取装置合并设计，并配装一些附加结构，可以进行全身的立式或卧式投照，其特点是需匹配专用影像设备，不与常规 X 线摄影设备匹配兼容。专用CR 一体化装置的结构特点：IP 在曝光和被读取信息的过程中无须手工传递，能直接扫描读取信息并消去潜影,使用效率高,重复速度快,更为便利。

4. 计算机图像处理

CR系统由IP接收影像信息,通过读取装置进行高精度扫描后,将模拟信号转换为数字信号,数字信号可通过计算机进行图像后处理,如测量大小、放大、灰阶处理、空间频率处理、减影处理等,能够在一定范围内改变影像特性,最终得到满足临床诊断需要的影像。

5. 图像存储和记录

图像存储利用存储介质,主要有硬盘和光盘等,通常在存储前进行数据压缩;用于诊断的模拟影像照片可通过激光打印机打印,胶片是常规的记录方式。

**（二）DR的成像原理**

DR是高度集成的数字化X线摄影设备,是指在计算机的控制下,采用平板探测器直接将影像信息数字化的技术。DR的出现和发展实现了X线影像信息数字化采集、处理、传输、显示和存储的一体化。与CR相比,DR具有X线辐射剂量更低、成像速度更快等优势。

FPD是DR的核心结构,它的主要作用是采集透射人体后的X线并转换为数字信号供计算机处理。目前,临床常用的DR成像方法有直接型FPD和间接型FPD。

1. 直接型FPD

（1）基本结构。直接型FPD由基板、集电矩阵层、硒层、电介层、顶层电极和保护层等结构组成,可分为X线转换单元(非晶态硒)、探测器单元阵列、高速信号处理单元和数字影像传输单元四部分,如图3-13所示。

（2）工作原理。X线透过人体后有不同程度的衰减,当作用于平板探测器的硒层时,由于非晶硒是一种光电导体物质,因X线的强弱不同,硒层光电导体按吸收X线能量的大小产生不同数量的电子-空穴对。顶层电极与集电矩阵间的高电压在硒层产生电场,使X线产生的正负电荷分离,正电荷移向集电矩阵,储存于电容器内,矩阵电容器所储存的电荷与X线强度成正比。随后扫描控制器扫描电路,读取一个矩阵电容单元的电荷,将电信号转化为数字化信号,数字化图像数据在系统控制器内存储、处理,

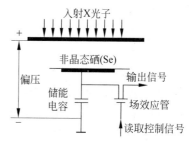

**图 3-13　直接型 FPD 的结构**

最后重建影像在监视器上显示。上述过程完成后,扫描控制器自动对暗盒内的感应介质进行恢复。

2. 间接型FPD

间接型FPD是一种以非晶硅光电二极管阵列为核心的X线成像。在X线照射下,探测器的荧光体层将X线光子转换成可见光,而后由非晶硅阵列转换为电信号,通过外围电路检出并进行模/数(analog to digit,A/D)转换,获得数字化图像。

（1）基本结构。间接型FPD主要由碘化铯闪烁体层、非晶硅光电二极管阵列和基板等组成,如图3-14所示。

（2）工作原理。位于探测器顶层的碘化铯闪烁晶体将透射人体后衰减的X线转换为荧光信号。位于CsI层下的非晶硅光电二极管阵列将荧光信号转换为电信号,每一个像素电

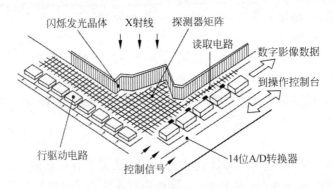

**图 3-14　间接型 FPD 的结构**

荷量变化与入射 X 线强度成正比,同时该阵列还将空间上连续的 X 线信号转换为一定数量行和列的点阵式信号,点阵的密度决定了图像的空间分辨率。在中央时序控制器的统一控制下,居于行方向上的行驱动器和居于列方向上的读取电路将电荷信号逐行读出,转换为脉冲序列并量化为数字信号。获取的数字信号经通信接口电路传送至图像处理器,从而形成 X 线数字图像。

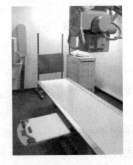

直接型 FPD 由 X 线直接转换为电信号和数字信号;而间接型平板探测器则由 X 线先转换为荧光信号,再转换为电信号和数字信号。两种探测器都经过了模拟信号到数字信号的转换,之所以称为 FPD,是因为其组成结构均封装在一扁平的外壳内,又因探测器是经 X 线照射后直接显示数字图像,所以称之为 DR,如图 3-15 所示。

**(三) DR 的主要特点**

DR 的特点主要包括以下四个方面:

1. 直接数字化。X 线摄影与传统的增感屏-胶片系统和 CR 相比,由于成像环节明显减少,可以在两方面避免影像信息

**图 3-15　DR 平板探测器**

的丢失:一是在胶片-增感屏系统中,X 线照射使增感屏发出可见光并使胶片感光过程中的信息丢失;二是在暗室化学处理过程中的信息丢失。

2. X 线摄影的图像具有较高的空间分辨率和密度分辨率,能满足临床诊断的需要。

3. 放射剂量小,曝光宽容度大,曝光条件易掌握。

4. 可以根据临床需要进行各种图像后处理,如各种图像滤波、窗宽窗位调节、放大漫游、黑白转换、图像拼接、数字减影,以及测量距离、面积、密度等。

# 第三节　X 线成像技术

## 一、X 线摄影技术

### (一)四肢 X 线摄影

1. 手后前位(手正位)

摄影体位:患者侧坐于摄影床一侧,曲肘 90°;五指稍分开,掌心向下紧靠探测器,第三

掌骨头置于探测器中心。

摄影距离：90～100cm。

中心线：对准第三掌骨头垂直入射。

标准影像显示：可显示全部掌指骨和腕关节，第三掌指关节位于照片正中，第二至第五掌指骨呈正位，拇指呈斜位，骨纹理清晰可见，如图3-16所示。

2. 手后前斜位（手斜位）

摄影体位：患者侧坐于摄影床一侧，曲肘90°；五指分开，掌心向下，指尖内旋稍弯曲触及探测器，掌心面与探测器间的夹角约为45°；第三掌骨头置于探测器中心。

摄影距离：90～100cm。

中心线：对准第三掌骨头垂直入射。

标准影像显示：可显示全部掌指骨和腕关节，呈斜位投影，第三掌指关节位于照片正中，骨纹理清晰可见，如图3-17所示。

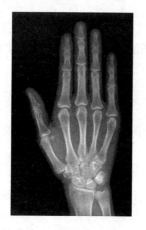

图 3-16　手后前位 X 线影像

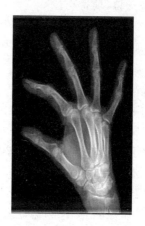

图 3-17　手后前斜位 X 线影像

3. 腕关节后前位（腕关节正位）

摄影体位：患者侧坐于摄影床一侧，曲肘90°；手成半握拳状，腕部掌面紧靠探测器；尺桡骨茎突连线中点置于探测器中心。

摄影距离：90～100cm。

中心线：对准尺桡骨茎突连线中点垂直入射。

标准影像显示：腕关节诸骨位于照片正中，呈正位显示，照片包括掌指骨近端及尺桡骨远端，诸骨纹理及周围软组织清晰可见，如图3-18所示。

4. 腕关节侧位

摄影体位：患者侧坐于摄影床一侧，曲肘90°；前臂和手掌侧放，前臂尺侧紧靠探测器；尺骨茎突置于探测器中心。

摄影距离：90～100cm。

中心线：对准桡骨茎突垂直入射。

标准影像显示：腕关节诸骨呈侧位显示，尺桡骨远端重叠良好，诸骨纹理及周围软组织清晰可见，如图3-19所示。

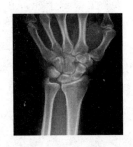

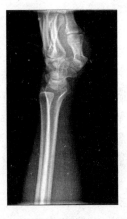

图 3-18　腕关节后前位 X 线影像　　　　图 3-19　腕关节侧位 X 线影像

5. 尺桡骨正位（前臂正位）

摄影体位：患者面向摄影床一端下蹲，使上肢与肩部处于同一水平面，前臂长轴与探测器长轴平行；前臂伸直，掌心向上，背侧紧靠探测器，探测器上缘包括腕关节，下缘包括肘关节；前臂中点置于探测器中心。

摄影距离：90～100cm。

中心线：对准前臂中点垂直入射。

标准影像显示：尺桡骨呈正位显示，位于照片正中，照片包括腕关节和肘关节，诸骨骨纹理及周围软组织清晰可见，如图 3-20 所示。

6. 尺桡骨侧位（前臂侧位）

摄影体位：患者面向摄影床一端下蹲，使上肢与肩部处于同一水平面，屈肘 90°；前臂成侧位，尺侧紧靠探测器，探测器上缘包括腕关节，下缘包括肘关节；前臂中点置于探测器中心。

摄影距离：90～100cm。

中心线：对准前臂中点垂直入射。

标准影像显示：尺桡骨呈侧位显示，位于照片正中，照片包括腕关节和肘关节，诸骨纹理及周围软组织清晰可见，如图 3-21 所示。

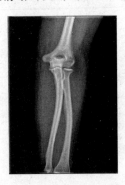

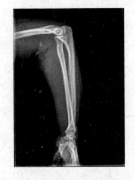

图 3-20　尺桡骨正位 X 线影像　　　　图 3-21　尺桡骨侧位 X 线影像

7. 肘关节正位

摄影体位：患者面向摄影床一端下蹲，使上肢与肩部处于同一水平面，前臂长轴与探测器长轴平行；前臂伸直，掌心向上，背侧紧靠探测器；尺骨鹰嘴置于探测器中心。

摄影距离：90～100cm。

中心线：对准尺骨鹰嘴垂直入射。

标准影像显示：肘关节位于照片正中，鹰嘴窝位于肱骨内、外髁正中偏尺骨侧，包括肱骨远端和尺桡骨近端，肘关节的骨纹理和周围软组织清晰可见，如图 3-22 所示。

8. 肘关节侧位

摄影体位：患者面向摄影床一端下蹲，使肘关节与肩部处于同一水平面；屈肘 90°，掌心面对患者，拇指在上，尺侧朝下；肘关节间隙置于探测器中心。

摄影距离：90～100cm。

中心线：对准肘关节间隙垂直入射。

标准影像显示：肘关节约90°呈侧位显示，肱骨内外髁相互重叠，呈圆形投影；尺骨与肱骨的关节间隙显示清晰、锐利，肘关节诸骨纹理和周围软组织清晰可见，如图 3-23 所示。

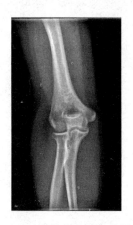 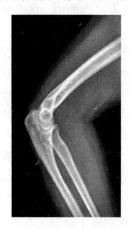

图 3-22　肘关节正位 X 线影像　　　　图 3-23　肘关节侧位 X 线影像

9. 肱骨前后位（肱骨正位）

摄影体位：患者仰卧于摄影床上，被检侧手臂伸直稍外展，掌心向上；肱骨长轴与探测器长轴平行一致，探测器上缘包括肩关节，下缘包括肘关节。

摄影距离：90～100cm。

中心线：对准肱骨中点垂直入射。

标准影像显示：显示肱骨正位影像，照片包括肘关节和肩关节，肱骨骨纹理和周围软组织清晰可见，如图 3-24 所示。

10. 肱骨侧位

摄影体位：患者仰卧于摄影床上，被检侧上肢与躯干稍分开，屈肘约 90°，手掌内旋，成侧位姿势置于胸前；肱骨长轴与探测器长轴一致，探测器上缘包括肩关节，下缘包括肘关节。

摄影距离：90～100cm。

中心线：对准肱骨中点垂直入射。

标准影像显示：显示肱骨侧位影像，周围软组织清晰可见，如图 3-25 所示。

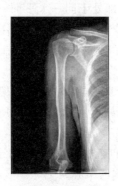 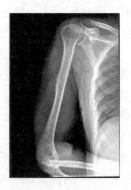

图 3-24　肱骨正位　　　　　　　　　图 3-25　肱骨侧位

11. 肩关节前后位（肩关节正位）

摄影体位：患者立于摄影架前，背侧靠探测器，肩胛骨喙突置于探测器中心；被检侧上肢与躯干稍分开，掌心向前；健侧向前，使身体冠状面与探测器成一定角度；探测器上缘超出肩关节。

摄影距离：90～100cm。

中心线：对准肩胛骨喙突垂直入射。

标准影像显示：肩关节位于照片正中；肩关节盂前后重合，不与肱骨头重叠，关节间隙显示清晰；肱骨头、肩峰、锁骨纹理和周围软组织清晰可见，如图 3-26 所示。

12. 锁骨后前位

摄影体位：患者立于摄影架前，胸部紧靠探测器；被检侧手臂内旋，掌心向后；肩部下垂，使肩部与胸锁关节在同一平面内。

摄影距离：90～100cm。

中心线：对准锁骨中点垂直入射。

标准影像显示：照片包括锁骨、胸锁关节和肩锁关节，诸骨骨纹理和周围软组织清晰可见，如图 3-27 所示。

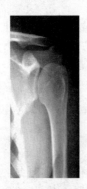 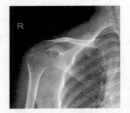

图 3-26　肩关节前后位　　　　　　图 3-27　锁骨后前位 X 线影像

13. 足前后正位

摄影体位：患者仰卧或坐于摄影床上，被检侧膝关节弯曲，足底部紧靠探测器，足部长轴与探测器长轴一致；探测器上缘包括足趾，下缘包括足跟；第三跖骨基底部置于探测器中心。

摄影距离：90～100cm。

中心线：对准第三跖骨基底部垂直入射。

标准影像显示：照片包括全部跖骨、趾骨和跗骨，第三跖骨基底部位于照片正中；舟距关节和骰跟关节显示清晰；诸骨骨纹理和周围软组织清晰可见，如图 3-28 所示。

14. 足内斜位

摄影体位：患者仰卧或坐于摄影床上，被检侧膝关节弯曲，足底部紧靠探测器，足部长轴与探测器长轴一致；探测器上缘包括足趾，下缘包括足跟；第三跖骨基底部置于探测器中心；将躯干和被检侧下肢向内倾斜，使足底部与探测器间的夹角约成30°。

摄影距离：90～100cm。

中心线：对准第三跖骨基底部垂直入射。

标准影像显示：足诸骨呈斜位显示，第三跖骨基底部位于照片正中；第一、二跖骨部分重叠，其余均单独显示；各关节显示清晰，如图 3-29 所示。

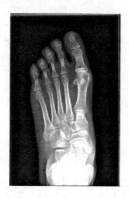 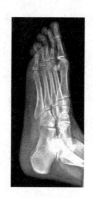

图 3-28　足前后正位 X 线影像　　　　图 3-29　足内斜位 X 线影像

15. 跟骨轴位

摄影体位：患者仰卧或坐于摄影床上，被检侧下肢伸直，小腿长轴与探测器长轴一致；被检侧踝关节置于探测器中心，踝关节极度背屈。

摄影距离：90～100cm。

中心线：球管向头侧倾斜 35°～45°，对准第三跖骨基底部照射。

标准影像显示：跟骨呈轴位显示，跟距关节显示清晰，跟骨骨纹理和周围软组织清晰可见，如图 3-30 所示。

16. 踝关节前后位（踝关节正位）

摄影体位：患者仰卧或坐于摄影床上，被检侧下肢伸直，小腿长轴与探测器长轴一致；被检侧踝关节置于探测器中心，足稍内旋，足尖下倾。

摄影距离：90～100cm。

中心线：对准内外踝连线中点上方 1cm 垂直入射。

标准影像显示：踝关节位于照片下 1/3 正中显示，关节间隙清晰可见，踝关节诸骨骨纹理和周围软组织清晰可见，如图 3-31 所示。

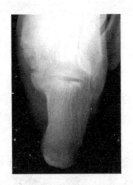

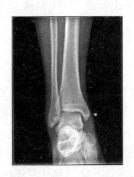

图 3-30　跟骨轴位 X 线影像　　　　图 3-31　踝关节前后位 X 线影像

17. 踝关节外侧位

摄影体位：患者侧卧于摄影床上，被检侧膝关节稍弯曲，小腿长轴与探测器一致，外踝紧靠探测器；被检侧踝关节内踝上方 1cm 置于探测器中心。

摄影距离：90～100cm。

中心线：对准内踝上方 1cm 垂直入射。

标准影像显示：踝关节位于照片下 1/3 呈侧位显示，腓骨小头与胫骨相互重叠，踝关节的骨纹理和周围软组织清晰可见，如图 3-32 所示。

18. 胫腓骨前后位（胫腓骨正位）

摄影体位：患者仰卧于摄影床上，被检侧下肢伸直，紧靠探测器，被检侧下肢长轴与探测器长轴一致，足稍内旋；探测器上缘包括膝关节，下缘包括踝关节。

摄影距离：90～100cm。

中心线：对准小腿中点垂直入射。

标准影像显示：胫腓骨在照片正中显示，照片包括踝关节和膝关节，诸骨骨纹理和周围软组织清晰可见，如图 3-33（a）所示。

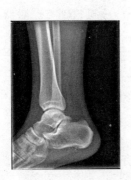

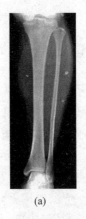
(a)

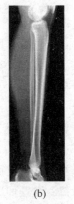
(b)

图 3-32　踝关节外侧位 X 线影像　　　图 3-33　胫腓骨前后位和侧位 X 线影像
（a）前后位；（b）侧位

19. 胫腓骨侧位

摄影体位：患者侧卧于摄影床上，被检侧膝关节稍弯曲，小腿外缘紧靠探测器，被检侧小腿长轴与探测器长轴一致；探测器上缘包括膝关节，下缘包括踝关节。

摄影距离：90～100cm。

中心线：对准小腿中点垂直入射。

标准影像显示：胫腓骨位于照片正中,呈侧位显示,照片包括踝关节和膝关节,诸骨骨纹理和周围软组织清晰可见,如图 3-33(b)所示。

20. 膝关节前后位(膝关节正位)

摄影体位：患者仰卧或坐于摄影床上,被检侧下肢伸直,下肢长轴与探测器长轴一致;将髌骨下缘置于探测器中心。

摄影距离：90～100cm。

中心线：对准髌骨下缘垂直入射。

标准影像显示：照片包括股骨远端和胫腓骨近端;膝关节间隙位于照片正中;腓骨头与胫骨仅有少许重叠;膝关节的骨纹理和周围软组织清晰可见,如图 3-34 所示。

21. 膝关节外侧位

摄影体位：患者侧卧于摄影床上,被检侧膝关节外侧紧靠探测器,健侧下肢置于被检侧下肢前方;将髌骨下缘置于探测器中心;将被检侧膝关节屈曲成 120°～135°。

摄影距离：90～100cm。

中心线：对准髌骨下缘与腘窝连线的中点垂直入射。

标准影像显示：膝关节间隙位于照片正中显示,股骨内、外髁重叠良好;髌骨呈侧位显示,与股骨分离明确;股骨与胫骨平台仅有少许重叠;膝关节诸骨骨纹理和周围软组织清晰可见,如图 3-35 所示。

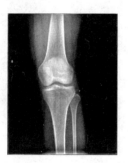 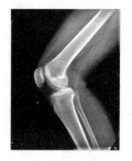

图 3-34　膝关节前后位 X 线影像　　　　图 3-35　膝关节外侧位 X 线影像

22. 股骨正位(股骨前后位)

摄影体位：患者仰卧于摄影床上,被检侧下肢伸直,下肢长轴与探测器长轴一致;将股骨中点置于探测器中心,探测器上缘包括髋关节,下缘包括膝关节(或根据临床需要包括一侧关节);足内旋,使双侧足趾内侧相互接触,足跟分开。

摄影距离：90～100cm。

中心线：对准股骨中点垂直入射。

标准影像显示：股骨位于照片正中,呈正位显示,周围软组织层次清晰,如图 3-36 所示。

23. 股骨侧位

摄影体位：患者侧卧于摄影床上,被检侧股骨外侧紧靠探测器,股骨长轴与探测器长轴一致；将股骨中点置于探测器中心，探测器上缘包括髋关节，下缘包括膝关节（或根据临床需要包括一侧关节）。

摄影距离：90～100cm。

中心线：对准股骨中点垂直入射。

标准影像显示：股骨位于照片正中，呈侧位显示，周围软组织层次清晰，如图 3-37 所示。

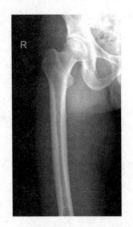
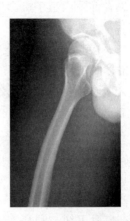

图 3-36 股骨前后位 X 线影像          图 3-37 股骨侧位 X 线影像

24. 髋关节正位

摄影体位：患者仰卧于摄影床上，被检侧髋关节置于探测器中心；探测器上缘包括髂骨，下缘包括股骨近端；双下肢伸直，足内旋，使双侧足趾内侧相互接触，足跟分开。

摄影距离：90～100cm。

中心线：对准股骨头（髂前上棘与耻骨联合上缘连线中点垂线下 2.5cm 处）垂直入射。

标准影像显示：照片可见髋关节、股骨近端、同侧耻骨、坐骨和部分髂骨；股骨头位于照片正中，股骨颈显示充分；髋关节诸骨骨纹理和周围软组织清晰可见，如图 3-38 所示。

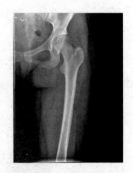

图 3-38 髋关节正位
X 线影像

**（二）脊柱与骨盆 X 线摄影**

1. 颈椎张口位

摄影体位：患者立于摄影架前，背侧紧靠探测器，双上肢置于身体两旁，颅脑正中矢状面垂直于摄影架面板，并与面板中线重合；头稍后仰，使上颌门齿咬面与乳突间的连线垂直于探测器；曝光时令患者张大口并发"啊——"声。

摄影距离：100～150cm。

中心线：对准两口角连线中点垂直入射。

标准影像显示：寰枢椎位于上下齿列之间显示，枢椎位于照片正中显示；枢椎齿突不与枕骨重叠，单独清晰显示；枢椎齿突与寰椎两侧块间隙对称，如图 3-39 所示。

2. 颈椎正位

摄影体位：患者立于摄影架前，背侧紧靠探测器，双上肢置于身体两旁，颅脑正中矢状面垂直于摄影架面板,并与摄影架面板中线重合;头稍后仰,避免下颌骨遮住第三颈椎;探测器上缘包括外耳孔,下缘包括第一胸椎。

摄影距离:100~150cm。

中心线:向头侧倾斜10°~15°,对准甲状软骨下方射入探测器中心。

标准影像显示:第三至第七颈椎呈正位显示,照片包括第一胸椎;颈椎棘突位于椎体正中,横突左右对称;颈椎骨质和椎间隙显示清晰,如图3-40所示。

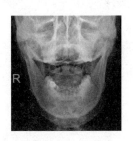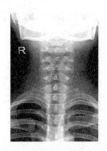

图3-39　颈椎张口位X线影像　　　　图3-40　颈椎正位X线影像

3. 颈椎侧位

摄影体位:患者侧立于摄影架前,双足分开使身体站稳,双上肢置于身体两旁,颅脑正中矢状面平行于摄影架面板;头稍后仰,双肩尽量下垂;探测器上缘包括外耳孔,下缘包括第一胸椎。

摄影距离:100~150cm。

中心线:经甲状软骨平面颈部中点,水平方向垂直射入探测器中心。

标准影像显示:第一至第七颈椎位于照片正中,呈侧位显示,照片包括第一胸椎;下颌骨不与椎体重叠;椎体骨质和各椎间隙显示清晰,如图3-41所示。

4. 胸椎正位

摄影体位:患者仰卧于摄影床上,双上肢置于身体两旁,身体正中矢状面垂直于台面并与台面中线重合;头稍后仰,探测器上缘包括第七颈椎,下缘包括第一腰椎。

摄影距离:100cm。

中心线:对准胸骨角与剑突连线中点垂直入射探测器。

标准影像显示:第七颈椎、全部胸椎和第一腰椎位于照片正中;棘突位于椎体正中,两侧横突左右对称;各椎体及椎间隙影像清晰,如图3-42所示。

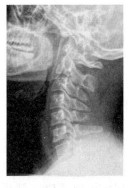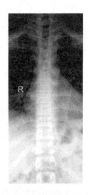

图3-41　颈椎侧位X线影像　　　　图3-42　胸椎正位X线影像

5. 胸椎侧位

摄影体位：患者侧卧于摄影床上，双上肢尽量上举环抱头部，双下肢屈曲；探测器上缘包括第七颈椎，下缘包括第一腰椎。

摄影距离：100cm。

中心线：对准胸骨角与剑突连线中点水平垂直入射探测器。

标准影像显示：第三至第十二胸椎位于照片正中，呈侧位显示，略向后突；各椎体及椎间隙显示清晰，如图 3-43 所示。

6. 腰椎正位

摄影体位：患者仰卧于摄影床上，双上肢置于身体两旁，身体正中矢状面垂直于台面并与台面中线重合；膝关节屈曲，使腰部紧贴台面；探测器上缘包括第十一胸椎，下缘包括第一骶椎。

摄影距离：100cm。

中心线：对准脐上 3cm 垂直入射。

标准影像显示：照片包括第十二胸椎、全部腰椎、第一骶椎和两侧腰大肌；棘突位于椎体正中，两侧横突和椎弓根对称显示；关节间隙显示清晰，如图 3-44 所示。

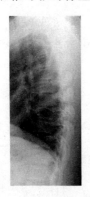

图 3-43　胸椎侧位 X 线影像

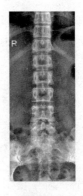

图 3-44　腰椎正位 X 线影像

7. 腰椎侧位

摄影体位：患者侧卧于摄影床上，双上肢上举抱头，双下肢屈曲，膝部上移；探测器上缘包括第十一胸椎，下缘包括骶椎上部。

摄影距离：100cm。

中心线：对准第三腰椎垂直入射探测器。

标准影像显示：照片包括第十二胸椎至第一骶椎椎骨；椎体骨皮质和骨小梁清晰可见；椎弓根、椎间孔和周围软组织显示清晰，如图 3-45 所示。

8. 骶尾椎正位

摄影体位：患者仰卧于摄影床上，双上肢置于身体两旁，身体正中矢状面垂直于台面并与台面中线重合；探测器上缘包括第五腰椎，下缘包括尾椎。

摄影距离：100cm。

中心线：对准脐与耻骨联合中点垂直入射探测器。

标准影像显示：照片包括全部骶尾椎和骶髂关节，骶中嵴位于照片正中显示；骶孔和骶髂关节左右对称,如图 3-46 所示。

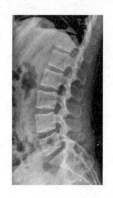 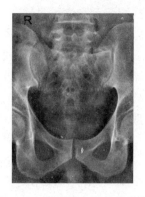

图 3-45　腰椎侧位 X 线影像　　　　图 3-46　骶尾椎正位 X 线影像

9. 骶尾椎侧位

摄影体位:患者侧卧于摄影床上,双上肢上举抱头,双下肢屈曲,膝部上移;探测器上缘包括第五腰椎,下缘包括尾椎。

摄影距离:100cm。

中心线:对准髂前上棘下 2.5cm 处垂直入射探测器。

标准影像显示:骶尾椎位于照片正中,呈侧位显示,边界明确;腰骶关节和骶尾关节间隙清晰可见,如图 3-47 所示。

10. 骨盆前后正位

摄影体位:患者仰卧于摄影床上,双上肢置于身体两旁,身体正中矢状面垂直于台面并与台面中线重合;探测器上缘包括髂棘,下缘达耻骨联合下 3cm;双下肢伸直,足稍内旋,两侧足趾内侧相互接触,足跟分开。

摄影距离:100cm。

中心线:对准髂前上棘连线中线下 3cm 垂直入射探测器。

标准影像显示:照片包括骨盆诸骨和双侧股骨近端,骨盆腔在照片正中;股骨颈显示充分;骨盆诸骨骨纹理和周围软组织清晰可见,如图 3-48 所示。

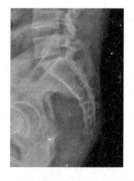 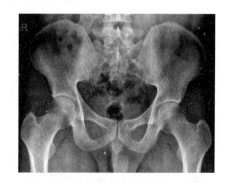

图 3-47　骶尾椎侧位 X 线影像　　　　图 3-48　骨盆前后正位 X 线影像

（三）胸部 X 线摄影

1．胸部正位（胸部后前位）

摄影体位：患者立于摄影架前，前胸紧贴探测器，头稍后仰；探测器上缘超出肩部 3cm，下缘包括两侧肋膈角，两侧包括胸壁皮肤；身体正中矢状面与摄影架面板正中线重合并垂直；两手背放在髂骨处，上臂及肘部尽量内旋；肩部放平。

摄影距离：150～180cm。

中心线：经两侧肩胛骨下角连线中点水平方向垂直入射。当患者深吸气后屏气时曝光。

标准影像显示：双侧胸廓对称，纵隔气管居中；肩胛骨投影于肺野之外，肺门阴影清晰可辨，肺尖充分显示；两侧胸锁关节对称；膈肌包括完全且边缘锐利，如图 3-49 所示。

2．胸部侧位

摄影体位：患者侧立于摄影架前，患侧胸部紧贴探测器；探测器上缘平第七颈椎；前后缘包括前胸和后背皮肤；下缘包括肋膈角；双臂尽量上举，环抱头部，身体正中矢状面与探测器长轴平行。

摄影距离：150～180cm。

中心线：经肩胛骨下角平面与腋中线平面交叉处垂直入射。当患者深吸气后屏气时曝光。

标准影像显示：照片中无组织重叠部分，呈明显低密度影；第四胸椎以下椎体清晰可见，呈侧位投影；从颈部至气管分叉部可见气管影像；可见心脏、主动脉弓移行部和降主动脉影像，如图 3-50 所示。

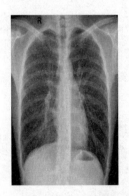
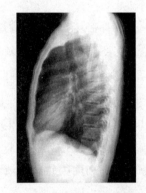

图 3-49　胸部正位 X 线影像　　　　　图 3-50　胸部侧位 X 线影像

（四）腹部 X 线摄影

1．肾、输尿管和膀胱平片（plain film of kidney-ureter-bladder，KUB）或称腹部仰卧位

摄影体位：患者仰卧于摄影床上，双上肢置于身体两侧稍外展，身体正中矢状面垂直于台面并与台面中线重合；探测器上缘包括横膈，下缘达耻骨联合下 3cm。

摄影距离：100cm。

中心线：对准剑突与耻骨联合连线中点垂直入射。

标准影像显示：照片包括腹部全部影像，腰椎投影于照片正中；肾脏、腰大肌和骨盆影像显示清晰，如图 3-51 所示。

2. 腹部前后立位（腹部立位）

摄影体位：患者立于摄影架前，双上肢置于身体两侧，稍外展，身体正中矢状面垂直于摄影架面板并与面板中线重合；探测器上缘包括横膈，下缘达耻骨联合上缘。

摄影距离：100cm。

中心线：对准探测器中心垂直入射。

标准影像显示：照片包括腹部全部影像，腰椎投影于照片正中；膈肌边缘锐利，显示清晰，可明确辨认胃内液平面及可能出现的肠内液平面；骨盆影像和腰大肌显示清晰，如图 3-52 所示。

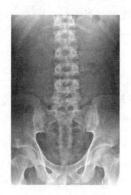 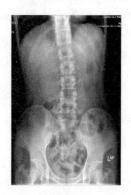

图 3-51  肾、输尿管和膀胱 X 线影像　　图 3-52  腹部前后立位 X 线影像

**（五）X 线透视**

由于 X 线具有荧光效应，当 X 线穿过人体后，可以在荧光屏上显示出图像，通过观察图像进行影像诊断的方法，称为 X 线透视检查。透视检查多用于胸部（肺、心脏、纵隔等）、腹部胃肠道（消化道造影、计划生育透环等）及四肢外伤骨折等。其优点是可即刻连续观察身体内结构的动态变化及异常改变，且在检查时可以转动病人体位，从不同的位置和角度观察病变的状况，还可以观察器官的运动功能，经济、方便；其缺点是难以发现细微的病变。

图 3-53 所示为胃肠 X 线机。

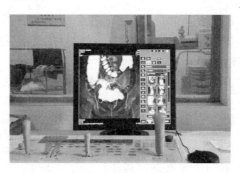

图 3-53  胃肠 X 线机

**二、特殊摄影**

临床应用的特殊摄影技术有高千伏摄影技术、乳腺 X 线摄影技术和口腔 X 线摄影技术等，这里主要介绍高千伏摄影和乳腺 X 线摄影技术。

### （一）高千伏摄影技术

高千伏摄影技术是通过 120kV 以上的管电压产生能量较大的 X 线，获得在较小密度值范围内显示层次丰富的 X 线照片影像的一种摄影方法。

1. 成像原理

X 线通过被检体时，产生光电吸收和散射吸收（康普顿-吴有训吸收），两种吸收的程度因使用的管电压值不同而发生变化。实验证明，X 线的光子能量范围为 $10\sim100\text{keV}$，随着 X 线光子能量的增加，被照体对 X 线的光电吸收减少，散射吸收增加。

（1）光电吸收。光子能量为 10keV 时，X 线光子能量 95% 以上被照射体光电吸收。在光电吸收过程中，物质的吸收系数与该物质的原子序数的 4 次方成正比，各物质因原子序数不同，吸收差异大，如骨（吸收系数为 $\mu'$）与软组织（吸收系数为 $\mu$），其吸收系数差（$\mu'-\mu$）较大，产生的对比度差异大，形成良好的图像对比。

（2）散射吸收。当光子能量大于 100keV 时，X 线光子能量 95% 以上被照射体散射吸收。在散射吸收过程中，物质对 X 线的吸收与物质的每克电子数和光子能量有关，与组成该物质的原子序数无关。物质对 X 线的吸收差异很小，如骨、软组织及脂肪对 X 线的吸收系数差异很小，形成的对比度就很小。随着管电压的不断增加，散射效应增加，肢体中每克骨组织与软组织吸收大致相同的 X 线量，对比度指数下降，X 线照片的对比度减小，但对于一些与骨骼重叠的组织或骨骼本身的细小结构及含气的管腔等，虽然影像的密度范围小，但可以清晰显示，所以采用高千伏摄影技术，对比度相对下降，但可以获得层次丰富的 X 线影像。

2. 优缺点

（1）优点：可获得低对比度、层次丰富的 X 线影像；X 线的使用量减少，被检者的表面吸收剂量大量减少；选用高千伏摄影技术，减少了管电流，大大延长了 X 线管的使用寿命；容易发现被大组织覆盖的组织，提高了影像的诊断率。

（2）缺点：照片的对比度下降，清晰度欠佳；对设备的要求较高，如对 X 线机的容量、滤线栅的特性及 X 线接收装置等都有较高要求。

3. 临床应用

高千伏摄影主要用于硅沉着病的普查及肺部重叠病变的检查，常规 X 线胸部摄影也可采用高千伏摄影。高千伏摄影也可用于喉室、气道、软骨及韧带摄影，使其能够清晰显示。

### （二）乳腺 X 线摄影技术

乳腺 X 线摄影机是专用 X 线机，主要由 X 线管、高压发生器、支架、夹持板和控制台等结构组成，如图 3-54 所示。

40kV 以下管电压产生的 X 线，因其能量低，波长较长，穿透物质的能量较弱，称为软 X 线，用这种射线摄影称为软 X 线摄影。与普通 X 线机球管的阳极靶面材料不同，软 X 线摄影的专用 X 线机阳极靶面材料为钼，简称钼靶。它适用于较薄且不与骨骼重叠及原子序数较低的软组织，如乳腺、阴茎、喉侧位等，故又称为软组织摄影。乳腺 X 线摄影是临床应用最广泛的软 X 线摄影技术，优质的乳腺 X 线摄影技术对乳腺癌的阳性检出率可达87%～94%。

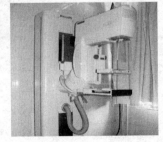

**图 3-54 乳腺 X 线摄影机**

1. 乳腺头尾位(cranio-caudal, CC)

摄影体位：被检者面对乳腺X线摄影机站立，被检侧乳腺对准摄影平台中线；充分托起乳腺并向前拉伸放于摄影平台中央，胸壁紧贴摄影平台前缘；拉伸、展平乳腺组织，同时进行压迫。

中心线：经乳腺上方向下方垂直射入探测器中心，屏气后曝光。

影像显示：如图3-55所示。

2. 乳腺内外斜位（medio-lateral oblique, MLO）

摄影体位：被检者立于乳腺X线机前，摄影平台与被检侧胸大肌平行，即与水平面之间夹角为45°。被检侧上臂抬高，被检侧乳腺置于摄影台上，并包括腋部乳腺组织、胸大肌及腋窝前部。调整压迫器加压，同时避免皮肤出现皱褶。

中心线：经被检侧乳腺内上方射向外下方，屏气后曝光。

影像显示：如图3-56所示。

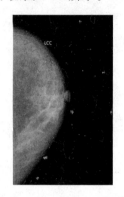

图3-55　乳腺头尾位X线影像

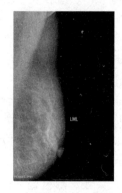

图3-56　乳腺内外斜位X线影像

## 三、X线造影检查

### （一）X线造影检查的概念

X线造影检查是指用人工方法将高密度或低密度的物质引入体内，使其改变组织器官与邻近组织的密度差，以显示成像区域内组织器官形态和功能的检查方法。所采用的高密度或低密度的物质称为X线对比剂（X-ray contrast medium），它在疾病的诊断中发挥重要作用。应当注意的是，X线对比剂的使用有明确的剂量范围和适应证范围，在临床使用中应严格掌握其适应证和禁忌证；并且X线对比剂有发生不良反应的风险，在应用中要严格遵守对比剂使用指南的规定，并做好不良反应发生的预防和处理工作。

### （二）X线对比剂应满足的条件

1. 与人体组织的密度对比相差较大，显影效果良好。

2. 无味，无毒性，刺激性小，不良反应少。

3. 易于排泄。

4. 理化性能稳定，久贮不变质。

5. 价廉且使用方便。

### （三）X线对比剂的分类

根据吸收X线性能不同，对比剂可分为阳性对比剂和阴性对比剂。

1. 阳性对比剂

阳性对比剂即高密度对比剂,是一类密度高、吸收 X 线多、原子序数高的物质。X 线照片显示为高密度或者白色影像。通常分为钡类对比剂和碘类对比剂两大类。

(1)钡类对比剂。临床应用最多的是医用硫酸钡。医用硫酸钡为白色粉末,无味,性质稳定,耐热,储存时间长且不变质,难溶于水及酸碱性溶液。硫酸钡能吸收较多 X 线,进入体内胃肠道后,与周围组织结构密度差异较大,从而能够显示胃肠道的位置、形态、轮廓和表面结构。在胃肠道内不被机体吸收,以原形从粪便排出。在临床中主要用于消化道造影检查。

(2)碘类对比剂。临床应用的碘类对比剂主要是经肾脏排泄的水溶性有机碘化合物。碘类对比剂经静脉注射后迅速在血管内和血管外隙分布。98%以上的碘类对比剂经肾脏代谢,于 24h 内以原形经尿液排出体外。临床主要应用于静脉肾盂造影、子宫输卵管造影、窦道和瘘管造影等。

2. 阴性对比剂

阴性对比剂即低密度对比剂,是一种密度低、吸收 X 线少、原子序数低的物质。在 X 线照片上显示为低密度或者黑色影像。一般都为气体,目前临床常用的是 $CO_2$,主要应用于消化道气钡双重对比造影。

3. X 线对比剂的引入途径

X 线对比剂的引入途径可分为两种:

(1)直接引入法。口服,如上消化道钡餐检查;灌注,如钡剂灌肠、逆行尿路造影、子宫输卵管造影、窦道和瘘管造影、T 管造影等。

(2)间接引入法。经静脉注入碘剂,行排泄性尿路造影等。

**(四)常用的 X 线造影检查**

X 线造影检查是一项复杂又细致的工作,检查者应充分运用系统解剖学、生理学和病理学知识,细致观察,透视与摄片相结合,并及时摄片,只有这样才能获得满意的检查结果。

1. 上消化道气钡双重对比造影

(1)适应证。疑有上消化道肿瘤、溃疡、炎症、贲门痉挛、静脉曲张、异物、先天性异常;鉴别腹部包块与胃肠道的关系等。

(2)禁忌证。急性胃肠道穿孔、急性胃肠炎、急性胃肠道大出血、肠梗阻。

(3)操作方法。造影前准备:患者需空腹,造影前禁食、禁水 6h 以上;造影前 2 天禁服重金属类药物及影响胃肠功能的药物,如铁剂、碘剂、钙剂、阿托品及硫酸镁等;有幽门梗阻的患者造影前应延长禁食时间,最好能放置胃管洗胃。造影剂:使用中等稠度的钡剂,钡水比例为 1∶(1~1.5)。

(4)操作步骤

1)患者取立位,先做胸腹部透视,观察肺部及纵隔是否有病变以及横膈的形态、位置及活动度;后嘱患者服 2.5~3.0g 产气剂,使胃充气扩张(先将发泡剂倒入口中,再用水冲服,要尽快吞下,不要嗳气),然后立位口服钡剂,形成气钡双重对比。注意观察食管至贲门部的走形状态,并需做多方位透视,常规拍正位、左右斜位片。

2)将检查床放平,多角度观察胃和十二指肠的形态、位置、扩张情况及黏膜和蠕动等,并点片,点片顺序:①仰卧正位胃体、胃窦双对比像;②仰卧右前斜位,观察胃窦及幽门双

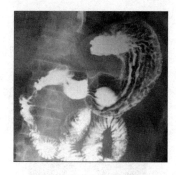

**图 3-57 上消化道造影**

对比像；③仰卧左前斜位，观察胃底充盈像、胃体部双对比像；④俯卧右后斜或左后斜位胃体、胃窦充盈像或双对比像；⑤立位右前斜位或正位，观察胃小弯、角切迹和十二指肠球部充盈像，如图 3-57 所示。

2. 小肠造影检查

(1) 适应证。不明原因腹痛、腹泻和腹胀者；疑有小肠炎症和肿瘤者。

(2) 禁忌证。急性胃肠道大出血、肠穿孔。

(3) 对比剂。用钡剂混悬剂，浓度为 50%～60%。

(4) 造影准备。与上消化道造影相同。

(5) 造影技术。通常在上消化道造影后，立即让患者再服钡剂混悬液 300ml，后每隔 30min 观察一次，直至钡剂到达盲肠为止。

(6) 观察方法。小肠检查均需仰卧位，检查顺序为左上、左中、右上、右中腹，继而下腹和盆腔。观察小肠的轮廓、黏膜及其分布情况和移动性。多方位观察，采用压迫器加压，疑有病变即刻点片，最好拍全腹片。甲氧氯普胺（胃复安）可促进肠蠕动，缩短检查时间。

3. 结肠气钡双重对比灌肠造影

(1) 适应证。结肠先天性疾病、结肠炎症、息肉和肿瘤等。

(2) 禁忌证。急性结肠穿孔、坏死，一般情况甚差者。

(3) 造影剂。低黏稠度硫酸钡混悬液，钡水比例为 1:3～1:4，稀硫酸钡 100～140ml。

(4) 造影前准备。检查前一日患者禁吃有渣食物，检查前一天晚上 8 点服泻药清洁肠道，检查当日早上禁食。

(5) 操作步骤。患者侧卧于检查床上，插入肛管，肛管上接三通管，三通管的一个口接于灌肠筒，另一个接于注气囊。先将连接气囊的管子夹住，嘱患者转到俯卧位，头略低，灌钡，当钡剂头端到达结肠脾曲，即停止灌钡。夹住灌钡的管子，松开连接气囊管子的夹子，在透视下注气，可见钡剂被推到横结肠、结肠肝曲、升结肠而到达盲肠。当结肠充满气后，应立即停止注气，尽量避免钡剂及气体通过回盲瓣进入末端回肠而影响乙状结肠及直肠的观察。停止注气后即拔出肛管。嘱患者在检查台上翻转身体 1～2 周，使钡剂均匀涂抹在结肠黏膜上，点片拍摄。拍片位置及次序：①患者取仰卧位、俯卧位、左侧位、右侧位及左前斜位，显示直肠及乙状结肠。②倒床半卧位：观察降结肠、结肠脾曲、横结肠、结肠肝曲、升结肠，观察回盲部及阑尾充盈像。③倒床卧位：观察回盲部及阑尾气钡双重像，如图 3-58 所示。

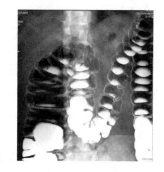

**图 3-58 结肠气钡双重对比灌肠造影**

4. 静脉尿路造影

(1) 适应证：肾和输尿管疾病，如结核、肿瘤、结石、先天畸形、慢性肾盂肾炎以及肾损伤等；不明原因的血尿或脓尿；腹膜后肿瘤，了解肿瘤与泌尿器官的关系及排除泌尿系疾病；尿道狭窄病人无法插入导管行膀胱造影者。

(2) 禁忌证：碘过敏者；肝、肾功能严重受损者；机体严重衰竭，包括高热、急性传染病及严重心血管疾病;甲状腺功能亢进者;严重血尿和肾绞痛发作者。

(3)造影剂

采用 35%非离子型对比剂。一般成人用量为 20~40ml;儿童因不能压迫输尿管,且肾浓缩功能不如成人,故剂量可加大,可按每千克体重 1~1.5ml 计算。

(4)造影前准备:检查前两日患者禁吃有渣食物,检查前一天晚上 8 点服泻药清洁肠道,或检查前两小时清洁灌肠,检查前12h禁食、禁水,造影前常规做碘过敏试验。

(5)造影前,应先照腹部平片,胶片下界应包括耻骨联合下缘,上界应包括剑突;患者仰卧于 X 线检查床上,置压迫器于下腹部(约在双肾下方),5min 内经静脉注射完造影剂;在注射药物后 7min、15min 及 30min 摄两肾区片。肾盂充盈理想后,放松腹带,待膀胱充盈后摄全尿路片。如肾盂显示不理想,则要在 60min 甚至 120min 时加摄两肾区片,如图 3-59 所示。

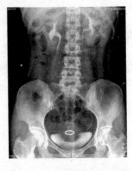

**图 3-59　静脉尿路造影**

5. 逆行肾盂造影

(1)适应证:基本上与静脉肾盂造影相同。

(2)禁忌证:尿道狭窄;泌尿系急性炎症;严重血尿和肾绞痛发作期间;严重心血管疾病及全身衰竭者。

(3)造影剂:35%非离子型对比剂。一侧肾盂注射量为 5~10ml。

(4)造影方法:患者取仰卧位,泌尿科医师将导管插入输尿管后,注入造影剂,在透视下观察肾盂、肾盏充盈满意后拍片。如充盈不理想或有可疑处,可根据需要改变体位再注入对比剂重复拍片。注意注药不宜过急或过多,以免造成对比剂回流至肾小管、淋巴管和静脉内,影响诊断。

6. 子宫输卵管造影

(1)适应证:原发或继发不孕症;寻找子宫出血原因;内生殖器畸形;对于考虑再育者,可观察输卵管、子宫腔情况;子宫腔炎症、子宫肌瘤、附件及盆腔其他器官的疾病等。造影应在月经期后 3~7 天内做。

(2)禁忌证:碘过敏;急性或亚急性内生殖器炎症及盆腔炎症;全身性发热;严重的心肺疾病;月经期;妊娠期。

(3)造影前准备:造影前肠道准备与静脉肾盂造影相同。造影前做碘过敏试验,可给予适量镇静剂。

(4)造影剂:常用 35%非离子碘对比剂。

(5)造影方法:患者仰卧,两腿抬高并固定在托架上,对会阴部消毒后,将导管插入子宫颈管内,并用橡皮套顶紧,以免对比剂外漏,抽取对比剂 5~7ml,在透视观察下注入子宫腔内,患者有胀感时停止,即刻摄第一张片,为子宫输卵管的充盈像;注入碘液后 30min,摄第二张片,了解对比剂是否进入盆腔,以判断是否有慢性炎症粘连。

7. 乳腺导管造影

(1)适应证:乳头溢液,主要检查对象为血性溢液者。

(2)禁忌证:乳腺急性炎症、碘过敏。

(3)造影剂:35%非离子碘对比剂(碘海醇)。

（4）术前准备：拍摄乳腺平片；检查前 3 日，患者自行清洗及热敷乳头，每晚约 15min；做碘过敏试验。

（5）操作步骤：以乳头为中心消毒乳房皮肤约 5cm，确定溢液孔（应选择溢液最多的孔），将乳头提起固定，用磨钝 4 号针头缓慢捻入，深度 0.5～1.0cm，然后接装有对比剂的无菌注射器，缓慢注入造影剂，患者有胀感时即停止注射，拔出针头。用乳腺钼靶机拍摄正、侧位片。

（6）注意事项：注射前要将针筒及针头内气体排除干净，避免空气注入造成假性充盈缺损。注射造影剂时，压力不应过大，避免造影剂进入腺泡，影响观察，如果注射时患者感到剧痛，说明造影剂进入乳腺实质，应立即停止注射，摄片观察。

8. 泪道造影（泪小管、泪囊及鼻泪管）

（1）适应证：观察泪道的形态和大小，有无狭窄梗阻、扩张及瘘管畸形等。

（2）禁忌证：泪道急性炎症、碘过敏。

（3）造影剂：35％非离子碘对比剂（碘海醇）。

（4）操作步骤：冲洗双眼泪道，并按压泪囊区，以排空泪囊，用 0.25％利多卡因做局部表面麻醉；用磨平的 16 号针头插入泪小管，注入造影剂 1.0～2.5ml，注入量以患者有轻微胀痛感为度；充盈后 5min、15min，拍摄眼眶正、侧位片，或行眼眶 CT 扫描后三维重建。

9. 术后胆道造影（T 管造影）

（1）适应证：胆系术后带有 T 管引流者；胆石症术后需了解有无残留结石者。

（2）禁忌证：严重胆系感染和出血者；严重心、肾功能损害；胰腺炎；甲状腺功能亢进；碘过敏。

（3）造影剂：35％非离子碘对比剂 20ml。

（4）操作步骤：患者仰卧于 X 线检查床上，头低位；抽吸出胆管内的胆液；身体右侧抬高或左侧卧位，缓慢注入造影剂 10ml，使左侧肝胆管充盈，再转至仰卧位注入造影剂 10ml，充盈右侧肝胆管，点片摄影。造影剂的注入速度、压力、药量应适宜。应在透视监视下注入造影剂，注意观察胆管的充盈情况及对比剂是否进入十二指肠，造影情况如图 3-60 所示。

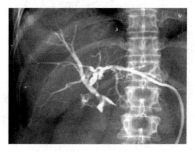

图 3-60　T 管造影

# 第四节　数字减影血管造影

数字减影血管造影（digital subtraction angiography，DSA）技术是 20 世纪 80 年代出现的一项数字化医学影像学新技术，是计算机与常规 X 线心血管造影相结合的一种新的检查方法。几十年来，随着计算机系统、监视器电视系统、X 线影像增强器和数字化电子储存设备、平板探测器的改进和应用，DSA 的影像质量日臻完善，DSA 技术被广泛应用于临床的各个领域。数字减影血管造影设备如图 3-61 所示。

## 一、DSA 的基本原理

在进行 X 线血管造影检查时，由于血管与骨骼和软组织影像重叠，导致血管影像清晰

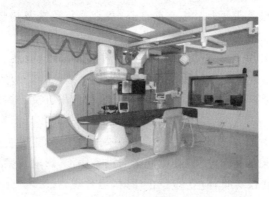

**图 3-61　数字减影血管造影设备**

度大大下降。如果将造影前血管内不含对比剂的影像和造影后血管内含对比剂的两幅影像增强后进行模数转换（A/D），再利用计算机把造影后数字影像与造影前数字影像相减，骨骼和软组织的影像被消除，仅留下含有对比剂的血管影像。平板探测器的图像检测和数字化与影像增强器不同，避免了传统成像过程所造成的伪影和失真（如影像增强器的曲面形成的楔形失真等），能够以一体化方式获得数字影像。此数字影像经数模转换（D/A）后，显示于监视器上，此影像即为减影图像。造影前的影像称为蒙片，造影后的影像称为充盈像。数字减影血管造影原理如图 3-62 所示。

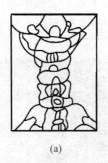
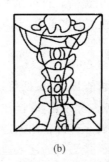
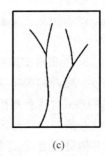

　(a)　　　　　　　　　(b)　　　　　　　　　(c)

**图 3-62　数字减影血管造影原理**

(a) 造影前图像；(b) 对比剂充盈图像；(c) 减影后图像

数字图像的像素越小，像素越多，矩阵越大，则图像越清晰。

**（一）DSA 设备系统的图像采集**

**1. 流速采集参数**

对于 X 线球管的参数，如管电压（kV）、管电流（mA）、球管焦点大小等，DSA 设备系统往往可以根据需要成像的部位（如头颅、冠状动脉、心脏、胸部、腹部等）自动优化选择参数。选择影像增强器、平板探测器直径，病人仰卧位、俯卧位，透视及减影模式，高压注射器联动或手动注射造影剂等，需要综合衡量造影诊断、治疗部位及治疗目的，既要满足临床及成像质量的需要，又要考虑 X 线电离辐射剂量。

**2. 采集图像的时机**

采集图像是指对比剂到达目标血管浓度最大时，通过 DSA 设备系统获取图像。此时血管显示最清晰，为采集图像的最佳时机。采集时可以通过高压注射器或 DSA 设备系统自动设定程序,程序分为注射延迟采集和采像延迟。注射延迟采集是指先 X 线曝光采集图像,再用高压注射器注射对比剂。采像延迟是指先用高压注射器自动注射对比剂,再用 X 线曝光采集图像。

3. 成像体位

需要变换不同的体位及成像角度,才能准确显示病变部位。如椎动脉造影常常取侧位和 25°～30°汤氏位进行摄影。冠状动脉主干、分支在心脏表面走行,任何体位及一个方向上的摄影只能展示与 X 线垂直的那一部分血管,而与 X 线倾斜、平行的血管影像显示缩短、变形,甚至呈圆点形状,从而掩盖了病变。以左前斜或右前斜两个互相垂直角度及头倾位、足倾位复合角度为摄影体位,其倾斜角度接近垂直状态,往往在透视下决定左右斜、头倾、足倾角度,才能达到诊断治疗要求。影像增强器转向头侧为头倾位,转向足侧为足倾位。

4. 对比剂注射

(1)流速　流速是指单位时间内通过导管注入对比剂的总量,常常用 ml/s 来表示。对比剂流速与导管头端所处血管流速相匹配。流速过低,对比剂含碘量被稀释,血管显影差;流速增加,对比剂含碘量浓度高,血管对比度高显示清晰;流速过大,病人不适反应明显,血管壁薄弱、脆性增加的血管病变部位(如动脉瘤、动脉粥样硬化等)将会增加破裂的风险。

(2)对比剂浓度　动脉内注射的对比剂浓度约为 40%～60%,静脉内注射对比剂的浓度较动脉内高,一般为 60%～80%,外周静脉法较中心静脉法浓度高。

**(二)DSA 设备系统的图像处理**

1. 窗口技术

DSA 图像是数字化图像,类似于 CT 图像,可进行窗宽、窗位调节,有利于病灶显示。目前,随着平板探测器的使用,灰阶位深级别可以达到 12～14bit,可以根据观察目标、部位的不同而采用不同的灰阶来显示细节。

2. 空间滤过

空间滤过是指在一帧图像上有选择性地增强或减弱特殊空间频率成分,通过边缘增强或平滑的方法来处理图像。它分为低通滤过、中通滤过和高通滤过三种方式。

(1)低通滤过,即平滑图像,可减少数字图像伪影;

(2)中通滤过,是消除图像噪声的一种方法,可以减少图像边缘模糊,消除人工伪影;

(3)高通滤过,即边缘增强,图像边缘亮度增加,图像边缘更锐利。

3. 补偿滤过

补偿滤过是指在 X 线球管和患者之间增加附加的衰减材料,如铜、铝等,使用不同材质、不同厚度、不同形状滤过材料能够使图像密度基本均匀一致,以免产生饱和伪影,同时能够消除对图像和人体不利的软射线。

4. 图像的合成、积分

DSA 一次曝光序列中,可以采集数十甚至数百帧图像,如果仅仅减影配对一对或数对,就损失掉大多数采集信息。图像合成、积分是一种空间滤过处理,将一系列图像全部像素值累加,形成全新的像素值。积分因子越多,图像噪声越低,可以有效平均噪声,使图像平滑,改善图像质量。新生成的合成、积分图像经减影后,能够获得低噪声图像。同时,蒙片由多帧图像融合积分生成,其图像相对模糊,降低了对运动模糊的敏感性,含碘血管信号相对提高。

5. 蒙片与像素移位

运动使减影配对不准确,导致运动伪影,图像失真。再蒙片时可以更换蒙片,可以选择对比剂充盈前和对比剂达到高峰时的影像组成减影配对,减影影像及未减影影像均可用于再蒙片。像素移位是计算机通过自动计算消除移动伪影的技术。再蒙片技术与像素移位技术可以提高影像质量,但不能解决明显的躯体运动造成伪影的问题。

6. 匹配滤过

匹配滤过是将一系列减影图像进行加权、滤过积分处理,扩大对比剂信号,这样可降低曝光条件及对比剂用量,也可剪辑、删除含移动伪影的图像。

**(三) DSA 减影方式**

数字减影血管造影是将 X 线通过人体的衰减信号,经影像增强器形成视频信号,并数字化。依减影方式不同,它可分为时间减影、能量减影、混合减影等多种方式。

1. 时间减影

时间减影是 DSA 的基本减影方式。在团注对比剂团块到达目标血管前,将一帧或多帧图像存储,制备蒙片,然后用对比剂充盈血管时的充盈像按蒙片顺序依次一一相减,这样,两帧图像中相同的部分被减影消除,而含对比剂的血管影像被突显出来。由于蒙片和充盈像的获取时间不同,故将此方式称为时间减影,如图 3-63 所示。根据减影配对中使用的蒙片和充盈像的帧数、时间的不同,分为常规成像方式、脉冲成像方式、超脉冲成像方式、连续成像方式和时间间隔差成像方式。

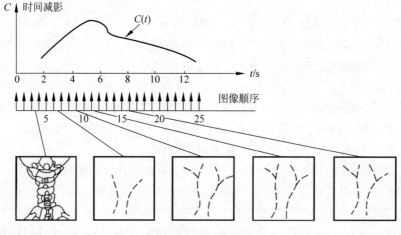

**图 3-63　时间减影**

(1) 常规成像方式　常规成像方式是选择蒙片和充盈像各一帧进行配对而获得减影图像。尽可能选择对比剂充盈血管前一瞬间作为蒙片,充盈像以对比剂浓度最高时最佳,是最早采用的基本时间减影方式。可以自动或手动选择蒙片及充盈像。

(2) 脉冲成像方式　脉冲成像方式为每秒进行数帧(常常 4～10 帧)的 X 线曝光,间歇式采集数据,有效降低 X 线辐射剂量,将数帧图像积分制备复合蒙片及复合充盈像,获得连续的一系列血管减影图像。此方式与间断 X 线脉冲同步,连续采集、制备减影对,采用较少的帧数,因此每帧图像的相对造影剂浓度和 X 线剂量高,噪声小,对比分辨率高。颅脑、颈部以及胸腹部能够屏气的患者普遍采用该方式。

（3）超脉冲成像方式　超脉冲成像方式是以很短的脉冲(10ms)每秒采集 6～30 帧图像，然后逐帧高速重复减影配对，有利于减少器官组织移动伪影。但是采用这种方式，每帧图像相对造影剂浓度及相应 X 线剂量降低，噪声增加，对比分辨率低，提高对比剂浓度，可以得到一定补偿。这种方式能适应不能屏气或心脏等运动幅度大的部位，有效减轻图像运动伪影。

（4）连续成像方式　连续成像方式与电影采集频率一致(25～50 帧/s)制备蒙片，并重复叠加积分，与复合积分充盈图像相减获得与电影类似的连续减影图像，可以动态观察心脏大血管。为了提高其分辨率，需要运用图像合成、加权技术。

（5）时间间隔差成像方式　在超脉冲及连续成像方式基础上，蒙片不固定，依次随机将一定间隔的帧间图像制备蒙片，再与其后一定间隔图像(作为充盈像)相减。蒙片时刻变化，一边不断更新蒙片，一边不断重新减影处理。由于这种减影方式图像时间间隔很短，因此能够降低运动产生的影响，对心脏等具有周期性活动规律的部位比较适宜。常用于心室壁运动、射血分数及心室容积测量。

2. 能量减影

能量减影也称为双能量减影或 K 缘减影，是指在不同能量的 X 线照射下，利用与周围组织器官有明显不同的衰减系数的含碘元素对比剂，由此而形成的减影方式。这种特性也用于 CT 能量成像和 DR 能量成像。碘分子的 X 线衰减系数在 33keV 左右时出现锐利的不连续性，此临界水平称为 K 缘(K-edge)，而软组织衰减呈连续线性关系。在 X 线球管用两种高于和低于 K 缘的 X 线进行拍片时，几乎同时获得对比剂到达目标区前后时的高千伏和低千伏图像，对这两种带有含碘血管信息的图像配对减影，就能够消除软组织影像。在低能量时(如 70keV)，骨骼、肌肉、气体和含碘血管信息的 X 线衰减差异不大，但在高能量时(如 130keV)，其组织与含碘血管 X 线差异增大，含碘血管衰减最大，骨骼次之，肌肉软组织衰减小，气体几乎不衰减。用低能量和高能量采集的图像数字减影时，气体可完全消除，肌肉软组织残留很少，含碘血管影像被清楚保留，但骨骼的残留影不易消除，如图 3-64 所示。

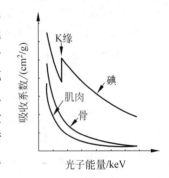

图 3-64　K 缘原理

3. 混合减影

时间减影和能量减影方式分别依靠时间和能量来进行减影。做时间减影时，患者比较细微的移动或屏气较差，会导致减影配对过程中不能精确配对减影，从而影响减影效果。能量减影的缺点是不易消除骨组织影像。将时间和能量两种减影技术相结合，从而形成混合减影。其原理是通过时间减影减去骨和软组织影像，再通过能量减影除去气体和器官运动干扰伪影(如心、大血管搏动和肠蠕动等)，从而只剩下血管影像，减影效果好。但混合减影信噪比有损失，仅为时间减影的 35%～40%，因此，对小血管显示不利，这是混合减影的缺点。在能量减影后，再把已衰减的含碘血管信号加权扩大，这样可以改善图像质量。

二、DSA 的特殊技术

DSA 技术是从血管造影发展来的，首先引入了减影的概念，再次引入了数字的概念，随着设备机械部分的改进和计算机软件技术的发展，极大地推动了 DSA 技术的发展和临床应用,产生了较多的特殊技术。

### (一)电影采集

数字电影及视频是由一系列静止画面组成的,如果这些静止的画面帧率低于每秒 15 帧,连续的运动视频就会产生停顿的感觉。电影国际标准为每秒 24 帧。心脏正常搏动为每分钟 60~100 次,每秒搏动 1~2 次,数字电影减影以脉冲方式采集图像,每秒 15~30 帧,就可以获得连续运动的图像。将注入对比剂后的图像与蒙片配对减影,就能获得数字电影减影,得到仅含心脏的减影图像。而这些连续运动的减影图像,俗称"电影"。"电影"采集常常用于运动组织和器官,如冠状动脉、心脏,也可用于患者不能控制的运动部位。

### (二)旋转 DSA 技术

血管减影技术类似 X 线投射技术,因血管的分叉或血管轴线与投射在同一方位上会导致重叠,所以需要进行侧位、斜位、头足位等多个方向的减影。然而,我们不可能无限制增加体位及方位,增加医生及患者的 X 线辐射剂量,增加 X 线球管的负荷。旋转 DSA 技术采用三维图像采集方法,检查床及人体保持固定,X 线球管及探测器等成像装置呈相反方向同步运动,采集 200°甚至 240°图像数据,通过透视将目标血管及分支调整到图像中心位置,确定旋转的起始位和终止位,分两次旋转采集对比剂注射前后的一系列影像。第一次采集为蒙片,第二次自动采集注射对比剂后的图像,两次采集的角度、条件完全一样,快速实时减影,以此获得一系列的全方位减影像。可清楚显示每个采集角度的减影像,从不同角度来观察和对比,在一定程度上可消除重叠带来的影响,这样可以更全面、客观地观察结构、形态以及病灶细节。旋转 DSA 技术在脑血管造影方面运用最为成熟,对鉴别脑血管动脉瘤有特殊价值。

### (三)步进式 DSA 技术

由于四肢血管范围广,探测器等成像装置目前所能探测的有效探测面积为 29.6cm×38.2cm,依然需要多次血管造影、多次注入对比剂,才能获得全程血管造影。为了解决此矛盾,可采用步进式 DSA 技术。在图像采集中,X 线球管和探测器等成像装置固定不动,检查床及患者沿人体长轴纵向匀速运动,在注入对比剂前后分别采集图像,实时减影。在检查过程中,可以采用对比剂自动跟踪技术,在四肢动脉闭塞性疾病或狭窄性疾病的检查中,与常规 DSA 相比,该技术减少了对比剂用量,一次注入对比剂,双侧下肢可以同时成像,对血管病变的整体显示可以一步到位。目前,步进式 DSA 技术主要用于四肢动静脉的血管造影检查及治疗。

### (四)三维路径图技术

用重建出完整血管树的三维图像确定病灶位置、选定靶血管,三维血管影像与二维透视图像融合,可以调整可视化程度(伪彩深浅度和密度显示度)。用操作杆调节三维图像在二维图像上的叠加百分比,当医生能在三维重建区域看到导引钢丝时,在床旁一键式操作,三维图像就被计算、生成并传输到参考屏上,与实时透视图像叠加。在显示血管树时无须另外的造影剂,便可实时显示更多信息,为医生提供更多诊断信息,引导介入治疗。另外,可以在工作站及主机上采用双向三维图像方式。

## 第五节　X 线成像技术的临床应用

X 线成像技术可应用于人体呼吸、循环、消化、泌尿、生殖、骨骼和中枢神经等系统疾病的检查。随着现代医学影像技术的进步,CT、MRI 等成像技术被广泛应用于医学临床,但 X

线成像技术至今仍然是最基本、最有效的临床检查技术之一,特别是对肺、骨骼、胃肠道和乳腺的诊断,仍占据主导地位。

## 一、外伤骨折

患者,女,45岁,车祸外伤,全身多处疼痛,以右髋关节处疼痛为重。

1. 检查方法

右股骨中上段正位X线摄影;髋关节CT平扫。

2. 影像表现

X线影像显示,右股骨中上段骨质结构完整,未见明确骨折征象;右髋臼显示骨质中断,且显示多发骨折线,右耻骨上、下支显示骨质中断,如图3-65所示。

CT影像显示,右髂骨后缘及右耻骨上、下支显示骨质中断,右侧股骨头前缘毛糙,如图3-66所示。

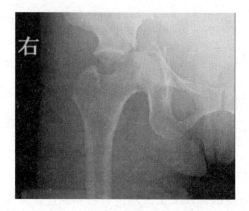 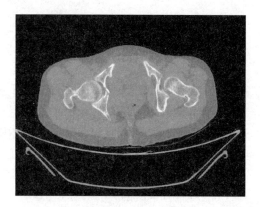

图3-65　右股骨中上段正位X线影像　　　　图3-66　髋关节CT影像

3. 影像诊断

右侧髋臼粉碎性骨折伴右侧股骨头相对脱位;右髂骨后缘骨折;右耻骨上下支骨折;右股骨头前缘毛糙,不排除损伤。

## 二、食管占位性病变

患者,男,63岁,1个多月前无明显诱因出现吞咽固体食物时胸骨后梗阻感,症状进行性加重,时有恶心呕吐,仅能进食流质食物。

1. 检查方法

胃十二指肠造影;胸部CT平扫。

2. 影像表现

X线造影显示,口服钡剂后,于食管下段第10-11胸椎水平见一长约4cm管腔狭窄,黏膜破坏,其内可见充盈缺损征象,舒缩不佳;胃及十二指肠未见明显异常(图3-67)。

CT影像显示,两侧胸廓对称,纵隔内未见明显肿大淋巴结,食管下段管壁明显增厚,如图3-68所示。

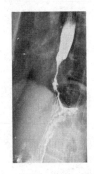

图 3-67　胃十二指肠造影影像

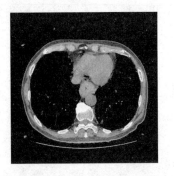

图 3-68　胸部 CT 平扫影像

3. 影像诊断

食管中下段占位性病变，食管癌可能性大。

### 三、乳腺增生

患者，女，49 岁，20 天前自觉触及右乳房肿物，无疼痛。

1. 检查方法

双侧乳腺钼靶轴位、侧斜位 X 线摄影；胸部 CT 平扫。

2. 影像表现

X 线影像显示，双侧乳腺腺体部分被脂肪取代，天然对比度好，双侧乳腺腺体分布对称，部分呈团片状、结节状改变；右侧乳腺外上象限可见结节状高密度影，可见分叶，病灶大部分清晰，其大小约 20mm×19mm；腋窝未见明显肿大淋巴结影（图 3-69）。

CT 影像显示，两侧胸廓对称，气管居中。双肺内未见异常密度影。右侧乳腺外上象限显示大小约 20mm×19mm 结节灶，如图 3-70 所示。

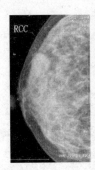
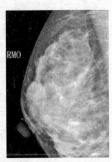

图 3-69　乳腺钼靶 X 线摄影影像

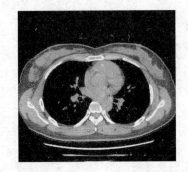

图 3-70　胸部 CT 平扫影像

3. 影像诊断

诊断结果为双侧腺体型乳腺，乳腺增生。右侧乳腺外上象限占位性病变，需排除恶性病变可能。影像诊断报告为 BI-RADS（4 级）。

（黄劲柏　陈晓光　张利民　谭先华）

# 第四章　X线计算机断层成像

CT(computed tomography)即电子计算机断层摄影。1917年,奥地利数学家雷当(J. Radon)提出了图像重建的数学方法。1971年,英国工程师豪斯费尔德(G. Hounsfield)成功设计出第一台颅脑CT机,1972年应用于临床。1974年,美国工程师莱德利(Ledley)设计出全身CT机。英国工程师豪斯费尔德和美国物理学家科尔麦克(M. Cormark)获得了1979年度诺贝尔医学或生理学奖。

## 第一节　X-CT的成像原理及组成

### 一、常规CT成像原理

#### (一)基本原理

CT成像以X线为能源,具有X线成像的基本特征,但成像方式与其他X线成像设备(如屏-片装置、CR和DR)不同。CT机的X线源与探测器围绕着一个公共轴心旋转,高度准直的X线束按一定厚度对人体某个部位进行扫描,人体不同组织器官对X线的吸收率不同,利用计算机对采集数据进行处理、重建,得到人体二维横断面图像。成像基本过程:CT的X线球管产生的X线经准直器校准后,穿过具有密度差异的被检组织,部分能量被吸收,衰减后的X线带有组织的信息,被探测器接收,转变为电信号,再经数据采集系统模拟/数字转换器转为数字信号,后由计算机重建成横断面图像,最后由显示器显示图像。其中数据采集和图像重建为CT成像的重要环节。不同CT结构的成像原理不完全相同。

#### (二)X线的衰减系数

CT本质上是将X线穿透人体组织后的衰减特性作为诊断依据,与普通X线检查具有一致性,即X线穿过被检测物体遵从X线指数衰减规律。其数学表达式为

$$I = I_0 e^{-\mu d} \tag{4-1}$$

式中:$I$为通过物质衰减后的X线强度;$I_0$为入射X线强度;$\mu$为物质的吸收系数,与物质的原子系数及密度有关;$d$为物体厚度。

CT扫描时,X线在局部组织的衰减特性被用于离散数字成像,X线摄影的衰减信息则重叠在X线底片上。不同组织的X线衰减特性,反映了X线与被检测物体之间相互作用的过程。一幅X-CT图像是由一定数量的由黑到白不同灰度的小方块,按照矩阵排列方式组成的,这些小方块称为像素(pixel),其灰度与观测层面相对应体素的吸收系数大小有关。像素、矩阵大小明显影响图像质量,如图像矩阵小,像素数量少,图像的分辨率就低,观察影像细节就受到影响;反之,图像矩阵大,像素数量多,像素尺寸小,图像的分辨率就高,观察的细节

就多。像素尺寸减小可提高分辨率,但像素尺寸过小,会增加计算机处理的时间,增加存储容量,影响传输速度。CT图像的体积元、体素、像素和矩阵图如图4-1所示。

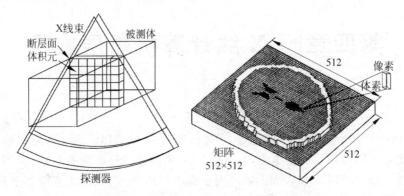

**图4-1 CT图像的体积元、体素、像素和矩阵图**

### (三)CT影像重建

影像重建是产生一幅X线衰减值构成的2D分布图像所必须进行的数学处理过程,这些衰减值是从有限方向上对各个剖面进行衰减测量得到的。影像重建算法有迭代法、直接反投影法和滤波修正反投影法3种基本类型。

**1. 迭代法**

在一次迭代过程中,对重建得到的影像的投影与实际测得的剖面进行比较,将比较得到的差值再反向投影到影像上,每一次反射之后会得到一幅新的近似影像。对所有投影方向进行比较之后,一次迭代即完成,再将前一次迭代的重建结果作为初始值,开始下一轮迭代。在进行一定次数迭代后,结果已足够精确,重建过程结束。

**2. 直接反投影法**

直接反投影法是一种应用投影几何原理进行影像重建的方法。设在 $XY$ 平面上有一个断层 $T$,从甲、乙、丙3个方向进行X线投影,可得到3个不同方向的投影像。用胶片记录这3个投影,然后除去断层 $T$,用光线从记录胶片的背面做反投影,那么在 $XY$ 面上将出现3条阴影。这3条阴影的交叉处就是原先断层内 $A$ 的影像。如果投影方向不断增加,则 $XY$ 面上 $A$ 处的阴影浓度加深,近似于原来的图形 $A$。

**3. 滤波修正反投影法**

滤波修正反投影法是利用褶积的方法,先对采样函数值进行修正,利用反投影法重建影像,也就是说,在反投影相加之前先用一个校正函数进行滤波,以修正影像,这种方法称为滤波修正反投影法。

在CT成像中,可以用 $\mu$ 值的变化来表示物质的相对密度及结构。如果能求出每一个单位体积物质的 $\mu$ 值,再用不同的灰阶来表示这个值,那么,通过计算机处理,则可得到一幅有不同灰阶的图像,这就是CT成像。

影响 $\mu$ 值的另一个重要因素是X线的波长。X线波长与能量的关系是:X线在穿透物体的路径中,波长越长,能量越低,越容易被物质吸收;波长越短,能量越高,越不容易被物质吸收而穿透物质。这种现象即X线的硬化效应。即使是X线穿过均匀物质,单位体积内的 $\mu$ 值也会不同,造成图像的不均匀性,如图4-2所示。

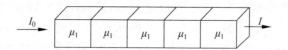

**图 4-2　X 线穿过均匀物质中的衰减情况**

因此,必须进行仔细校正,以消除 $\mu$ 值改变,保证 $\mu$ 值相同,使图像均匀显示。X 线束硬化校正曲线如图 4-3 所示。

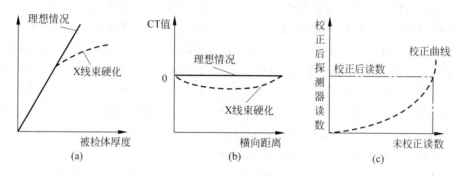

**图 4-3　X 线束硬化校正曲线**

(a) 非线性失真;(b) 环形作用;(c) 结束硬化校正曲线

CT 的图像重组过程实际上就是如何从投影数据中算出成像平面上各像素点的衰减系数。如果探测器数目越多,体素越小,分辨率越高,重组出的图像也就越清晰。CT 机的矩阵多为 $512\times512$,其乘积即为每个矩阵所包含的像素数。探测器组件是由性质完全相同的探测器单元排列而成,每个探测器对应着一束窄的 X 线。如果有 $n$ 个探测器单元,那么一次就可同时获得 $n$ 个投影数据,所得到的数据称为原生数据。一个典型的探测器由闪烁体、光电倍增管、前置放大器 A/D 转换器等组成,X 线被探测器接收,产生一定的信号输出。X 线探测器(detector)是一种将 X 线能量转换为可供测量电信号的装置。它接收到 X 线照射,产生与辐射强度成正比的电信号。探测器所接收到的 X 线信号的强弱,取决于该部位的人体截面内组织的密度。密度高的组织如骨骼,吸收的 X 线较多,探测器接收到的信号较弱,形成的影像在胶片上呈白色;密度较低的组织如脂肪等,吸收的 X 线较少,探测器获得的信号较强,形成的影像在胶片上呈黑色。这种不同组织对 X 线吸收值不同的性质可以用组织的吸收系数 $\mu$ 来表示,探测器接收到的信号强弱反映的是人体组织不同的 $\mu$ 值,从而可以对组织性质做出判断。

**(四) CT 值和窗口技术**

1. 像素的 CT 值

一幅 CT 图像是由一定数量的由黑到白不同灰度的小方块,按矩阵排列方式组成的,这些小方块称为像素(pixel),其灰度与观测断面相对应体素的吸收系数大小有关。但在图像重建过程中,并不直接运用吸收系数来进行处理,而是用与此有关且能表达组织密度的合适数值来反映,这一数值称为像素的 CT 值。实际上,它是将待检体的衰减系数 $\mu_{待}$ 和水的衰减系数 $\mu_{水}$ 的差值与水的衰减系数 $u_{水}$ 相比,并以骨和空气的衰减系数分别作为上限和下限进行分度。CT 值的计算公式为

$$CT\ 值 = K(\mu_{待} - \mu_{水})/\mu_{水} \tag{4-2}$$

69

式中：$K$ 在多数 CT 机中规定为 1000，单位是 Hu。我们知道，水的衰减系数 $\mu_水=1$，空气的衰减系数 $\mu_气\approx0.0013$，骨的衰减系数 $\mu_骨=2.0$，从式(4-2)可计算出水的 CT 值为 0Hu，空气的 CT 值为 -1000Hu，而骨的 CT 值为 1000Hu，其他人体组织的 CT 值介于 -1000~1000Hu 之间。衰减系数大于水的物质，CT 值为正；衰减系数小于水的物质，CT 值为负。

2. 窗口技术

人体组织的 CT 值范围大致可分成 2000 个等级，但人眼无论如何也分辨不出如此微小的灰度差别。所以一般黑白显像管(cathode ray tube,CRT)，由黑到白分为 10~30 个灰度等级或灰阶，以满足人眼对灰阶的分辨能力。假设荧光屏上的图像用 10 个灰度来反映 2000 个等级，则图像能被分辨的 CT 值是 200Hu，即两组织的 CT 值相差 200 Hu 以下时，就不可能加以分辨。为了提高图像的分辨率，在 CT 成像中，常常将感兴趣部位的对比度增强，而将无关紧要部位的对比度压缩，使 CT 值差别小的组织能得到分辨，这一工作称为窗口技术，即把某一段 CT 值扩大到整个 CRT 的灰度等级。通常，用窗宽(window width)表示 CRT 所显示的 CT 值范围，用窗位(window level)表示 CRT 所显示的中心 CT 值位置。窗宽的上限和下限所包含的范围称为窗口(window)。

依窗口的设置，组织的 CT 值比设置的窗口上限高的在图像中显示为白色，比窗口下限低的显示为黑色，介于窗口上限和下限之间的组织显示为灰度不同的图像。在图 4-4(a)中，图面的像素每相差 200 个 CT 值为一个灰度等级，图像中病变细节难以分辨。但如所检查部位组织的 CT 值在 -200~400Hu 之间，窗口的上限为 400Hu，下限为 -200Hu，则 -200~400Hu 叫窗口，此时窗宽为 600Hu，窗位选定在中间为 100Hu。这样被检查部位每 60 个 CT 值表示一个灰度等级，如图 4-4(b)所示。若图像仍不能判断病灶细节，可改变窗位和进一步压缩窗宽。如图 4-4(c)所示，其窗位为 100Hu，窗宽为 200Hu，窗口上限为 200Hu，下限为 0，即每一个灰度等级相当于 20 个 CT 值。上面的例子说明图像可分辨的细节与窗口上、下限差值有关，大窗口图像可分辨的细节少，但显示的组织的范围广，具有较宽的 CT 值。而小窗口可提高图像的分辨率，突出难以分辨的病变细节，提高病变的确诊率。可见，在观察 CT 图像和拍摄 CT 照片时，正确运用窗口技术是非常重要的。

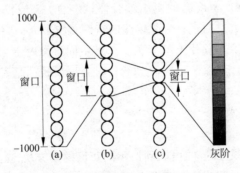

图 4-4　窗口技术示意图

3. 图像显示

当 X 线管与探测器做同步平移和旋转或直接旋转扫描时，可以得到被观测断面的一系列投影值信号，再经模数转换成数字信号后，输入计算机中央处理系统(central process unit,CPU)。它按照一定的图像重建方法，经快速运算得到断面各体素吸收系数 $\mu$ 的相对值,这些原始数据再由计算机按断面体素矩阵与 CRT 像素矩阵一一对应进行排列组合及数学处理,得出可在荧光屏上显示图像的数据,存入磁盘,然后经数模转换成模拟信号,加在电视显像管的控制栅极(或阴极)上,依 CPU 的指令,由电视扫描系统把观测层面的图像显示在荧光屏上。若利用各个层面的图像数据及三维成像软件还可显示脏器的立体影像。

CT 能从根本上解决了常规摄影、透视及体层摄影中存在的影像重叠问题,医生可看到人体各种器官和骨骼的断层影像及形态,并能分辨密度差很小的组织,从而判断病变的部位、形态和性质。为了使病变和正常组织的密度吸收区别更明显,可使用造影剂(碘类化合物)进行增强扫描。目前使用的 X-CT 机几乎能诊断人体各个部位的疾病,尤其对诊断良性或恶性肿瘤具有较高的价值。X-CT 是临床诊断的重要设备之一。

**(五)扫描方式**

根据扫描方式不同,CT 可分为非螺旋扫描和螺旋扫描 CT。近年来,螺旋扫描得到快速发展和改进,已由单层螺旋 CT 发展为多排螺旋 CT,而且已广泛应用于临床。在螺旋CT 问世之前,CT 发展大致分为以下五个阶段:

1. 第一代 CT 机

第一代 CT 机采用旋转-平移扫描方式,扫描的 X 线束为笔形束,探测器一般是 2～3个。扫描时机架环绕病人做旋转和同步直线平移运动,X 线管每次旋转 1°,同时沿旋转反方向做直线运动扫描。下一次扫描再重复前述扫描动作,直到完成 180°以内的 180 个平行投影采样。这种 CT 机射线利用率低,扫描时间长,一个断面需 3～5min。

2. 第二代 CT 机

第二代 CT 机仍采用旋转-平移扫描方式,扫描 X 线束为 5°～20°小扇形束,探测器增加到 3～30 个,旋转角度由 1°提高到扇形射线束夹角的度数。其扫描时间较第一代 CT 机缩短。其缺点是:因探测器排列成直线,对于扇形的射线束而言,其中心和边缘的测量值不等,需做扫描后的校正,避免出现伪影而影响图像质量。

3. 第三代 CT 机

第三代 CT 机采用旋转-旋转方式,扫描 X 线束是 30°～45°宽扇形束,探测器数目增加到 300～800 个,扫描时间缩短到 3～5s 或更短。其缺点是:扫描需对每个相邻探测器的灵敏度差异进行校正,否则由于同步旋转的扫描运动会产生环形伪影。

4. 第四代 CT 机

第四代 CT 机采用旋转-固定扫描方式,X 线管可围绕病人做 360°旋转,探测器不运动,扫描 X 线束扇形角度达 50°～90°,扫描速度达每幅 1～3s,探测器达 600～1500 个,全固定分布在机架 360°的圆周上。

5. 第五代 CT 机

第五代 CT 机又称电子束 CT,结构不同于前四代。其最大差别是 X 线发射部分,包括一个电子枪、偏转线圈和处于真空中的半圆形钨靶。扫描时,电子束沿 X 线管轴向加速,磁场使电子束瞬时偏转,分别轰击四个钨靶,利用电子枪发射的电子束扫描靶环产生 X 线,扫描时间为 30ms、50ms 和 100ms,一次扫描可获得 8 个层面图像。

## 二、螺旋 CT 成像原理

### （一）单层螺旋 CT

只有平面成像数据才能重建无伪影的二维图像，单层螺旋 CT 采用线性内插的数据预处理方法把螺旋扫描的非平面成像数据合成平面成像数据，再重建成平面图像。

1. 滑环技术

常规 CT 机步进扫描方式是 CT 球管转一圈，扫描床进一步，而螺旋 CT 扫描方式是 CT 球管呈螺旋状态旋转扫描，扫描床连续移动。因此，螺旋 CT 将常规 CT 机的高压电缆改成滑环，滑环分高压滑环和低压滑环，如图 4-5 所示。高压滑环易发生放电导致高压噪声，影响采集的数据，进而降低图像质量，同时安全性差；低压滑环的高压发生器采用体积小、功率大的高频结构，与 CT 球管一同装于扫描架内，同时旋转，稳定性好，危险性小。

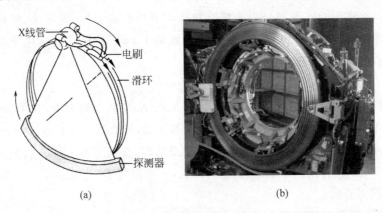

(a)　　　　　　　　　　　　　(b)

**图 4-5　滑环技术及实物图**

（a）原理图；（b）实物图

螺旋 CT 的核心技术是滑环技术，CT 球管在连续旋转、曝光的同时，扫描床以一定的速度沿 $Z$ 轴方向运动，探测器采集到的数据不再是常规 CT 的单层数据信息，而是人体某段体积的信息，扫描完成后可根据需要做不同层厚和层间距的图像重组。螺旋 CT 扫描又称容积扫描。从 CT 球管和探测器的运动方式看，螺旋 CT 仍属于"旋转＋旋转"类，即第三代 CT 机，但扫描性能大大提高，扫描时间大大缩短。

2. 螺旋 CT 扫描参数

螺旋 CT 的管电压、管电流、层厚与非螺旋 CT 相似，只是增加了进床速度、重组图像间隔的选择。螺旋 CT 的优点是提高了多平面和 3D 图像重建的质量，一次屏气完成一个部位的扫描，不会遗漏病灶，可进行任意层面的回顾性重建，提高了扫描速度，使增强扫描的意义加强。

（1）数据采集：每次螺旋扫描采集的是整个组织体积的容积数据，数据重建的方法的好坏关系到图像质量的好坏。

（2）周数：一次数据采集中 X 线管的旋转次数。

（3）扫描时间：CT 球管旋转一圈的时间。

（4）层厚(slice thickness)：是指扫描的厚度，主要由准直器通道限定的 X 线束宽度决定，也可理解为检测器的宽度，即有效照射宽度。

（5）螺距(pitch)：是指扫描过程中，CT 球管旋转一圈时，扫描床移动的距离与 X 线准直器的宽度（层厚）的比值，用 $P$ 表示。当扫描层厚为 10mm，球管旋转一周，床进 10mm/周，螺距为 1.0；扫描床进 5mm/周，则螺距为 0.5；扫描床进 20mm/周，螺距为 2.0。螺距越小，扫描时，X 线覆盖被检体越完全，层厚数值小可提高纵向分辨率，对检出病灶有利。

（6）螺旋因子：螺距与层厚的比值称为螺旋因子（pitch factor），常为 1、1.25、1.5、2。螺旋因子为 1 时，螺距等于层厚，习惯上用螺距代替螺旋因子，此时螺距具有双重含义。在扫描层厚一定的情况下，螺距越小，进床速度越慢，层厚越薄，则图像质量越好。当扫描范围确定时，若进床速度慢，则扫描时间变长。螺距越大，床面移动越快，层厚越厚，扫描时间越短，图像质量下降。

（7）螺旋内插法：为了得到合成平面数据，对螺旋数据 $Z$ 轴做加权处理的方法称为螺旋内插法。非螺旋 CT 是步进扫描，轨迹是一圈，从起点出发到信号结束是一个完整的圈；而螺旋扫描时，扫描床的连续匀速移动导致每一周扫描的起点和终点不在同一平面上，在图像重建之前，为了消除运动伪影和防止层面的错位，需要在所采集的原始数据点的相邻点内以线性内插法进行校正，如图 4-6 所示。

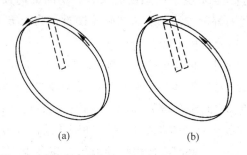

（a）　　　　　　　　（b）

**图 4-6　非螺旋与螺旋 CT 数据采集点的空间位置**

（a）非螺旋扫描；（b）螺旋扫描

为了得到同一扫描层的平面数据，不能利用同一扫描层的螺旋实测采样值，而是需要通过内插算法来获取重建所需要的同一扫描层内的采样数据。重组同一扫描层图像所需要的采样数据，并非像步进式 CT 那样是从真实的扫描过程所采集到的，而是通过计算机内插值算法求出来的。在靠近扫描层的邻近螺旋圈内进行的螺旋内插采样投影数值，用一定的函数对采样值做分段加权运算，运算结果可补充重组扫描层上的采样值，这并非是实测的投影数值，而是一种建立投影数据的方法。螺旋内插法分线性、非线性两种。线性又分为 180°和 360°两种，其中 180°为校准型线性内插；非线性分为清晰和超清晰内插两种，常用是 180°内插。不同的内插方法如图 4-7 所示。

① 360°线性内插：利用 CT 球管扫描两圈的螺旋实测数据，做线性内插，获取重组图像所需要的数据。

② 180°线性内插：利用一圈的螺旋实测数据进行线性内插，获取投影数据。

③ 清晰内插：运用单边凸函数，对重建层面外的数据进行负向加权，将两圈的螺旋数据加权合并成一个平面的数据，利用更多的螺旋数据，改变数据的权重，内插可提高数据权

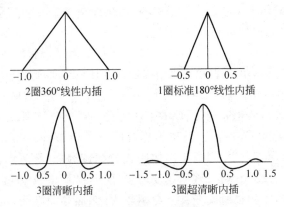

**图 4-7　不同的内插方法**

重的准确性。

④ 超清晰内插：运用双边凸函数，对三圈内螺旋数据加权，利用了最多的螺旋数据，形成重组数据，不降低分辨率，但计算量大，时间长。

（8）层厚灵敏度曲线与图像噪声：层厚灵敏度曲线（slice sensitivity profile，SSP）是指扫描层中人体长轴方向与扫描 X 线束敏感度的关系。不同的内插算法对应不同的层厚灵敏度曲线，SSP 是一个 2D 的解剖方块。步进式轴位图近似为长方形，单排螺旋的图形底部较宽，受内插算法影响，长轴分辨率下降。

螺旋 CT 扫描受层厚、螺距、重建方式的影响，其中，层厚对 SSP 影响最大，缩小层厚，可缩小 SSP，提高空间分辨率，穿过物体到达探测器的光子减少，图像噪声增加。螺距是决定 SSP 大小的另一因素，螺距增加，SSP 增宽，但不影响图像噪声。内插算法同样影响 SSP 大小，180°内插法使 SSP 缩小，空间分辨率提高，噪声相应增加。180°线性内插使有效层厚稍薄，改善长轴分辨率，噪声较大。360°线性内插使有效厚度变宽，长轴分辨率下降，噪声小。图像质量可以用多种标准衡量。不同因素对 SSP 的影响如图 4-8 所示。

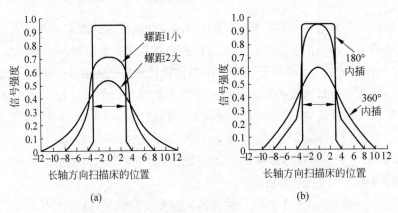

**图 4-8　螺距大小和不同内插方法对 SSP 的影响**

(a) 不同螺距；(b) 不同内插方法

（9）间隔与成像范围：扫描后重建图像之间的距离为间隔，第一图像与最后一张图像对应的两个断层中心点的距离为成像范围。当成像间隔等于层厚时为相邻图像，当成像间隔小于层厚时为重叠图像,当成像间隔大于层厚时,相邻图像有间隔。在相同的成像范围内,间隔越小,重建图像越多,层厚薄对小病灶有利。

**（二）多排螺旋 CT**

不同于普通 CT 和单层螺旋 CT,多排螺旋 CT 的球管-探测器系统围绕人体旋转一圈,

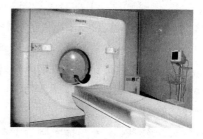

能获得多幅横断面原始图像,所以称为多排螺旋 CT (multi-slice spiral CT,MSCT)。多层螺旋 CT 的探测器由单层的一排增加到几十排至几百排,因此又称多排探测器 CT(multi-row detector CT,MDCT)。探测器排数通常大于图像层数。使用锥形线束扫描,采用多排探测器和多个数据采集系统,用多排探测器的数据来重建一个标准层面的图像,最后用二维反投影重建算法进行图像重建。飞利浦 64 排 CT 如图 4-9 所示。

**图 4-9　飞利浦 64 排 CT**

1. 多排螺旋 CT 的结构与特点

(1) 探测器排列。单层螺旋通过准直器后的 X 线束为薄扇束(fan-beam),而 MSCT 采用 4 组通道的多排探测器,X 线束的宽度等于层厚,采用可调节宽度的锥形线束(cone-beam),线束宽度等于多个层厚之和,从而提高了 X 线的利用率,如图 4-10 所示。

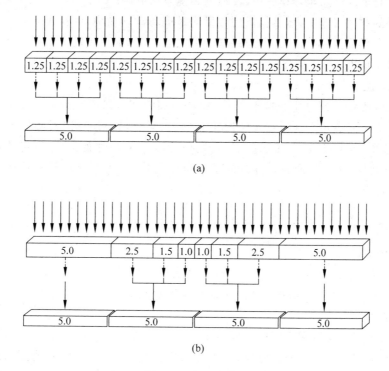

(a)

(b)

**图 4-10　探测器阵列**

（a）对称型探测器；（b）非对称型探测器

(2) 采集数据通道。单层螺旋在 $Z$ 轴方向上只有一组通道采集数据,而 MSCT 把多排探测器组成 4 组,形成数据采集的 4 组输出通道。

（3）扫描层厚。MSCT同一扫描层可获得多层图像，层厚不仅取决于X线束的宽度，还与探测器阵列的不同组合有关。例如，同样10mm宽的X线束，可由每4排1.25mm探测器组成一个5mm探测器通道，获得2层5mm层厚的图；也可以由每2排1.25mm探测器组成一个2.5mm探测器通道，获得4层2.5mm层厚的图像。

2. 多排螺旋CT的技术改进

（1）CT球管：采用飞焦点技术。

（2）高压发生器：改为固态高频高压发生器。

（3）智能扫描：实现扫描条件的自动调节。

（4）改进驱动方式：大多采用电磁驱动、磁悬浮技术，提高了旋转速度，降低了机械噪声。

（5）探测器：采用稀土陶瓷探测器，吸收率在99%以上，稳定性好，增加了Z轴方向上探测器的排数。

3. 多排螺旋CT的优势

（1）提高了空间分辨率和时间分辨率；

（2）一次扫描可获得多层图像；

（3）扫描速度大大提高，在30s内可完成全身扫描，使心脏CT扫描成为可能；

（4）可进行回顾性重组，3D成像、模拟内窥镜效果更佳；

（5）X线的利用率提高，增强扫描的效果明显提高，可进行CT透视；

（6）密度分辨率高，能分辨人体组织细小的吸收差异，提高了病变的检出率；可获得真正的断面图像，可以进行定量分析。

4. 多排螺旋CT的局限性

多排螺旋CT的空间分辨率低于X线平片，提高空间分辨率是今后CT机需要解决的问题。CT的检查范围并不是针对人体的所有部位、器官，它对心脏、胃肠道的检查效果还比不上心脏彩超、电子胃镜等。CT的定性、定位诊断只是相对而言，它的定性效果无法与病理结果诊断相比。CT图像较好地反映了解剖学的情况，但在显示脏器功能和生化信息方面还很薄弱。

## 三、特殊性能CT的成像原理

### （一）双源CT

双源CT采用双球管和双探测器系统，在机架内呈90°排列。扫描速度为0.28s/转，时间分辨率达75ms，一个心动周期内可完成单扇区数据的采集。

1. 工作原理

两套X线的发生装置和两套探测器系统呈一定角度安装在同一平面，进行同步扫描。两套X线球管既可采用同样的管电压，也可以采用不同管电压，从而实现数据的整合或分离。不同的管电压产生的X线对同一器官组织的分辨能力是不一样的，两组不同能量X线产生的数据可以分离普通CT所不能分离或显示的组织结构，即能量成像。如果是两组数据以相同的管电压扫描，则可以将两组数据进行整合，快速获得同一部位的组织结构形态，突破普通CT的速度极限。双源CT有两种工作模式，即单源模式和双源模式，均可通过控制台进行相关设置，如图4-11所示。

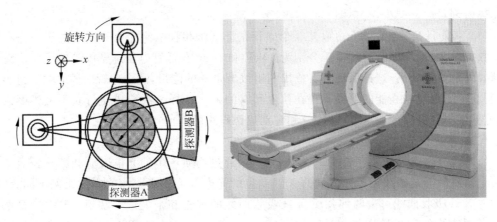

**图 4-11　双源 CT**

（1）单源模式。该模式主要是数据采集与重建系统 A 处于工作状态，数据采集与重建系统 B 处于关闭状态。此时与一台普通 64 层 CT 机无异，即由球管 A 发射 X 线，经受检者衰减后被探测器 A 接收，然后再经相应的图像处理和重建，产生相应部位的 CT 图像。1 次扫描（即 1 个采集周期），球管和探测器组至少要旋转 180°才能获得足够的数据，并重建图像，最多可获得 64 层图像。定位像及头颈部、胸腹部及四肢等一些常规平扫、增强扫描常采用单源模式。

（2）双源模式。2 套数据采集与重建系统同时工作，2 套球管与探测器组合，各自独立发射及接收射线，独立完成图像处理。但在图像重建时，由 2 套采集系统获得的数据既可以重建出 2 组独立的图像，也可以重建出 1 组融合的图像，前者 1 个采集周期与单源模式相同，即球管和探测器组至少要旋转 180°，主要用于骨骼及钙化点的分离、鉴别以及胶原成分的分析等；后者 1 个采集周期球管和探测器组只需旋转 90°，由 2 组数据采集系统获得的 2 组数据经相应的数学运算、组合后即可实现单源模式下球管和探测器旋转 180°的效果，其时间分辨率提高了 1 倍，主要用于心脏等时间分辨率要求极高的检查。

2. 双源 CT 的特点

（1）双源工作模式的特点。双源模式是两套数据采集与重建系统同时工作，两个球管的管电压和管电流可以分别调节。当两套球管的管电压和管电流完全相同时，两套数据采集系统可同时获得两组数据，时间分辨率提高了 1 倍，可用于心脏冠状动脉成像等对时间分辨率要求极高的检查；当两套球管的管电压和管电流完全不同时，两个球管输出的 X 线能量不同，可进行双能量数据采集，可区分不同的组织。

（2）辐射剂量减少：DSCT 的两个球管所产生的瞬间辐射量相对于单源 CT 来说是加倍，但其总曝光时间却只是单源的一半，故患者所受辐射剂量并不高于单源 CT；新的心电门控剂量调节技术会根据患者的心电信号自动调节辐射剂量。在整个扫描的曝光过程中并非一直使用 100% 的辐射剂量，如在心脏收缩期只使用低至 4% 的辐射量。另外，DSCT 通过独特的螺距自动匹配技术，可根据患者心率自动调节扫描螺距 $f$（即进床速度），因此患者心率越高，扫描速度越快，相应减少了曝光时间，辐射剂量降低。而单源 64 层螺旋 CT 在做心脏扫描时，要求必须把心率控制在 65～70 次/min 以下，这样才能保证良好的图像质量，所以其数据采集速度受到限制，曝光时间相对较长。DSCT 依靠上述的各项技术，使得患者的总辐射剂量明显减少,与单源 CT 相比,至少降低 50%。

(3)双能量技术:DSCT 可以使 2 个球管在管电压和管电流完全不同的情况下进行双能量数据采集,两个球管的管电压分别为 80kV 和 140kV,低管电压球管的管电流是高管电压球管管电流的 3 倍,这样保证了其输出的射线有足够的能量,两个球管能同时同层进行扫描,所获得的低能和高能的数据不存在位置和时间差。这样一次扫描便可获得两组螺旋数据,能提供丰富多样的信息,能够区分和辨别成像组织的特征。

**(二)多能谱 CT**

X 线通过物质的衰减客观反映 X 线的能量,通过物质产生的光电效应和康普顿效应共同决定物质的衰减曲线。不同能量的 X 线产生的光电效应和康普顿效应的比例不同,任何物质的 X 线吸收曲线可由两种物质 X 线吸收曲线的权重和来表达。常规 CT 中球管产生的 X 线具有连续的能量分布,多能谱 CT(multi-energy/spectral CT)成像就是利用物质在不同 X 线能量下产生的不同的吸收来提供比常规 CT 更多的影像信息,如图 4-12 所示。宝石能谱 CT 使用一个宝石探测器,它是瞬时双能量采集的基础。一个球管可瞬时切换两个管电压,同时进行双能量采集,经数据采集和后处理分析,得到能谱图像,可进行一个能量级的单光子成像,也可进行不同物质的密度成像。

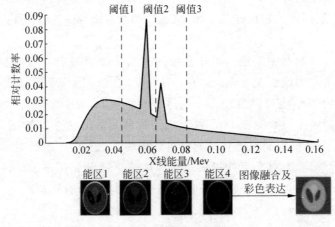

**图 4-12　X 线连续能谱**

1. 多能谱 CT 的主要优势

(1)可分离不同能量成像的信息,提高图像质量;有效地抑制射束硬化伪影和降低辐射剂量,有助于对常规 CT 难以定性的小病灶和组织进行定性和定量诊断。

(2)利用 K 边缘成像原理,降低辐射或造影剂剂量;通过对 K 边缘特性的高原子序数造影剂的识别,减少造影剂的用量,满足高危患者的要求。

(3)利用多能谱特性,提高软组织对比度;改进组织中质量衰减系数相近的软组织对比度,增加在较低能量区的软组织对比度。

2. 多能谱 CT 的主要技术

(1)双球管、双能量成像技术。在 CT 机架中内嵌两套球管和探测器,两个球管呈一定角度排列,成像时两球管同时产生 X 线,一个球管产生高管电压的 X 线,一个球管发射低管电压的 X 线,如图 4-13 所示。

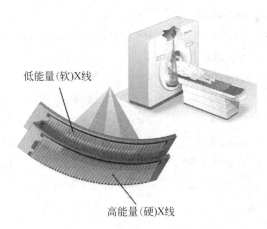

低能量(软)X线

高能量(硬)X线

图 4-13　双层探测器双能扫描方式

　　两套系统分别独立采集数据信息,并在图像空间匹配,进行双能减影分析。通常使用最低电压(80kV)和最高电压(140kV)来达到最大能量的图像信息分离效果,以最大限度地区分不同的物质。

　　(2)双层探测器技术。探测器采用双层设计,选择不同材料,以使每一层探测器仅对一定能量的 X线光子产生激发作用。通常上层探测器选择 ZnSe 或 CsI,底层探测器采用 $Gd_2O_2S$。在两块探测器之间用滤片对射线整形,以减少低能量和高能量射线的能量重叠区,低能量和高能量射线分别被相应的探测器探测,从而得到高、低能投影数据并进行双能 CT 重建。

　　(3)光子计数技术。光子计数系统采用更新型的探测器材料和设计。X线球管仅产生一组管电压的射线,探测器能够探测 X线中光子的能量并计数,然后统计出能量信息,并解析出不同的单能级图像。光子计数型探测器具有能量级分辨能力,可以将具有较宽能谱的 X线分成各个能级进行计数,从而实现单能级成像,如图 4-14 所示。

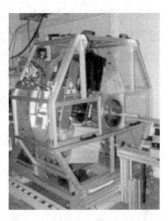

图 4-14　飞利浦光子计数型 CT 原型系统

　　(4)单源瞬时管电压切换技术。该技术是在 CT 机架里内嵌一套球管和探测器,以高压发生器瞬时管电压切换技术和超快速探测器为基础,实现能谱成像。这种方法通过使用单一球管中高、低双能(80kV 和 140kV)的瞬时切换(小于 0.5ms 的时间分辨率)产生时空上完全匹配的双能数据,从而实现数据空间能谱解析。

　　**(三)320 排 CT**

　　320 排 CT 又称 320 排动态容积 CT,是能够实现动态容积成像的 CT。该设备具有辐射低、造影剂量低、检查费低的特点,被称为"三低"产品。

　　1. 320 排 CT 的原理

　　320 排 CT 的探测器为 320 排,球管旋转一圈可以覆盖人体的大多数单个器官,即排数越多,单圈覆盖的扫描范围越大。320 排动态容积 CT 不到 1s 扫描即可全器官动态成像,提高了扫描时间分辨率,不易出现错层伪影,实现实时成像,减少了病人检查的时间。

## 2.320 排 CT 的时间分辨率

从成像原理来看,实时再现一个器官的影像结构,需要时间分辨率和空间分辨率的配合。器官时间分辨率是反映全器官和组织形态、结构再现的时间指标,即完成一个部位扫描所需的时间。器官时间分辨率取决于 $X$、$Y$ 轴时间分辨率和 $Z$ 轴时间分辨率两个因素,$X$、$Y$ 轴时间分辨率又取决于 CT 单圈扫描速度,扫描速度越快,$X$、$Y$ 轴时间分辨率越高。$Z$ 轴时间分辨率取决于探测器宽度,探测器越宽,$Z$ 轴时间分辨率越高,全器官成像只受机架转速一个变量影响。目前,探测器最宽覆盖范围为 $0.5mm \times 320$ 排,时间分辨率达 175ms。

步进式扫描器官时间分辨率等于单圈成像时间与成像圈数之积;螺旋式扫描器官时间分辨率等于单圈成像时间与成像圈数之积;容积扫描全器官时间分辨率等于单圈成像时间(单圈可覆盖大多数单个器官)。

## 3. $Z$ 轴空间分辨率

提高 $Z$ 轴方向上的分辨率是 CT 设备不断完善的发展方向。在 X 线断层时代,$Z$ 轴方向分辨率是断层图像的最小层厚;在螺旋 CT 时代,数据是连续采集的。影响 $Z$ 轴分辨率的因素包括 PITH、插值、层厚、毫安秒、飞焦点、动态变焦技术、通道偏转技术。

## 4. 运动器官的扫描

人体器官运动分为自主运动和非自主运动,自主运动属于可控运动,对于自主运动的精细过程和非自主运动,螺旋式和步进式扫描均难以实现。CT 的动态器官扫描分辨率反映器官检查的能力,主要受单次器官检查时间(即器官分辨率)和设备扫描、再启动时间的影响,单次器官检查时间长主要是因为探测器覆盖不足和床移动时间过长。评价自主和非自主运动的功能要有足够的探测器覆盖。

## 5.320 排 CT 的优点

320 排 CT 与传统的 16 排、32 排和 64 排等 CT 的检查模式不同,它实现了从形态学检查到功能性成像的跨越,像一台能够窥视人体内部结构和组织的数字摄像机,除了能够重现人体脏器的立体结构外,还能以三维动画形式实时反映患者整个器官功能状态和血流运行的情况,可对心脑血管系统、神经系统、运动系统、呼吸系统、消化及内分泌系统进行检查,为肿瘤早期诊断、心脑血管疾病、器官移植、骨关节疾病等提供良好的功能影像信息。

### (四) 极速 CT

极速 CT 将气垫轴承技术应用到机架的旋转中,使球管旋转速度达到 0.27 转/s,是目前旋转速度最快的 CT。极速 CT 使用立体球面探测器,降低了辐射剂量,提高了图像质量。

## 1. 高清晰图像

X 线管应用了全新的动态四焦点技术,使 CT 原始采集数据量增加了 1 倍,得到更高清的图像。后处理系统配置四核处理器,采用独有的激光滑环数据传输系统,瞬间完成超大数据量的传递。极速 CT 的微平板探测器,将 256 个传统 CT 探测器单元集成为 1 个微平板探测器模块,只需要无缝拼接 4 块微平板探测器模块即可达到传统 64 排探测器才能完成的覆盖,实现 100% 的 X 线接收面积。微平板探测器最大限度地减少了引线的数量和传输距离,将传统探测器及 DAS 长达数千米的引线数据传输距离缩短为"零"距离,大幅降低了电阻发热、电磁干扰等因素对信号的影响。微平板探测器实现"零"信号损耗,大大提高了图像清晰度,如图 4-15 所示。

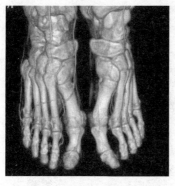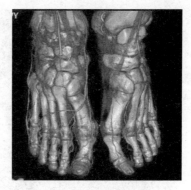

512×512矩阵　　　　　　　　　1024×1024矩阵

**图 4-15　64 排 CT 重建 128 层三维图像重建**

2. 微辐射成像

极速 CT 基于当前最先进的微平板探测器技术,可根据检查需要在降低辐射剂量及提升图像质量二者间取得最佳平衡。70%以上的病例可在 1min 内完成重建,极大地提高了工作效率,最终降低了 80%的辐射剂量,提升了 68%的图像质量,即在极微辐射条件下就可获取高清成像,如图 4-16 所示。

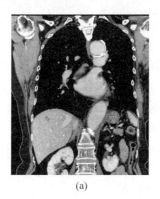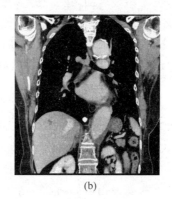

(a)　　　　　　　　　　　　　　　(b)

**图 4-16　肝脏内弱血供病灶微辐射成像**

(a) 常规剂量:10.13mSv;(b) 微辐射剂量:2.02mSv

3. 心脏成像

医生面对心率过快、心律不齐的心脏,无法获得心动周期中短暂的相对静止期图像,不得不依靠心血管造影等有创的检查方法来获得需要的心脏影像。极速 CT 替代了心血管造影,自动时相追踪技术可以自动选择最佳时相进行图像重建。对于心率超过 100 次/min,并伴有严重心率不齐的病人,极速 CT 的心脏图像仍然非常好,血管显示清晰、连续,无伪影,如图 4-17 所示。

(五) 电子束 CT(electron-beam CT,EBCT)

电子束 CT 由电子枪发射电子束,通过偏转线圈控制高速运动的电子束,轰击扫描架上的靶环,由靶环发出 X 线,以对被检者进行扫描。

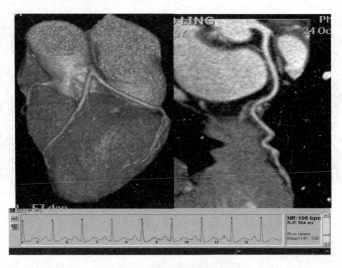

图 4-17　高心率冠脉成像

1. 电子束 CT 的基本结构

电子束 CT 由电子枪、聚焦线圈、偏转线圈、扫描架、检查床、冷却系统等组成。

（1）电子枪：位于系统后面，在高真空条件下，阴极灯丝加热产生电子束。

（2）聚焦线圈：使电子束聚焦成毫安级的小焦点。

（3）偏转线圈：使电子束偏移旋转，并打到扫描架靶面上。

（4）扫描架：机架是固定不动的，不做前后倾斜运动，机架下方由 4 个并排的钨靶组成，靶环范围为 216°，半径为 90cm，上方有两组钨酸镉晶体探测器，配有光纤信号传输系统，每秒采集数据可达 14.4MB。探测器装置由两个探测器环阵列组成，分别有 432 个和 864 个探测器，两个探测器环与 4 个靶环配合使用，每次扫描可同时获得 8 幅不同层面的图像，而不需要移动检查床，扫描时间为 224ms。另外，在第四靶环前方，还有一个附加靶环，用于调整电子束形状和扫描轨道，但不产生图像数据。

（5）检查床：在机架前面可倾斜 25°，左右旋转 25°。

（6）冷却系统：装在靶环装置上，靠 4 个靶环上的水冷却系统直接快速散热。

2. 电子束 CT 成像原理

电子束 CT 扫描时，电子枪发射电子束并使之加速，产生高能电子脉冲，在聚焦线圈和偏转线圈控制下通过真空偏移管、聚焦线圈使电子束聚焦，而偏转线圈的磁场变化使得聚焦电子束旋转，轰击扫描机架下方的 4 个靶环中的 1 个并产生旋转的 X 线，实现 CT 扫描。准直器控制 X 线束的形状呈扇形，在直径 47.4cm 的扫描区域内穿过被检者。扫描机架上方平行排列两组固定探测器以接收扫描体衰减后的 X 线信号，经光电转换，由数据采集系统进行预处理，并经光纤送至扫描存储器，再传到快速重建系统（fast reconstruction system，FRS）进行图像重建。扫描速度为 50 层/ms 或 17～34 幅/s。与普通 CT 和一般的螺旋 CT 相比，EBCT 无 X 线球管机械旋转的速度限制，扫描速度要远远高于多层螺旋 CT，成像时间大大缩短，达到毫秒水平，时间分辨率明显提高，特别适用于心脏等运动器官的检查。

# 第二节　CT 的基本结构

CT 扫描机的基本结构框架可分为扫描机架系统、检查床和控制台三部分；按照结构所起作用可分为数据采集系统、图像处理系统和图像存储与显示系统。数据采集系统包括 X 线管、高压发生器、准直器和滤线器、探测器、前置放大器、对数放大器、模数转换器、接口电路等。图像处理系统由计算机、磁盘机、数模转换器、接口电路、图像存储器和显示器等组成。整个系统由中央处理系统控制，如图 4-18 所示。

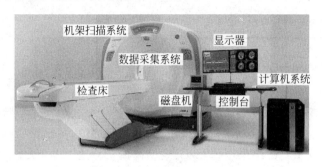

**图 4-18　CT 的基本组成部分**

## 一、扫描系统

机架扫描系统主要包括 X 线发生装置和 X 线接收装置，基本都位于扫描机架内。

### （一）X 线发生装置

1. X 线管

X 线管由电子阴极、阳极和真空管套组成，与普通 X 线机的 X 线管相同，但额定功率较常规 X 线管大。它分为固定阳极管和旋转阳极管两种。固定阳极管主要用于第一、二代 CT 机，扫描时间长，产热多，目前已淘汰。旋转阳极管用于第三、四代 CT 机，扫描时间短。在高压电场作用下，活跃状态的自由电子由阴极高速撞击阳极钨靶并发生能量转换，约 98％的能量转换为热能，只有 2％的能量形成 X 线，所以 X 线球管在工作过程中需要良好的散热性能，以维持工作。目前成熟的散热技术是飞利浦公司推出的透心凉直冷散热技术和西门子公司最新推出的零兆散热球管技术。其优点是：满足了螺旋扫描长时间、连续工作的要求；同时 X 线管体积减小，质量也减轻；减少了散射线对成像过程的影响；在不改变辐射剂量的前提下，实现了微细结构的高清晰质量成像，提高了图像空间分辨率；阳极直接冷却，实现球管快速散热，无须冷却等待；具备自动电压调节能力，可根据病人体型与扫描部位的不同，自动选择最佳电压（70kV）扫描，辐射剂量降低，但图像对比度成倍提高，并减少造影剂用量，如图 4-19 所示。

2. 冷却系统

X 线管和机架内电器设备在工作中都会产生大量的热，为了不影响电子发射，为了避免出现靶面的龟裂现象而影响 X 线质量，必须进行散热处理。球管和机架内都有热传感器，会把信号传给主计算机，当温度过高时，则会产生中断信号，机器停止工作，直到温度降到正常范围才重新工作。X 线管通过绝缘油与空气进行热交换的方式散热，扫描机架有水冷却、

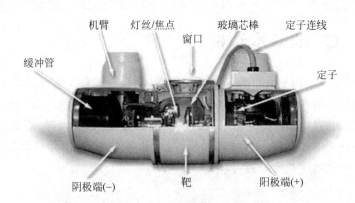

机臂　灯丝/焦点　玻璃芯棒　定子连线

缓冲管　　　　　　　窗口

定子

阴极端(−)　　　　　　靶　　　　　阳极端(+)

**图 4-19　CT 球管的结构**

风冷却和水风冷却三种散热方式。各公司不同型号 CT 机通常采用其中一种。

3. 高压系统

高压系统包括高压发生器和稳压装置。高压发生器分为连续式和脉冲式,连续式主要用于第二代 CT 机,脉冲式用于第三代 CT 机。CT 机对高压稳定性要求高,电压波动会影响图像的质量。现代 CT 机都采用体积小、效率高的高频发生器,直接安装在旋转的机架上。该系统电压稳定,纹波干扰小,图像分辨率更高。

4. 滤过器

从 X 线管发出的原发射线是由不同波长组成的连续光谱,而长波 X 线对成像无益,仅增加患者射线剂量,而 CT 扫描要求 X 线束必须为能量均匀的硬射线。滤过器的作用是优化射线的能谱,吸收低能量 X 线,减少病人的 X 线剂量,使滤过后的 X 线束变成能量分布相对均匀的硬射线束。

5. 准直器

X 线管发出射线束,经准直器调节初步形成扇形束或锥形束,CT 扫描仅需非常小的扇形放射源,能调节 $Z$ 轴方向厚度,从而得到不同的扫描层厚,并抑制散射线,减少患者辐射,提高图像质量。CT 机一般有两套准直器,一套在 X 线球管侧称为前准直器,主要控制患者的辐射剂量;另一套在探测器一侧,称为后准直器,主要控制扫描层厚,如图 4-20(a)所示。第三代 CT 机后,X 线管的焦点尺寸很小,经滤过器和前准直器的调整,X 线束具有很好的方向性,探测器窗口很小,中心射线以外的散射线很难到达探头。因扫描速度加快,前后准直器的协调难以同步,影响接收质量,故第三代以后的 CT 机都不加后准直器,如图 4-20(b)所示。

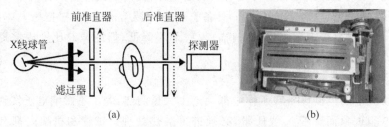

前准直器　　后准直器

X线球管　　　　　　　　　　探测器

滤过器

(a)　　　　　　　　　　(b)

**图 4-20　CT 的准直器**

(a)工作原理图;(b)实物图

**（二）X线接收装置**

**1. 探测器**

探测器是一种能量转换装置，是 CT 核心部件，它属于数据采集系统的一部分，包括缓冲器、积分器和 A/D 转换器。其作用是接收 X 线辐射并将其转换为可供记录的电信号，负责收集穿过人体衰减后的 X 线，并将这些信息转换成数字信号并输入计算机进行处理，如图 4-21(a)所示。

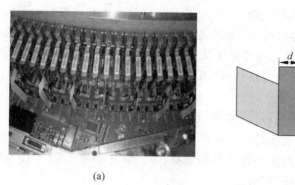

(a)　　　　　　　　　　　　　　(b)

**图 4-21　CT 的探测器及其性能**

（a）探测器实物；（b）探测器的检测效率

（1）探测器的特性。探测器最重要的特性是效率、稳定性、响应性、准确性、一致性、线性、动态范围以及对 X 线硬度的依赖性。

① 检测效率（detection efficiency）：是指探测器从 X 线束吸收能量的百分数。理想情况下探测器检测效率应该尽可能接近 100%，几乎全部 X 线束将被截获并转化为重建图像的数据。影响探测器检测效率的因素有几何效率和吸收效率。

几何效率（geometrical efficiency）也称俘获效率，用 $\eta_g$ 表示，指获得受检者透视 X 线的能力，是由每个探测器的孔径和相关的探测器所占总空间的比来决定的，如图 4-21(b)所示。这个空间包括探测器本身的宽度 $W$、静止的准直器或一个探测器与相邻探测器之间的间隔 $d$，即

$$\eta_g = W/(W+d) \tag{4-3}$$

射入间隔的 X 线不能被探测器吸收，因而对图像的形成没有作用。理想的情况是探测器所占的范围要比间隔大很多。

吸收效率（absorption efficiency）用 $\eta_a$ 表示，是指 X 线辐射进入探测器而被吸收的百分率，这主要与探测器的类型、探测器的厚度及两个相邻检测器之间的间隔有关，在某种程度上，还与 X 线光子的能量有关。

探测器的总检测效率（$\eta$）是几何效率和吸收效率的乘积，即

$$\eta = \eta_g \cdot \eta_a \tag{4-4}$$

实际的探测器总检测效率为 $50\% \sim 80\%$。探测器的检测效率越高，在一定图像质量水平的前提下，病人接受的剂量越少。

② 稳定性（stabilization）：是指探测器的重复性和还原性。探测器需经常进行校准以保证其稳定性。在第一、二代扫描机中，每次平移运行结束后都要校准探测器。第三代扫描机每天仅需校准一次。当第三代扫描机探测器的响应偏离正常情况时，环状的伪影将在该

体层扫描图像中产生。第四代扫描机在每一次旋转期间对探测器校正两次,第一次校准是沿着运动扇形射束的前缘,第二次是沿着运动扇形射束的后缘。

③ 响应时间(response time):是指探测器接收、记录和输出一个信号所需的时间。一个探测器应瞬时地响应一个信号,然后迅速地输出该信号并为响应下一个信号做好准备。对于闪烁探测器,信号通过以后,闪烁物质的余辉将使前一个读数的剩余存储影响后一个读数,为了避免余辉造成的畸变及假象,需要仔细选择闪烁物质并进行相应的校正。

④ 准确性(accurateness)与线性(linearity):由于人体软组织及病理变化所致衰减系数的变化是很小的,因此,穿过人体的射线束强度也只引起很小的变化。如果探测器对衰减系数的测量不够准确,测量中的小误差可能被误认为是信号的变化,造成图像上的伪影。另一方面,对于检测器,还要求其线性地转换信号,即入射 X 线与检测器的输出成正比关系,这样才能够快速准确地获得成像数据。

⑤ 一致性(consistency):除第一代 CT 外,CT 均采用多个探测器,为了得到可以对比的检测数据,要求每两个探测器之间具有一致性,即对于相同的 X 线输入,两探测器的输出应相同,这是因为探测器的不一致所获得的检测数据,不能够正确地表示 X 线与成像物体之间的对应关系,造成重建图像中的伪影。

⑥ 动态范围(dynamic range):是指探测器能够测量到的最大信号与能够识别的最小信号之比,通常可达 $10^6:1$,同时还要求探测器对 X 线硬度的依赖性要小。

(2) 探测器的种类。自 CT 问世以来,所使用的探测器主要有以下几种类型:气体探测器、闪烁晶体探测器和稀土陶瓷探测器。

① 气体探测器:气体探测器是利用化学性能稳定的惰性气体在 X 线等辐射的作用下产生电离的原理进行探测,由惰性气体和气体电离室构成。通过测量电离电流的大小来测量入射线的强度。其优点是稳定性高,一致性好,响应时间快,几何利用率高。其缺点是:光电转化率低,吸收效率较低,只能制成单排的探测器阵列。

② 闪烁探测器:闪烁探测器是利用射线能使某些物质产生闪烁荧光的特性来探测射线的装置。这类物质称为闪烁晶体,其基本作用是将 X 线能量转换成可见荧光能量。在闪烁晶体后面采用光电倍增管或者光电二极管等光电转换器件将此可见荧光转换成电流信号,这一电流信号即为采集到的投影数据信号。闪烁晶体与光电转换器件一起组成完整的探测器,称为闪烁探测器。由于此种探测器的探测效率高,分辨时间短,既能探测带电粒子,又能探测中性粒子,既能探测粒子的强度,又能测量它们的能量,鉴别它们的性质,所以,闪烁探测器在 CT 扫描机中得到了广泛应用。探测器还有一个关键技术是最小层厚,最初的单排 CT 是靠准直器来改变层厚,多层螺旋 CT 不再需要准直器来改变层厚,而是采用阵列式探测器,已将最薄层厚缩减到了亚毫米级别。

③ 稀土(贵金属)陶瓷探测器:稀土陶瓷探测器用掺杂稀土金属的透明光学陶瓷来替代传统的闪烁晶体,与光电二极管配合来构成探测器。其特点是 X 线利用率可达 99%,光电转换率高,与光电二极管的响应范围匹配最好,余辉更低以及稳定性更高。由于其转换效率高,光谱响应与光电二极管匹配较好,并且容易进行较小分割,因此容易与光电二极管结合制作成密集检测器阵列,目前多层螺旋 CT 多采用这种探测器。

2. A/D 转换器

模数转换器是 CT 数据采集系统的主要组成部分。CT 最初探测到的模拟信号是连续的,随时间不断变化,可由电压表读取或由示波器显示,但无法被计算机识别。A/D 转换器的作用是将来自探测器的输出信号放大、积分后,再多路混合变为数字信号并送入计算机处理。数模转换器的运算是模数转换器的逆向运算。模数转换器和数模转换器有两个重要的参数,即精度和速度。精度是指信号采样的精确程度,与分辨率有关。速度是指信号的采集速度,就是一个模拟信号数字化的时间。精度和速度始终是一对矛盾,精确性越高,采集时间越长。

**（三）扫描机架**

机架是一个与检查床垂直的框架,里面安装 X 线发生装置和 X 线采集装置,如图 4-22 所示。机架的孔径和倾斜度是两项重要的性能指标,多数 CT 扫描机的孔径为 70cm,利用机架的倾斜去适应不同患者及各种检查的需要。滑环在扫描机架内,连接旋转体和机架,为旋转体输送电源,同时传输探测器的信号。

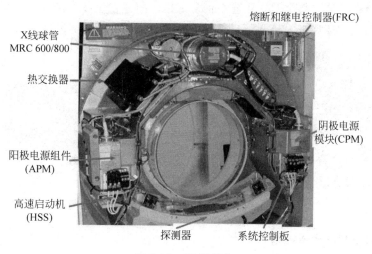

**图 4-22　CT 的机架**

## 二、附属设备

**（一）扫描床**

扫描床由床面和底座构成,它的运动一般由两个电机控制:一个是床身升降电机;另一个是床面水平移动电机。为了保证扫描位置的精确,无论是垂直方向床身的升降还是水平方向床面的移动都应平稳。

1. 扫描床定位

床板定位的精度直接决定切片位置的准确性,本系统的定位精度不大于 0.1mm。定位系统的具体工作过程是:在计算机系统设置床面位置后,发出指令,使水平电机驱动床面水平移动,到达指定位置后,光电编码器发出的到位信号使计算机系统发出指令,让单相交流伺服电机失电、停转,从而实现高精度、闭环的床面水平移动控制。

2. 床面板

床面板由碳素纤维制成。碳素纤维具有强度高、质量轻、对 X 线衰减小等特点。CT-C3000 型 SCT 的床面板比较长,达 2060mm,床面水平移动的最大距离为 1600mm,床台上设有限位开关,以保证床面在正常的范围内移动。扫描架上方的数码显示板可显示扫描床的高度、床面的水平位置和扫描架的前后倾斜角度。床高度指示：0～550mm。床水平运行指示：0～1600mm,1m 显示误差小于 5mm。

**（二）高压注射器**

高压注射器是 CT 增强必不可少的设备,能使对比剂注射、CT 机曝光二者协调配合,在一定范围内选择对比剂注射总量、注射速率、注射压力及与生理盐水量的不同组合注射,实现不同的检查目的,可提高检查的准确性和成功率,而且可以遥控操作,减少了对工作人员的辐射损伤。

### 三、计算机系统

CT 机的计算机主要包括两部分：主计算机和图像重建计算机(阵列计算机)。主计算机是中央处理系统,控制整个 CT 系统的正常工作。图像重建计算机与主计算机相连,本身不能独立工作,在主计算机的控制下进行图像重建处理,如图 4-23 所示。

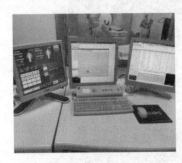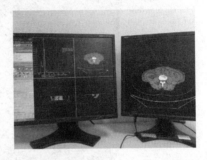

**图 4-23　主计算机和图像重建计算机**

**（一）计算机和图像重建系统**

1. 功能

计算机不仅承担图像重建和图像处理的工作,而且还对整个 CT 系统的运行进行控制,同时还有 CT 系统故障自我诊断和分析功能。

（1）控制运行。当操作者选用适当的扫描参数及启动扫描之后,CT 就在计算机的控制下运行。计算机协调并安排扫描期间发生的各种事件的顺序和时间,其中包括 X 线管和探测器在适当时刻的开和关,传递数据以及接收初始参数,执行扫描床及机架的操作并监视这些操作。

（2）图像重建。一幅 CT 图像的重建需要数百万次的数学运算,这些数学运算由计算机完成。完成图像重建功能的单元称为快速重建单元(fast reconstruction unit,FRU)。

（3）图像处理。每一幅图像由众多像素组成,每个像素具有一个数值,这些数值将转换为灰度编码。计算机必须能操纵、分析、修改这些数值,以提供更有用的可见信息。这包括放大倍数、测量区域或距离、标识轮廓以及两个图像的比较,通过 CT 图像再建立直方图、剖面图等。

（4）故障诊断及分析。许多 CT 已可实现简单故障的自动诊断,并给出诊断结果,有些 CT 还自带远程网络诊断系统,维修中心可通过网络直接对设备故障进行诊断。

2. 基本组成与特点

计算机系统和图像重建技术随着计算机技术的发展而快速发展,目前已从早期的小型计算机系统发展到了现在的快速微型计算机系统,其发展的根本是计算机的数据处理能力和速度的大幅度提高。

(1) CT计算机的基本组成如图4-24所示。

① 控制部分:主要完成扫描控制和数据采集控制等。

② 图像重建单元:主要完成图像的重建运算。

③ 图像显示:主要完成图像数据的缓存与图像的显示。

④ 数据存储:主要完成原始数据和图像数据的存储。

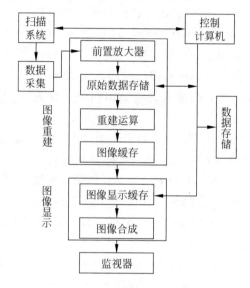

**图4-24 计算机系统框图**

(2) CT计算机系统的特点体现在以下7个方面:

① 具有足够大的内存空间:能够满足大量原始数据处理、操作与运行程序的存储空间需求。

② 具有大容量运算能力:能够完成大数据量的卷积运算和反投影运算,以及图像的后处理运算。

③ 运算精度要高:对采集到的投影数据处理应有较高的精度,以保证重建图像的质量。

④ 速度快:能够快速重建图像,满足图像的实时性要求。

⑤ 控制效率高:能够高效地完成对成像过程的各个环节的控制,因此在控制中多采用并行控制方式。

⑥ 具有一定的通用性:能够较好地与外围设备(如激光相机、RIS系统、PACS系统等)进行通信。

⑦ 具有较高的性价比。

3. 图像重建单元

图像重建单元又称为快速重建单元,采用专用计算机——阵列处理机(array processor,AP)来执行图像重建和处理的任务。阵列处理机与主计算机相连,其本身不能独立工作,在主计算机的控制下才能进行图像重建和处理。

图像重建阵列处理机由多个微处理器组成,并按一定顺序并行工作,互不干扰,每一个微处理器都有自己的运算器、指令存储器和数据存储器等,并按照同样的工作原则,完成图像重建的一部分工作,再通过重建控制器将各部分总和在一起,构成完整的重建结果,并将结果统一存入图像存储器(image RAM)中,其工作流程如图 4-25 所示。

4. 计算机控制单元

计算机控制主要是针对扫描进行控制,由计算机分别对扫描架、扫描床、X 线发生器和数据采集系统等进行控制。CT 中的计算机体系结构一般采用多通道处理技术,这是为了提高处理速度和运算能力。工作方式具体有串行处理方式、并行处理方式和分布式处理方式。CT 扫描机最终采用何种工作方式取决于它的制造者。

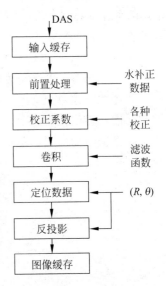

**图 4-25　图像重建系统流程图**

(1)串行处理方式。把每条指令分为若干个顺序的操作,每个操作分别由不同的处理器实施。这样可以同时执行若干条指令。对每个处理器来说,每条指令中的同类操作像流水线一样被连续加工处理,这样可以提高计算机工作速度和各个处理器的使用效率,易于模块化。

(2)并行处理方式。这种方式多由三台多任务计算机通过系统总线耦合成一个系统,分别形成扫描处理器、显示处理器和文件处理器,易于规范化。

(3)分布式处理方式。分布式处理系统在结构上由若干台独立的处理器构成,各台处理器可分别处理同一程序的各个子程序,也可以按功能分别处理一道程序的各个阶段。每台处理器都有自己的局部存储器,因而能独立承担分配给它的任务,这些处理器在逻辑上和物理上是连在一起的,可在统一操作系统控制下工作,相互间可以通信。系统具有动态分配任务的能力,能自动进行任务调度和资源分配。其优点是:①可靠性高,其中一台处理器失效,对总系统影响不大;②灵活性高,由于系统模块化,便于扩充和更换部件;③经济性好,可以用价格便宜的微处理器,便于推广。

**(二)图像显示和存储装置**

1. 监视器(显示器)

监视器可通过键盘与计算机对话(包括患者资料的输入、扫描过程的监控等)以及显示扫描结果图像。监视器有黑白和彩色两种,图像显示通常采用高分辨率的黑白显示器,文字部分的显示有时采用彩色显示器。

监视器的性能指标主要是显示分辨率,一般以点阵和线表示。与分辨率有关的因素是重建后图像的显示矩阵、像素大小和灰阶位深等。数字图像以二维像素矩阵的方式存储,每个像素点将其 CT 值转换为灰阶来显示图像。CT 值与灰阶的对应由 CT 值窗宽和窗位来决定。一幅典型 CT 图像的像素矩阵为 $512 \times 512$,灰阶深度为 $8 \sim 12$ bit,如灰阶深度为 $n$ bit,则图像灰度显示范围为 $0 \sim (2^n - 1)$ bit,灰阶深度越大,显示的灰度范围越宽。显示器的分辨率应大于图像矩阵。

2. 存储器

CT 的存储装置由硬磁盘、软盘、光盘、PACS 系统等组成,它们的功能是将图像存储在硬件的设置上。通常一次扫描后，由数据采集系统采集的原始数据先存储于硬盘的缓冲区，待扫描完成后，经重建处理后的图像，再存入硬盘的图像存储区。随着网络技术的发展，也可将CT图像数据存储于PACS系统和云服务器。

大多数CT扫描机都设有工作站，早期称为独立诊断台（independent viewing console），其主要功能是进行图像的后处理，实际上它就是一台高配置的计算机，装有各种图像后处理专用软件。通常通过网络系统从主控制台获得图像数据，再进行后处理、诊断、存储、传输和拷贝。工作站硬件的档次决定其性能，软件的优劣决定其功能的实现。

# 第三节　X-CT检查技术

## 一、基本概念和参数

CT扫描所运用的检查技术是根据临床诊断需要，选择合理的扫描参数，完成感兴趣区容积数据的采集过程，将获得的容积数据，采用合适的重建参数进行图像重建，可以得到质量最佳的图像，达到进行CT检查和诊断的目的。为了合理地选择、匹配扫描参数和图像重建参数，首先必须了解各种扫描参数与图像重建参数对图像质量的影响。

### （一）CT扫描的基本概念

1. 定位扫描

扫描方向：前后位、后前位、侧位。定位像长度：128～1536mm，定位宽度：512mm。定位像扫描时间：1.6～15.6s，定位像达到所需长度时，手动停止其扫描。定位扫描是机架在3、9、12点钟位置不动，只有检查床做某个方向的运动：12点钟为前后位，3、9点钟为侧位。

2. 轴向扫描

在传统的断层扫描过程中，床间断不移动。扫描野：25cm和50cm。标准扫描时间：0.42s、0.50s、0.75s、1.00s和1.50s。

3. 序列扫描层厚选择

直接扫描或组合扫描及自动扫描序列。可自由选择0.6mm、0.75mm、1mm、1.5mm、3mm、4.5mm、5mm、6mm、9mm、10mm、12mm层厚。

4. 螺旋扫描

床连续移动，无间隔体积扫描采集，最长扫描时间达100s，体积扫描长度为157cm。可存储80组扫描程序。旋转时间0.50s、0.75s、1.00s和1.50s。

5. 动态扫描

以不同扫描时间间隔，在单一层面进行连续采集的技术，扫描可以在控制台启动，也可在床边用脚闸启动（选件）。

6. 连续扫描

连续、不间断的断层扫描，最高可进行100次扫描，扫描时间为0.50s、0.75s、1.00s和1.5s，扫描周期时间：0.75～60s。

7. 多层螺旋扫描

在单一层面进行连续的数据采集，进行定量分析，显示时间-密度曲线。多层螺旋CT

螺旋扫描一般分为高质量(high quality,HQ)扫描和高速度(high speed,HS)扫描两种方式,HQ 扫描方式要求图像质量高,长轴方向分辨率高,选择的螺距往往低于一次螺旋横断面的层数(如一次螺旋 4 层扫描,螺距常选择小于 4mm),即两次螺旋的层面之间有部分重叠,所以扫描时间相对较长。HS 扫描方式要求扫描速度极快,最快可达 0.42s/周。有些公司推荐,在螺距为 3mm 时,图像质量最优(HQ 模式);在螺距为 6mm 时,长轴体积覆盖范围最大(HS 模式)。西门子公司 Sensation 16 的全景无失真图像重建技术,可以自由选择螺距,且层厚与螺距不相关。

**(二) CT 扫描的基本参数**

扫描参数包括线束宽度(beam thickness)、管电流(mA)和管电压(kV)、旋转时间(rotation time)、空间分辨率(spatial resolution)、密度分辨率(density resolution)、矩阵(matrix)、螺距(pitch)等。

**1. 线束宽度**

X 线管从阳极靶面发射 X 线,经 X 线管"窗口"射出,发射出的线束为一锥形的光束。这个锥形光束必须经 X 线准直器校正才能用于 CT 扫描。

CT 机在 X 线管球侧和探测器侧均有准直器,控制 X 线束在 Z 轴方向的宽度。管球侧准直器(前准直器:第 1 次准直),控制从窗口发射的 X 线束在 Z 轴方向的厚度,并可根据需要进行调节。探测器侧准直器(后准直器:第 2 次准直),校正到达探测器的 X 线,控制散射线,决定采集层厚。

单排 CT 前准直器的准直宽度等于后准直器的准直宽度,即 X 线束宽度等于采集厚度。如 5mm 线束宽度决定了采集层厚为 5mm。因此,单层螺旋 CT 的 X 线束宽度既决定 Z 轴方向的体积覆盖速度,同时又决定了 Z 轴方向的分辨率。

多层螺旋 CT 有多排探测器,X 线球管发射的 X 线透过人体的同时被多排探测器探测,探测器侧准直宽度为 X 线管球侧准直宽度的 $1/N$,$N$ 为多排探测器的排数。虽然 X 线束宽度仍然决定 Z 轴方向的体积覆盖速度,但 Z 轴方向的分辨率由探测器准值宽度决定。因此,采集层厚不等于线束宽度。对于 4 层 CT 来说,X 线束宽度=采集层厚×4;在 16 层 CT 上,X 线束宽度=采集层厚×16。

薄的 X 线束宽度将提高图像在 Z 轴方向的分辨率,有利于提高 3D 图像质量,降低部分容积效应影响,减少高密度组织(如骨、金属异物)的条索伪影。但在毫安秒(mAs)不变时,层厚过薄,会增加图像的量子噪声,降低图像中软组织间的细微差别,使低密度分辨率降低。并且,在扫描容积确定时,将增加总的扫描时间和采集数据。而在常规 CT 扫描时,确定扫描区域后,扫描层厚的改变并不明显改变被检者所受的辐射剂量。

**2. 管电流和管电压**

管电流大小决定 X 线球管发射的 X 线总量多少,也就是直接决定 X 线束中的 X 线光子数量。X 线光子数量与图像的量子噪声成反比关系,因此管电流影响图像的量子噪声。高的管电流将提高图像的低密度分辨率,有利于提高软组织对比,但增加被检者的辐射剂量,增加 X 线球管阳极负担。

多层螺旋 CT 扫描,X 线球管旋转速度快,达 0.5s/转。因此,为保证图像质量,必须相应提高管电流,这就要求 X 线球管的热容量要足够大。目前,一般多层螺旋 CT 配置的 X 线球管容量都在 6.0 MHU 以上。

管电压的大小决定 X 线束中 X 线光子的能量,射线束的管电压高,穿透人体到达探测器的光子数量就多,图像就更平滑。但是 X 射线的管电压高,硬 X 线增加,降低了软组织间的对比度。

3. 旋转时间

旋转时间为扫描架绕人体 1 周(360°)完成一次采集所需的时间,医学上通常又称之为旋转速度。目前,多层螺旋 CT 最快的旋转时间为 0.33 转/s。旋转时间直接决定 CT 扫描的容积覆盖速度,是反映 CT 性能的重要参数。高性能是指具有高的 Z 轴分辨率、低的图像伪影、快速扫描 Z 轴较大体积的能力或单位时间内获得的扫描层数。

扫描区域一定时,其他参数(如螺距、层厚)不变,提高旋转速度将缩短整个容积的扫描时间。同样,在相同的扫描时间内扫描同一容积,将获得更高的 Z 轴分辨率。多层螺旋 CT 旋转速度提高到 0.5s/周,使许多临床 CT 检查,尤其是要求在较短时间内获取较高质量图像的 CT 扫描得以实现,如一次屏气下全肺的大容积高分辨扫描、全肝的多期增强扫描、高质量大范围 CT 血管造影、心脏成像和 CT 灌注成像等。

4. 空间分辨率

空间分辨率指在图像中可辨认的相邻物体空间几何尺寸的最小极限,即对影像细微结构的分辨能力,它是反映 CT 性能的主要参数之一。

空间分辨率由 CT 机 X 线球管焦点大小及探测器二次准直等因素决定,以每厘米多少线对(Lp/cm)或可分辨最小物体的直径(mm)表示,Lp/cm 分辨率换算成 mm 分辨率的公式为

$$1\text{mm} = 10/(2 \times \text{Lp/cm}) \tag{4-5}$$

如果分辨率为 20Lp/cm,则 mm 分辨率为:$10/[2\times20(\text{Lp/cm})]=0.25\text{mm}$。胶片的空间分辨率为 4~20Lp/mm,CT 为 0.5~2Lp/mm。

图像的空间分辨率与矩阵有关,当决定分辨率的 CT 扫描性能参数确定后,矩阵大小决定水平断面(X-Y 轴)上的像素大小。事实上,空间分辨率是一个三维的概念,另由层厚决定 Z 轴方向的分辨率。当体素的立方体各个方向(X-Y-Z 轴)的尺寸相等时,被称为各向同性(isotropic)。

5. 密度分辨率

密度分辨率又称为低对比分辨率,是指在低对比情况下,图像中能够区分物体密度微小差别的能力,用百分数表示。如果 CT 的密度分辨率为 0.2%,即表示当相邻两种组织密度相差不小于 0.2%时,CT 就能将它们分辨出来。如果小于这个差值,则会因机器噪声干扰而无法分辨。

影响密度分辨率的因素有:X 线管电流、探测器灵敏度和采集层厚等。此外,随着被检物体大小的改变,空间分辨率不同,密度分辨率也发生改变,两者之积为一常数,称为对比细节常数,以 mm% 表示。因此,在 CT 扫描时,操作者想获得密度分辨率较为满意的图像,就必须根据被检者的年龄和体型,兼顾机器损耗与 X 线曝射剂量的同时进行相应的剂量(毫安秒)选择。数字化图像的密度分辨率常常使用位深来表示,位深代表数字图像所能表现的灰阶分辨率大小,单位为比特。比特值越大,表示数字图像的密度分辨率越好。

6. 矩阵

矩阵是构成图像的像素阵列,决定图像的像素大小和数目,每台 CT 提供多种矩阵选

择,如 512×512、1024×1024 等。矩阵与像素的关系是

$$像素大小(mm) = 扫描野(或 FOV)(mm)/ 矩阵 \qquad (4\text{-}6)$$

例如,扫描野为 500mm×500mm,矩阵采用 512×512,则每个像素大小为 0.98mm× 0.98mm。

如果应用了放大扫描,则矩阵与像素的关系为

$$像素大小(mm) = 扫描野(FOV)/(放大倍数 × 矩阵) \qquad (4\text{-}7)$$

例如,扫描野为 500mm×500mm,放大倍数为 2 倍,矩阵仍采用 512×512,则每个像素尺寸为0.49mm×0.49mm。此时,重建FOV=扫描 FOV/放大倍数,实际上是 250mm。

在实际扫描计划中,选择矩阵的原则是使设置的矩阵所决定的像素尺寸及重建滤过所承担的分辨率大小能与临床诊断要求的图像细节相匹配。如果设置的像素尺寸及重建滤过所承担的分辨率大于图像的细节,则图像的细节不能被充分表达,从而降低分辨率。另一方面,如果采用大矩阵,即小尺寸像素,而实际诊断不要求过度细致时,增加像素数目,也就是增加数据量,必然要增加后处理时间和储存空间,这是没有意义的。

例如,将肺部扫描野确定为 300mm。要得到分辨率 22Lp/cm,换算成 0.227mm 的高分辨率图像,则放大倍数为 1.3 时,矩阵大小应为

$$矩阵 = 300 ÷ (0.227 × 1.3) = 1016$$

因此,矩阵设置应选择 1024,这样既满足了临床诊断要求的图像细节,又没有过度增加像素数目,也没有延长后处理时间。

## 二、各种检查扫描技术

CT 检查扫描技术包括 CT 非螺旋扫描和 CT 螺旋扫描技术。CT 非螺旋扫描又称为普通 CT 扫描。螺旋扫描的优点是扫描速度快,可连续快速扫描成像,大多数检查能够在被检者一次屏气的时间内完成,这样可减少呼吸伪影,避免小病灶因呼吸幅度不一致而漏诊;同时缩短危重患者的检查时间,增加单位时间内被检者的检查数;更重要的是,一次注射对比剂后,就可分别完成器官多期扫描,如肝动脉期、门静脉期和平衡期,有利于病灶的检出和定性。由于获取了容积数据,可重建出高质量的多轴面图像和三维立体图像。

### (一)普通扫描

普通扫描也称为平扫或非增强扫描,是指不用对比剂增强或造影的扫描,如图 4-26(a)所示。CT 检查一般先做普通扫描。检查方法是被检者去除检查部位穿戴的金属物体后,常规仰卧于检查床上,摆好位置,使身体两侧基本对称,然后把检查部位移入扫描机架的孔内,定好扫描基线和床的移动方向即可扫定位图。扫定位图后,根据不同检查部位和不同病变情况选择层厚、层距、扫描机架倾斜角度和兴趣区范围,然后开始逐层扫描,直到所需检查部位扫完为止。对于不同检查部位,普通扫描的层厚、层距常采用 5mm 或 10mm,扫描体位多采用横断层面。检查颅脑以及头面部病变时可增加冠状层面扫描,但目前多被图像后处理取代。

CT 扫描过程中,被检者应保持静止状态,这是因为运动可产生伪影,影响图像质量。被检者的控制可采用头部、胸部固定带等机械方法,儿童或不合作的患者可用镇静药甚至麻醉药物。胸、腹部 CT 检查扫描前应辅导被检者练习屏气,避免因呼吸运动产生伪影。

### (二)增强扫描

增强扫描是指静脉注射水溶性有机碘对比剂后的扫描。注射对比剂后,血液内碘浓度

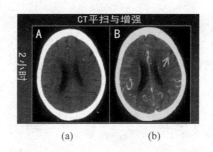

**图 4-26　颅脑 CT 平扫与增强扫描**

（a）CT 平扫未见异常；（b）CT 增强左额叶血管影略少

增高,血管和血供丰富的组织器官或病变组织碘含量较高,而血供少的病变组织则碘含量较低,使正常组织与病变组织之间碘的浓度产生差别,形成密度差,有利于发现平扫未显示或显示不清楚的病变组织,同时根据病变组织的强化特点,对病变器官、组织进行定性诊断。最后对比剂经肾排泄,使泌尿道强化,随尿液排出体外。

1. 常规增强扫描

常规增强扫描是指静脉注射水溶性有机碘对比剂后,按普通扫描的方法进行扫描。常规增强扫描对比剂的注射方法是静脉团注法,如图 4-26(b)所示。

2. 动态增强扫描

动态增强扫描(dynamic contrast scan)是指静脉注射对比剂后,在短时间内对兴趣区域进行快速连续扫描。动态扫描时,扫描过程与图像处理过程分开,扫描优先进行,待扫描结束后再做图像的重建和显示。由于把扫描过程与图像处理过程分开,在较短的时间内即可完成扫描,这时血液中对比剂的浓度仍较高,增强效果也较明显。

根据不同的检查目的,动态扫描又分为进床式动态扫描和同层动态扫描两种。前者扫描范围包括整个脏器,由起始层面连续扫描到终止层面,以发现病灶为主要目的;后者是对同一层面连续进行多次扫描,获取时间密度曲线,观察该层面病灶血供的动态变化特点,研究病灶的强化特征,鉴别其性质。两种扫描方法均以静脉团注法经肘静脉注入对比剂。

进床式动态扫描法每层扫描时间为 2s,扫描间隔时间为 2.5～3s,以 3～5 个层面为一组,扫描时被检者屏气,两组之间停顿 10s,让被检者呼吸,然后再继续进行第 2、3 组扫描,直到扫完规定范围为止。患者左上肺纵隔旁占位性病变动态增强扫描如图 4-27 所示。

同层动态扫描法首先根据平扫或常规 CT 增强扫描确定感兴趣层面,然后对该层面进行连续扫描,扫描时间和扫描间隔时间与进床式扫描法相同。以每 3～5 次扫描为一组,扫描时被检者屏气,两组之间停顿 10s,让被检者呼吸,然后再继续进行第 2、3 组的扫描,一般扫 2～3 组即可。对于 1～2cm 的小病灶,呼吸幅度变化的影响可使扫描层面不能通过事先设定的感兴趣层面,从而造成同层动态扫描失败,合作不好的被检者,失败的概率更大。此时可结合进床式扫描,层厚 3～5mm,以每 3～5 层进床式扫描为一组,重复 3～4 组扫描,每组均扫同一范围,两组之间停顿 10s,让被检者呼吸。这样可确保每组扫描中至少有 1～2 层通过病灶层面,达到动态扫描观察病灶时间-密度曲线的目的。

3. "两快一长"增强扫描

"两快一长"增强扫描是动态增强扫描的一种特殊形式。"两快"是指注射对比剂速度快和起始扫描的时间快,"一长"是指扫描持续的时间要足够长,一般持续 5min 以上。其方法

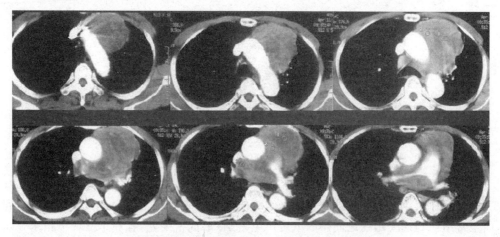

**图 4-27　左上肺纵隔旁占位性病变 CT 影像图**

是先平扫选择病灶的最大层面或兴趣层面,然后一次快速静脉注射对比剂 60～80ml,注射完毕后,立即行动脉期扫描,然后按照设定的序列延迟扫描。"两快一长"增强扫描主要用于肝海绵状血管瘤、肝内胆管细胞型肝癌以及肺内孤立性结节的诊断和鉴别诊断。

4. 延迟增强扫描(delay contrast scan)

延迟增强扫描是指一次大剂量注射对比剂 150～180ml 后,延迟4～6h 后的增强扫描。该方法的基本原理是正常肝细胞具有摄取和排泄有机碘的功能,静脉注入的水溶性碘对比剂有 1‰～2‰被肝细胞吸收后经胆管系统排泄,静脉注入对比剂数小时后,正常肝实质及其周围的微细胆管的 CT 值提高 10～20HU,而病变的肝组织不具备这种吸收碘和分泌碘的功能,其密度低于正常肝,从而造成病变肝组织与正常肝组织之间的密度差增大,使平扫和常规增强扫描中呈等密度的病灶在增强后的延迟扫描中表现为相对低密度,提高了肝内小病灶的检出率。

5. 双期和多期增强扫描

双期和多期增强扫描是利用螺旋 CT 扫描速度快的优点,在一次静脉注射对比剂后,根据检查器官的血供特点,分别于强化的不同时期对检查的器官进行两次或多次完整的螺旋扫描。双期或多期扫描的目的是发现小病灶并了解被检器官及病灶的强化特点,提高病灶的检出率和定性能力。图 4-28、图 4-29 分别显示肾肿瘤的皮质期和髓质期。

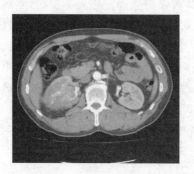
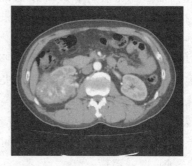

**图 4-28　右肾肿瘤皮质期增强扫描**

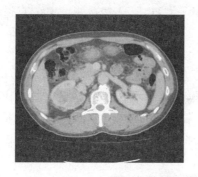
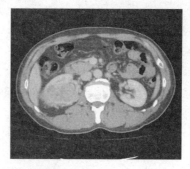

图 4-29　右肾肿瘤髓质期增强扫描

### （三）造影 CT

造影 CT 是指利用阳性或阴性对比剂使某一器官或结构显影,然后再行 CT 扫描的方法。造影 CT 检查克服了常规 X 线造影的重叠问题,较好地显示某一器官的解剖结构,有利于发现病变。造影 CT 分为血管造影 CT(CT angiography-assisted,CTA)和非血管造影 CT 两种。

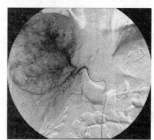

图 4-30　肝右叶动脉血管
CT 造影图

1. 血管造影 CT

血管造影 CT 是将 X 线血管造影和 CT 扫描两种技术结合起来的一种检查方法,又分为动脉造影 CT(CT arteriography,CTA)和动脉性门静脉造影 CT(CT arterial portography,CTAP)两种,如图 4-30 所示,主要用于肝和肺部占位性病变的检查。它对肝内小肿瘤的检出率高于常规 CT、动态 CT 和 X 线血管造影。

血管造影 CT 的基本原理是:正常肝 20%～25% 由肝动脉供血,75%～80% 由门静脉供血,对于肝内由肝动脉为主供血的占位性病变,做 CTA 检查时,病灶明显强化,加大了病灶与正常肝的密度差;做 CTAP 检查时,正常肝的密度明显提高,但病灶的密度无明显改变,两者的密度差亦明显加大,提高了肝病变 CT 检查的阳性率。但 CTA 和 CTAP 是创伤性检查方法,只能有选择地应用,作为常规 CT 检查的一种补充。动脉造影 CT 检查方法是在血管造影室经皮穿刺股动脉插管,将导管置于肝固有动脉内并进行腹腔动脉和肠系膜上动脉造影。

肝动脉解剖变异较多见,常见变异有肝右动脉起源于肠系膜上动脉,肝左动脉起源于胃十二指肠动脉或胃左动脉等。如果采用常规的肝动脉内注射对比剂,起源变异的动脉供血的肝叶将得不到增强,较易发生漏诊。通过血管造影可事先明确肝动脉有无解剖变异,如发现有解剖变异,则必须做选择性动脉插管。

动脉性门静脉造影 CT 检查方法同样是经皮穿刺股动脉插管,将导管插入脾动脉或肠系膜上动脉内,将导管与高压注射器连接,通过导管直接注射对比剂。对比剂经脾静脉或肠系膜上静脉回流到门静脉系统,使由门静脉供血的肝实质密度明显提高,而肝内病灶无论动脉供血丰富与否,均表现为低密度。

2. 非血管造影 CT

非血管造影 CT 是指先对某一器官或结构进行非血管性造影,然后再做 CT 扫描的方法。常用的有脑池造影 CT(CT cisternography,CTC)、脊髓造影 CT(CT myelography, CTM)和胆系造影 CT(CT cholangiography,CTC)等。

(1)脑池造影 CT。脑池 CT 造影是将对比剂注入脊髓蛛网膜下腔,经体位引流使对比剂充盈脑池后,再行头部 CT 扫描,以清楚显示脑池的方法。脑池通过平扫即可显示,但注入对比剂后对比度提高,特别是桥小脑角池和鞍上池显示更清楚。因而对于桥小脑角、脑干和颅底区的病变,普通 CT 不能明确诊断时,可辅以脑池造影 CT 扫描。对比剂可分为阳性对比剂和阴性对比剂两种,例如,非离子碘对比剂为阳性对比剂,而过滤的空气为阴性对比剂。

(2)脊髓造影 CT。脊髓造影 CT 是指非离子型碘对比剂注入脊蛛网膜下腔后行脊髓 CT 扫描的方法,如图 4-31所示。通过此法可清晰地观察椎管内的解剖结构,有利于脊髓病变和椎管内病变的发现和定位。

(3)胆系 CT 造影。胆系 CT 造影是指先经静脉注射或口服胆系对比剂后,使胆系显影后再行 CT 扫描的方法。胆系 CT 造影为无创伤性检查,可清楚地显示胆囊腔内和胆囊壁的病变,根据胆囊和胆管是否显影,还可评价胆囊的功能是否正常。根据胆系显影的方法不同,分为静脉注射对比剂胆囊 CT 造影和口服对比剂胆囊 CT 造影两种。

① 静脉胆囊 CT 造影。经静脉注射 40%～50%胆影葡胺 20～30ml,因胆影葡胺的不良反应较明显,需缓慢注射,以减轻反应。也可把 40ml 的胆影葡胺加入 5%的葡萄糖溶液 150～200ml 中,经静脉滴注。由于对比剂被稀释和葡萄糖的保护作用,既可减少不良反应,又可提高胆管显影率。

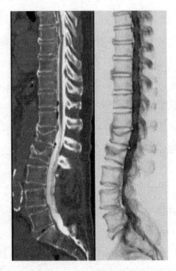

**图 4-31　脊髓造影 CT**

在注射对比剂后 30～60min 后,行胆系 CT 扫描。层厚和层距均取 5～10mm。由于 CT 的密度分辨率明显高于普通 X 线照片,可使 X 线照片未能发现的胆管在 CT 扫描中显影,并能了解肝分泌功能和胆汁排泄是否通畅。如果要了解胆囊的收缩功能,进脂肪餐后 60min 后,可再次进行 CT 扫描。

② 口服胆囊 CT 造影。口服碘番酸 0.5～1.0g,服药后 14h 进行 CT 扫描,扫描方法与静脉法相同。此时,胆囊舒缩功能正常者胆囊内充满对比剂,胆囊息肉、肿瘤、结石将显示为充盈缺损。

**(四)特殊薄层扫描**

在 CT 检查中,除普通扫描外,为了使解剖结构或病变显示更清楚,有时需要对某些部位进行一些特殊薄层扫描检查方法。

**1. 薄层扫描**

薄层扫描(thin slice scan)是扫描层厚≤5mm 的扫描,目前多采用薄层重建。薄层扫描的优点是减少部分容积效应,真实反映病灶及组织器官内部的结构。一般用于检查较小的病灶和较小的组织器官。对于一些较大的病变,为了观察病变的内部细节,局部也可加做薄层扫描。如需重建冠状面和矢状面图像以及三维图像时,为了获取较好的图像质量,也需要用到薄层扫描,扫描层面越薄,重建的图像质量越高。

2. 重叠扫描

重叠扫描(overlap scan)是扫描时设置层距小于层厚,使相邻的扫描层面有部分重叠的扫描方法。例如,扫描层厚10mm,层距5mm,相邻两个扫描层面就有5mm厚度的容积重叠。重叠扫描可减少部分容积效应的影响,提高小病灶检出的概率。

3. 靶扫描

靶扫描(target scan)是对兴趣区进行小螺距或薄层扫描。对兴趣区以外的部位进行大螺距或厚层扫描,其目的是为了减少被检者的X线辐射,也称为目标扫描。而放大扫描则是靶扫描的一种特例,它是对兴趣区进行缩小扫描野(FOV)的扫描,从而达到提高空间分辨率的目的。而后处理的放大是对像素的放大,没有空间分辨率的提高。

4. 高分辨率CT

高分辨率CT(high resolution CT,HRCT)是在较短的扫描时间内,经薄层扫描,用大矩阵、骨算法重建图像,获得有良好空间分辨率CT图像的扫描技术。该方法具有极好的空间分辨率,主要用于小病灶、小器官和病变细微结构的检查。常用于肺部弥漫性与结节性病变、内耳的检查。其缺点是:因薄层扫描加大电压和电流,导致机器的负荷增加,患者接受X线剂量增加,软组织显示效果差。HRCT的空间分辨率高,图像的细微结构清晰,边缘锐利度高,噪声大,伪影较多,如图4-32所示。

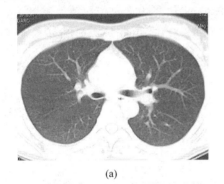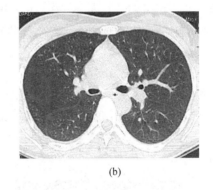

(a)　　　　　　　　　　　　　　　(b)

**图 4-32　常规 CT 与 HRCT 效果比较**

(a) 常规 CT:无肺纹理或少肺纹理;(b) HRCT:线状致密影

高分辨率扫描对 CT 机的基本要求是:①全身 CT 机的固有空间分辨率小于 0.5mm;②薄层扫描,层厚为 1.0~1.5mm;③图像重建使用高空间分辨率算法;④应用 512×512 矩阵,如矩阵仅有 320×320 时,可通过靶扫描缩小显示野来减小像素;⑤扫描使用管电压和管电流,即 120~140kV,170~220mA;⑥层面扫描时间小于 3s,常用 1~2s。目前多排螺旋 CT 扫描后可采用薄层重建图像。

5. 图像堆积扫描

图像堆积扫描(stack slice)是一种把多个薄层扫描图像叠加成一个厚图像的扫描技术。其方法是先设置好扫描层厚和叠加的扫描层面数目,然后开始扫描,一般扫描层厚为 1~3mm,叠加的层面数目为 3~5 层。

**(五)定量 CT 扫描**

定量 CT(quantitative CT,QCT)扫描是指利用 CT 检查来测定某一兴趣区内特殊组织的某种化学成分含量的方法,常用来测定骨矿物质含量,监测骨质疏松或其他代谢性骨病患者的骨矿密度。定量 CT 骨密度测定一般选择 $T_{12}$ 至 $L_3$ 连续 4 个椎体。方法是先对椎体进行扫描,扫描层面取椎体的中部并与椎体终板平行,层厚 $8\sim10mm$,球管电压采用 $80kV$。扫描时被检者仰卧于检查床上,扫描部位下方放置一标准密度校正体模,体模内含有数个已知的不同密度的溶液或固体参照物,作为参照密度来校正和计算椎体内骨矿密度。根据 X 线发射源的能级,常用的定量 CT 分单能定量 CT 和多能定量 CT 两种。

### (六)低剂量扫描

图像质量和射线剂量之间存在因果关系,有时为了增加图像的密度分辨率或减少图像的噪声,需增加扫描射线剂量,以利于诊断,但患者 X 线吸收增加。CT 发射窄束或小锥形束 X 线,X 线质硬,穿透性强,被人体吸收少。在相同的照射条件下,CT 检查患者吸收 X 线剂量较普通 X 线检查少。影像辐射剂量的因素有:管电压,主要影响穿透力,其他参数不变,增加管电压,辐射剂量增加;管电流可用毫安或毫安秒表示,主要影响 X 线的量,毫安和毫安秒与噪声线性相关,若增加,噪声下降,降低辐射剂量最有效,最直接的方法是降低管电流。在满足诊断要求下,降低扫描 X 线剂量进行 CT 扫描,可以降低患者 X 线吸收剂量,也可降低 X 线球管及机器本身的损耗,主要用于肺癌高危人群的普查。

### (七)双能量扫描

双能量扫描是指能谱成像,利用物质在不同 X 线能量下产生不同吸收的特性来提供影像信息。通过单球管高、低能瞬时切换获得时空上完全匹配的双能量数据,在原始数据空间进行能谱解析,可实现双能量减影、物质定量分析、单能量成像和能谱曲线分析等功能。

### (八)CT 透视及 CT 导向穿刺活检

CT 透视是一种连续扫描成像的 CT 装置,利用快速扫描、快速图像重建和连续图像显示技术的结合,达到实时 CT 扫描成像的目的。该法每秒能获得 $5\sim8$ 幅图像,基本达到实时显示的目标。由 CT 机附加功能完成,主要用于 CT 引导下的活检穿刺或介入治疗,如图 4-33 所示。

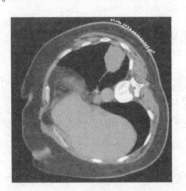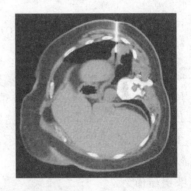

**图 4-33　左肺下叶肿瘤穿刺活检**

CT 导向穿刺:在 CT 扫描基础上,确定病灶位置,在病灶区所对应的体表,贴上进针的定位标志,对选定区域进行平扫,找出病灶中心层面所对应的体表标志的进针点,根据 CT 图像的处理软件,确定进针的深度和角度,进针后还需在进针点再扫描 $1\sim2$ 层,观察针尖是否到位。该法适于病灶的活检。

# 第四节　螺旋 CT 特殊检查及后处理技术

## 一、实时增强监视

实时增强监视是指增强扫描时对某感兴趣区的解剖区域的 CT 值进行监视,根据 CT 值的变动来自动触发预定的扫描程序,它不是独立的检查方法,而是增强扫描,是对某些检查,尤其心血管造影检查的一种辅助手段,通过软件来协助实施。实时增强监视可准确地确定增强开始扫描的最佳时间,使扫描时间与器官组织的增强同步,从而获得高质量的增强图像。

## 二、CT 灌注成像

CT 灌注成像是指用 CT 动态增强来分析局部器官或病变的动态血流变化,并以图形和图像的形式将其显示出来的一种功能性成像技术,以此计算目标区脑血管流量、脑血管容量、对比剂峰值时间和表面通透性等,它是一种定量检查方法。它对缺血性脑梗死早期诊断具有明显优越性,对脑缺血性疾病的诊断和治疗有广泛的实用价值,对全身肿瘤病变血流量改变、放化疗后监测肿瘤新生血管、科学地评价肿瘤、判断预后效果有重要作用。可用于肝、肾、胰等实质器官的 CT 灌注、心肌缺血的判定,如彩图 4-34 所示。

## 三、CT 图像后处理技术

### (一)重建技术

重建技术是基于 CT 图像的原始数据,既可改变图像的矩阵、视野,重建图像,还可改变算法,再次重建图像。即一次扫描经不同的重建算法可以获得数套不同的 CT 图像,用不同的窗值来观察,使诊断信息更丰富。CT 机内装有不同的图像重建数学演算方法软件,常用的有标准算法、软组织算法、骨算法和肺算法等。根据受检部位的组织成分和密度差异,选择合适的数学演算方法,使图像达到最佳显示效果。如用内耳骨算法扫描后,改用软组织算法再次重建图像,提高了组织间的密度分辨率。

### (二)重组技术

重组技术是一种将重建后的数据进行后处理,改变图像的显示形式和方位的技术,它不涉及原始数据,但对重建数据有一定的要求。重组方法很多,可以选择二维、三维图像重组。二维的多平面重组图像,CT 值属性不变,在多平面重组图像上仍可以进行 CT 值测量;而三维图像的 CT 值属性已变,CT 值不能反映组织密度。重组方法主要有以下几种:

1. 多平面重组

多平面重组(multiplanar reformation,MPR)属于三维图像处理,但显示的是二维图像,一组横断面图像的数据经过后处理后可显示为任意方向的二维断面图像,如矢状面、冠状面或任意斜面等,如图 4-35 所示。层厚越薄,层数越多,重组图像越清晰、平滑。MPR 方法简单、快捷,适用于全身各个部位,可较好地显示器官内的复杂解剖关系,利于病灶的准确定位。一般多排螺旋 CT 机有此功能,它常作为横断面图像的重要补充。

2. 曲面重组

曲面重组(curved planar reformation,CPR)是 MPR 的一种特殊形式,在容积数据基础

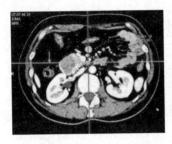
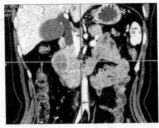
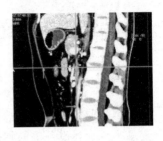

图 4-35　腹部横断面、冠状面和矢状面 CT 影像图

上，沿目标器官画一条曲线，以二维图像显示出来，可将扭曲重叠的血管、支气管等结构伸展拉直，显示在同一平面上，较好地显示全貌。曲面重组对所画曲线的准确度依赖性很大，会造成人为的假象，CPR 有时不能真实反映被显示器官的空间位置和关系，如图 4-36 所示。

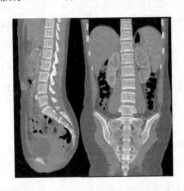
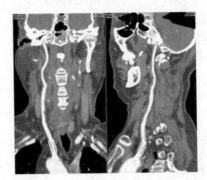

图 4-36　脊柱和颈动脉曲面重组成像

### 3. 最大密度投影

最大密度投影（maximum intensity projection，MIP）是指经计算机处理，能将密度值高于所选阈值的体素或密度最高的体素投影于平面上，可从任意投影方向进行观察。临床上常用于显示具有较高密度的组织结构，如增强后显影的血管、明显强化的肿块或肺小结节等，而当组织结构的密度差异较小时，MIP 效果不佳，如图 4-37 所示。

### 4. 最小密度投影

最小密度投影（minimum intensity projection，MinIP）与 MIP 相反，它是将密度值低于所选阈值的体素或密度最低的体素投影于平面上。临床常用于显示密度明显低的含气器官，如胃肠道、支气管等，如图 4-38 所示。

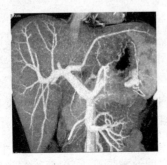
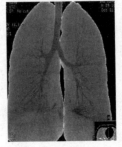
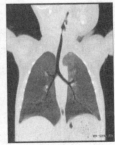

图 4-37　肺部 MIP 影像图　　　　　图 4-38　支气管 MinIP 影像图

5．容积再现技术

容积再现技术(volume reformation，VR)属于 3D 重建技术，是将螺旋 CT 容积扫描获得的全部容积数据，根据每个体素的 CT 值及其表面特性，使成像容积内的所有体素均被赋予不同颜色和不同透明度，经图像重组和模拟光源照射，显示出具有立体视觉效果的器官或组织结构的全貌，如图 4-39 所示。VR 不仅显示目标区的表面形态，还可以显示内部任意层次的形态。VR 图像分辨率高，可以分别显示软组织及血管和骨骼，3D 空间解剖关系清晰，色彩逼真，可任意角度旋转，操作简便，适用范围广，其缺点是数据计算量大，不能显示内部细微结构和微小的病灶。

6．表面遮盖显示

表面遮盖显示(surface shaded display，SSD)是指通过计算感兴趣区物体表面的所有相关像素的最高和最低 CT 值，保留所选 CT 阈值范围内的像素影像，将超出 CT 阈值的像素进行透明处理后再重组成三维图像，如图 4-40 所示。SSD 空间立体感强，解剖关系清晰，利于病灶定位，但受 CT 阈值选择的影响大，选择不当，易丢失利于定性诊断的 CT 密度，使细节显示不佳。SSD 与 VR 重组图像相似，VR 图像更加细腻逼真，而且操作灵活方便，因此，VR 应用更为普遍，SSD 重组很少使用。

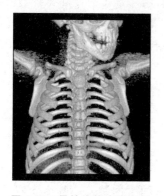

图 4-39　骨性结构容积显示

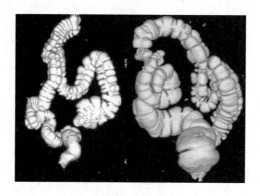

图 4-40　表面遮盖显示

四、CT 血管造影术

CT 血管造影术(CT angiography，CTA)是经周围静脉快速注入水溶性有机碘对比剂，在靶血管对比剂充盈的高峰期，用螺旋 CT 对其进行快速容积数据采集，获取的容积数据再经计算机后处理，即用 3D 成像技术(如 MIP、VR 等)重组成 3D 血管影像，为血管性疾病诊断提供依据。CTA 具有操作方便、经济、有效、微创等优点。单层螺旋 CT 因受扫描速度和探测器覆盖范围的限制，只能进行局部大血管 CTA 检查，而多层螺旋 CT，尤其是 64 层及以上的螺旋 CT，空间分辨率明显提高，图像后处理功能更强大，扫描速度明显加快，CTA 图像质量更好，血管立体感更逼真，可进行大范围的 CTA 检查，细小动脉显影也更佳。CT 血管检查包括动脉血管检查和静脉血管检查，临床应用较多的是动脉血管检查，如图 4-41 所示。

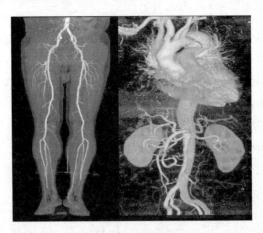

图 4-41　CT 血管造影术

# 第五节　CT 成像技术的临床应用

随着 CT 的不断发展和更新,CT 设备不断升级换代,由普通 CT 发展为螺旋 CT,由单层螺旋 CT 发展为多层螺旋 CT,随后又出现了双源 CT、能谱 CT,检查技术也在不断改进和完善,由单层扫描发展到多层容积扫描,由普通的平扫和增强扫描发展到动态增强扫描、灌注 CT 和能谱成像,实现了由大体解剖结构影像诊断到功能成像的跨越,其丰富的后处理技术使临床应用范围进一步扩大,几乎可用于人体任何部位组织器官的检查。对疾病的诊断、治疗方案的确定和疗效观察以及预后评估等有重要的参考价值。

## 一、支气管发育异常

### (一)病症

患儿,男,7 个月,出生后易感冒,常伴吼喘,生长发育晚于同龄儿。临床先后考虑普通感冒、毛细支气管炎、肺炎、哮喘等,并先后做了 X 线片、B 超检查,排除肺部及心脏疾病。但小孩始终间断地吼喘,感染后加重,甚至有时呼吸困难,患者比同龄儿易患呼吸道感染,感染后治疗时间较长。

### (二)病因分析

首先小孩表现为常见感冒征象,与人体的呼吸道有关,临床又分上呼吸道和下呼吸道感染。上呼吸道感染,常咳嗽、流涕,可伴发烧及喘气,常常对症治疗,一般 1～2 周就会痊愈;而下呼吸道感染,尤其累及肺部感染,临床表现及病程均较重,下呼吸道与心血管的关系密切。

### (三)影像检查

首先拍 X 线平片排除肺部病变,同时了解肺部血管纹理情况。再通过 B 超检查了解心脏及心血管发育情况。X 线平片显示肺血管纹理基本正常,在多次诊疗过程中出现肺部感染征象,B 超检查显示心脏及心血管发育正常。

X 线平片只能显示心血管重叠影像的大致轮廓,B 超或心脏彩超虽能很好地了解心腔内的结构及血流情况,但因肺部气体干扰,对心腔外大血管走向、形态及血流情况显示效果欠佳。DSA、多排螺旋 CT 或 MRI 也可用于心血管检查,但是 DSA 为有创性检查,对发育畸形的形态学诊断,常常不作为首选检查方法,MRI空间分辨率低于CT,小孩不配合,扫描时间长,胸部伪影多等,也不能作为首选的检查方法。

多排螺旋CT扫描速度快,空间分辨率高,一次扫描可以进行众多的后处理重组图像技术。观察肺部、气道及胸廓骨骼发育情况,需做增强扫描,同时还可以观察心血管形态学是否存在异常。再做增强CTA,利用多平面重组技术(multiplane reconstruction,MPR)显示结果:左肺动脉起源异常,直接起源于右肺动脉主干,并沿着食管和气管之间到达左肺门,如图4-42所示。

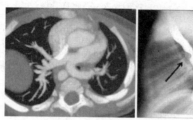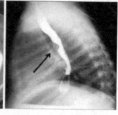

**图4-42　肺动脉CT血管造影**

食道吞钡检查常见食道受压变窄。气管隆凸上方气道有受压变窄征象,最小密度投影支气管树重组图像显示气管及支气管走向、形态、狭窄或通畅与否,如图4-43所示。

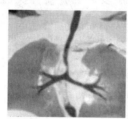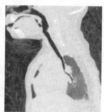

**图4-43　肺部MSCT重组**

利用容积再现技术,可以多角度显示心血管之间的位置关系,以及气管与心脏大血管的走向、形态关系,属于3D技术,如图4-44所示。

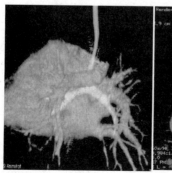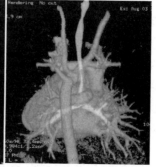

**图4-44　肺部大血管容积再现**

### (四)影像诊断

小孩常吼喘,同时影响肺部血供及血氧交换,肺部易并发炎症,小孩发育不良。小孩平时有吼喘,感染后加重。首先检查是否有气道异常,气道本身发育畸形或发育不良,气道阻塞,气管周围软组织病变(包括脓腔、囊肿及肿瘤),心血管压迫气道,使气道变窄等,经过 CTA 血管检查及多种后处理技术,显示其支气管形态学异常,左肺动脉起源异常。

### (五)讨论

以上病例分析了影像检查技术在心血管系统及气道和肺部的应用。多排螺旋 CT 及其多种后处理图像重建技术,对气道和心脏血管结构和形态及走向的显示起着很重要的作用。心血管系统是 X 线平片检查中最难观察和诊断的一个系统,因为其四个房室与两个主要大血管交错在一起,平片上没有明确的界限,只能靠边缘形态变化发现异常,有时还需利用食道吞钡检查,观察食管形态是否改变,可间接判断心血管可能的异常。X 线检查可以整体显示心脏的位置、形态、大小、边缘和搏动,但无法观察心脏各房室和腔内解剖结构,其优势在于空间分辨率高,特别对肺血的多少和肺瘀血及其程度有较好的判断。X 线片简单、方便、直观,便于先天性心脏病手术后的随访及对比观察,常作为绝大多数心脏疾病的基本筛选方法。气道除了气管有时显影,其余气道 X 线基本不能显示。

普通 CT 扫描时间分辨率低,受心脏收缩运动和呼吸运动的影响较大,图像质量不能满足评估心脏解剖结构和功能的需要,而多排螺旋 CT 扫描时间短,能进行连续动态扫描,可以较好地反映心动周期内心脏形态学的改变和心脏功能状况,其多种后处理技术可以直观反映心内畸形、瓣膜病变及血管的改变,适用于复杂的心血管畸形和一些后天性心脏病以及大血管和周围血管疾病的诊断,而对心包、心肌及心脏肿瘤等疾病的诊断仍有一定的限度。对大血管病变及周围血管病变,CT,尤其是多排螺旋 CT 及多种三维重组等后处理技术,可以直观显示血管走向、形态、血管壁及血管周围病变对血管影响的情况,或异常走向、形态的血管对周围气管软组织的影响。

## 二、神经源性膀胱

### (一)病症

患儿,男,8 岁。曾在 8 个月时出现尿失禁,持续性滴尿,先后进行了 X 造影、B 超及 CT 检查。临床诊断为神经源性膀胱合并泌尿系感染,于 3 岁时行腰骶管内脊髓病变手术。随后仍然反复腹痛,伴呕吐、泌尿系感染等。

### (二)病因分析

患儿从小就出现了泌尿系相关症状,首先考虑泌尿系统疾病,泌尿系统包括肾脏、输尿管、膀胱及尿道。疾病分为先天性和后天性,泌尿系先天畸形在儿童中常见,易被忽视,多在并发症或其他疾病诊疗中偶然发现。患儿年龄小,先要考虑是否有泌尿系先天畸形。泌尿系涉及的器官、组织较多,临床诊疗中需要逐一排除相应的异常及病变。8 个月大的小孩不能控制小便,有可能是发育过程中的正常表现或是控制排尿的中枢神经系统异常。后来患儿又反复出现胃肠道症状,易误诊。

### (三)影像检查

根据患儿症状,先考虑泌尿系统疾病,首选 B 超,结果显示肾积水,对肾积水的病因有时不能确诊。随后做了静脉尿路造影(intravenous urography,IVU)检查,动态观察整个尿路形态及功能,如图 4-45 所示。

IVU 造影不仅能显示肾脏排泄功能,而且可以显示肾轮廓、肾盂、肾盏、输尿管及膀胱形态结构,如果患儿配合,还可以进行尿道排泄造影,显示尿道情况。逆行尿路造影是目前显示有无膀胱反流及反流程度唯一有效的方法,此患儿行逆行膀胱造影见膀胱挛缩,多发憩室影,同时见左侧输尿管反流。X线造影有其局限性,如肾功能受损或尿路狭窄时,部分尿路结构不显示或显示不清,腹部肠曲粪气影干扰尿路显影,降低了诊断的准确性。近年来,多排螺旋CT在肾脏的三期扫描应用,弥补了这些不足,多种后处理技术多角度、多方位显示,可以清楚地显示泌尿系结构、走向、形态及周围情况,显示细节的能力明显优于X线检查,可大致判断肾功能情况。进行CT最大密度投影检查发现,肾积水、膀胱后上壁多发憩室、骶管囊肿,如图4-46所示。

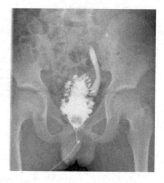

图 4-45　泌尿系 X 线造影影像

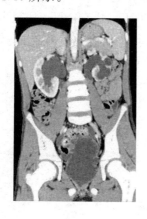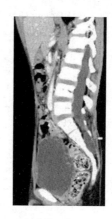

图 4-46　泌尿系增强 CT-MIP 影像

**（四）影像诊断**

小儿先后行 X 线造影、B 超和 CT 检查,均能直接显示双肾积水;逆行膀胱造影见膀胱挛缩及膀胱憩室、膀胱输尿管反流;CT 尿路造影(CT urography,CTU)显示膀胱壁憩室、骶管囊肿。以上检查综合考虑神经源性膀胱。

**（五）讨论**

腹部脏器病变首选 B 超检查,对泌尿系统先天畸形、结石、肿瘤及肾积水等,B 超大多能明确诊断,由于腹部肠道气体干扰,有时会影响 B 超的诊断。X 线造影也是泌尿系统常用的检查方法,主要包括 IVU 和逆行膀胱造影。IVU 对整个集合系统均能动态直观显影,但前提是肾脏要有分泌、排泄功能,如果肾功能不好或肾积水严重,则集合系统不能显影,IVU就失去了检查的意义。逆行膀胱造影可以显示集合系统形态结构,前提是输尿管要通畅,否则不能显示上尿路肾盂、肾盏。CTU 虽然弥补了上述的不足,但 CT 射线剂量大,而且需要做多期增强扫描。对于发育畸形形态学的诊断,CTU 常常不作为首选检查方法,而是在以上检查方法不能明确诊断时作为备选方法。经过以上影像检查,如考虑是神经源性膀胱,一定要做中枢神经系统的检查,尤其是脊髓及椎管病变,MRI 为中枢神经系统疾病的首选方法。

（钟守昌　彭雪华）

# 第五章　磁共振成像

1972 年，美国医生达麦丁（R. Damadian）提出用磁共振现象（nuclear magnetic resonance，NMR）原理来测定活体组织的纵向弛豫时间（$T_1$）和横向弛豫时间（$T_2$）值，通过不同组织的差别来鉴别正常组织和异常组织，并且取得了专利。1973 年，美国纽约州立大学石溪分校的教授保罗·劳特布尔（Paul Lauterbur）提出了磁共振成像（magnetic resonance imaging，MRI）的方法，即把空间编码技术与磁共振原理结合起来，用一定方法使空间各点磁场强度有规律地变化，磁共振信号中的不同频率分量即可同一定的空间位置对应，通过一定的数学变换即可实现磁共振成像，并研制成功磁共振成像的实验样机。保罗·劳特布尔和彼得·曼斯费尔德（Peter Mansfield）获得 2003 年诺贝尔医学或生理学奖。20 世纪 80 年代 MR 样机试制成功，1984 年美国食品药品监督局（Food and Drug Administration，FDA）批准 MR 在临床试用。磁共振仪如图 5-1 所示。

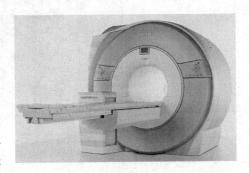

图 5-1　磁共振仪

## 第一节　磁共振成像的基本原理

磁共振现象的基本原理是：当处于静磁场中的物质受到电磁波激励时，射频电磁波的频率与静磁场强度的关系满足拉莫尔方程，组成物质的一些原子核会发生共振，即磁共振。原子核吸收射频电磁波的能量，当射频电磁波撤掉后，吸收了能量的原子核又会把这部分能量释放出来，即发射磁共振信号。通过测量和分析这种共振信号，可以得到物质结构中的许多化学和物理信息，如图 5-2 所示。

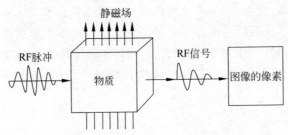

图 5-2　磁共振成像原理示意图

## 一、磁共振成像的物理基础

### （一）原子与原子核

任何物质都是由分子组成,分子由原子组成,原子由原子核与核外电子组成,原子核由质子和中子组成。一种化学元素,原子核中的质子数是一定的,但中子数不同。同一化学元素中子数不同的原子属于不同的核素,不同的核素其物理性质是不同的。氢元素有 3 种核素：$^1H$、$^2H$、$^3H$,它们的原子核组成分别为 1 质子、1 质子和 1 中子、1 质子和 2 中子,共同特点是其原子核内都有一个质子,核外有一个电子,都属于氢元素。$^1H$ 与 $^2H$ 氢元素自然丰度分别为 99.895％与 0.015％,$^3H$ 是一种不稳定的核素,只有在特定的条件下才能生成,并且很快会衰变。原子核中的质子带有电荷,部分核具有磁性,磁共振就是研究这部分具有磁性的原子核。

氢原子核中只有一个质子,质子有沿自身轴旋转的固有本性,质子距原子核中心有一定距离。质子自旋在其周围会形成一个小磁场,即核磁。不仅质子自旋可产生磁场,中子的自旋也可产生磁场,由于中子内有几个正、负电荷相互补偿,原子核含有的质子数和中子数均为偶数,其自旋所产生的磁场相互抵消,为非磁性。原子核含有奇数个质子或中子,自旋可产生磁场,凡是质子数或中子数或者二者都为奇数的原子核都有磁性。MR 使用最多的为 $^1H$。$^1H$ 为磁化强度最高的原子核,它占活体组织原子数量的 2/3,形成磁共振影像的 $^1H$ 原子大部分位于生物组织的水和脂肪中。$^1H$ 只有一个质子,$^1H$ 的 MRI 影像也称为质子像,质子数或中子数为奇数的原子核带有磁性。

奇数质子或中子的原子核以 $^1H$ 为代表,自旋在其周围产生磁场,如同一个小磁体。磁场用磁矩（$\boldsymbol{M}$）来表示,磁矩有其大小、方位和方向。无外加磁场时,质子群中的各个质子向任意方向自旋,其磁矩相互抵消,单位体积内被检者的宏观磁矩 $\boldsymbol{M}=0$。将生物组织置于一个大的外加磁场中,称为主磁场,用矢量 $\boldsymbol{B}_0$ 表示,则质子磁矩方向发生变化,结果是较多的质子磁矩指向与主磁场 $\boldsymbol{B}_0$ 相同的方向,而较少的质子磁矩与 $\boldsymbol{B}_0$ 方向相反,与 $\boldsymbol{B}_0$ 方向相反的质子具有较高的位能。

### （二）磁共振信号产生

1. 质子

在正常情况下,质子处于杂乱无章的排列状态,如图 5-3 所示。当把它们放入强外磁场中就会发生改变,它们在平行或反平行于外磁场的两个方向上排列,如图 5-4 所示。

2. 进动

质子在静磁场中以进动方式运动,这种运动近似于陀螺的运动,如图 5-5 所示。

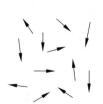

图 5-3 质子正常情况排列状态

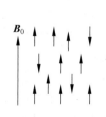

图 5-4 强磁场中质子排列状态

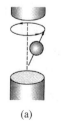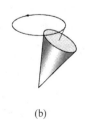

图 5-5 质子在静磁场
（a）质子进动；（b）陀螺运动

常温下,顺主磁场排列的质子数目较逆主磁场排列的质子稍多,出现与主磁场 $\boldsymbol{B}_0$ 方向一致的宏观磁矩(或称宏观磁化矢量)$\boldsymbol{M}$。氢原子核在绕着自身轴旋转的同时,又沿主磁场方向 $\boldsymbol{B}_0$ 做圆周运动,将质子磁矩的这种运动称为质子进动。

3. 拉莫尔(Larmor)方程

在主磁场中,宏观磁矩像单个质子磁矩那样进动,磁矩进动频率符合拉莫尔方程

$$f = r\boldsymbol{B}_0/2\pi \tag{5-1}$$

式中:$f$ 为进动频率;$\boldsymbol{B}_0$ 为主磁场强度;$r$ 为旋磁比(常数)。

在主磁场 $\boldsymbol{B}_0$ 一定的情况下,其原子核的旋进频率是一定的,氢原子核在不同磁场中的共振频率是不同的,如主磁场为 1.0T 时,氢原子核的进动频率为 42.6MHz。

质子在静磁场中的宏观磁化:由于平行于静磁场方向的质子多于反平行静磁场方向的质子,所以产生沿 $z$ 轴正方向的磁化 $\boldsymbol{B}$,称为纵向磁化。平行或者反平行于静磁场方向的质子都会在 $x$、$y$ 轴平面上产生投影向量值,称为横向磁化。由于质子在进动时的初始相位不同,表现得杂乱无章,所以,质子横向磁化值等于零,如图 5-6 所示。

对静磁场中质子施加一射频脉冲后会出现什么现象呢? 如图 5-7 所示。

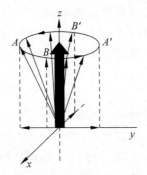

图 5-6　质子横向磁化

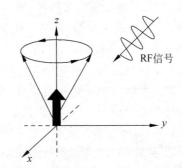

图 5-7　射频脉冲施加于静磁场中的质子

4. 弛豫过程

如果施加与进动频率相等的射频频率,质子会吸收射频脉冲的能量,向高能量跃迁,纵向磁化变小,质子进动初始相位同步,产生横向磁化,如图 5-8 所示。

如果此时去掉射频脉冲,质子就会恢复到原来状态,这个过程称为弛豫过程,所需时间称为弛豫时间。

**(三)磁共振信号形成过程与分析**

1. 施加射频脉冲后的氢质子状态

热平衡状态中的氢质子,被施以频率与质子群的旋进频率一致的射频脉冲时,被激励的质子从低能态跃迁到高能态,出现磁共振。受到射频脉冲激励的质子群偏离原来的平衡状态而发生变化,其变化程度取决于所施加射频脉冲的强度和时间。施加的射频脉冲越强,持续时间也越长,在射频脉冲停止时,$\boldsymbol{M}$ 离开其平衡状态 $\boldsymbol{B}_0$ 最远。在 MR 技术中,使用较多的是 90°、180°射频脉冲。施加 90°或 180°脉冲时,人体组织内受检部位的氢质子因接受了额外能量,其磁化矢量 $\boldsymbol{M}$ 以螺旋运动的形式偏离了静磁场方向,$\boldsymbol{M}$ 垂直或反向于主磁场 $\boldsymbol{B}_0$。部分处于低能级的氢质子因吸收能量而跃迁到高能态,这一接收射频场电磁能的过程就称为磁共振的激励过程。在激励过程中,氢质子吸收了额外的电磁能,由低能态升入高能态,从

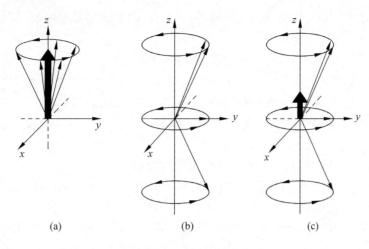

图 5-8 横向磁化

而进入磁共振的预备状态。

2. 射频脉冲停止后的氢质子状态

脉冲停止后，宏观磁化矢量又自发地回到平衡状态，这个过程称为弛豫。当 90°脉冲停止后，$M$ 仍围绕 $B_0$ 轴旋转，$M$ 末端螺旋上升逐渐靠向 $B_0$。在脉冲结束的一瞬间，$M$ 在 xy 平面上的分量 $M_{xy}$ 达最大值，在 $z$ 轴上的分量 $M_z$ 为零。当恢复到平衡时，纵向分量 $M_z$ 重新出现，而横向分量 $M_{xy}$ 消失。由于在弛豫过程中磁化矢量 $M$ 的强度并不恒定，磁化矢量纵向分量、横向分量必须分开讨论。弛豫过程用纵向弛豫时间($T_1$)和横向弛豫时间($T_2$)来描述。

（1）纵向弛豫时间($T_1$)：90°脉冲停止后，纵向磁化矢量要逐渐恢复到平衡状态，测量时间距射频脉冲终止时间越长，所测得磁化矢量信号幅度就越大。弛豫过程表现为指数曲线，规定 $T_1$ 值为 $M_z$ 值（达到最终平衡状态）63% 所用的时间。由于质子是从射频波吸收能量，处于高能态的质子数目增加，$T_1$ 弛豫是质子群通过释放已吸收的能量与周围环境交换能量，以恢复原来高低能态平衡的过程，$T_1$ 弛豫也称为自旋-晶格弛豫，如图 5-9 所示。

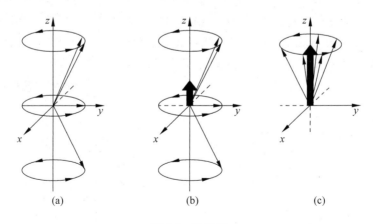

图 5-9 $T_1$ 弛豫

（a）射频脉冲结束瞬间，纵向磁化为零，横向磁化为最大；（b）反平行的质子释放能量跃迁回平衡状态，纵向磁化逐渐增大；（c）最后回归原始状态，纵向磁化恢复到最大

纵向弛豫时间（$T_1$）与静磁场的大小有关，一般来说，静磁场强度越大，$T_1$越长。$T_1$的长短取决于组织能量传递的有效性。

一般大分子（生物蛋白）和小分子（水）由于共振频率与拉莫尔频率差别比较大，对能量的传递有效性差，所以$T_1$比较长。中等分子（脂肪）的共振频率接近于拉莫尔频率，能量传递有效性好，$T_1$就比较短，如图5-10所示。

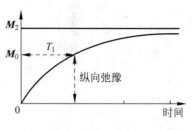

图 5-10　$T_1$分析

（2）横向弛豫时间（$T_2$）：90°脉冲的作用是激励质子群，使之在同一方位上相位同步旋进，这时横向磁化矢量$M_{xy}$值最大。但射频脉冲停止后，质子同步旋进很快变为异步，旋转方位也由同变异，相位由聚合一致变为失聚各异，磁化矢量相互抵消，$M_{xy}$很快由大变小，最后趋向于零，这被称为去相位。横向磁化矢量衰减也表现为指数曲线。规定$T_2$值为横向磁化矢量$M_{xy}$衰减到其原来最大值的37%所用的时间。横向磁化矢量由大变小直至消失的原因是组织中水分子的热运动持续产生磁场的小波动，周围磁环境的任何波动都可造成质子共振频率的改变，质子振动稍快或稍慢，质子群由相位一致变为互异，即质子热运动的作用使质子间的旋进方位和频率互异，但无能量交换，这种弛豫也称为自旋-自旋弛豫，如图5-11所示。

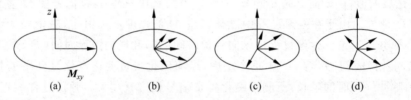

| (a) | (b) | (c) | (d) |

图 5-11　$T_2$弛豫

（a）射频脉冲结束瞬间横向磁化为最大，与进动相位一致；（b）内部小磁场的不均匀性使进动相位分散；（c）横向磁化矢量逐渐变小；（d）最终相位完全分散，横向磁化矢量成为零

不同成分、结构的组织$T_2$长短不同，水比固体的$T_2$值要长。$T_2$与磁场强度无关，$T_2$的长短取决于组织内部小磁场的均匀性对小磁场散相的有效性。一般组织分子的大小均匀性越好，散相效果越差，$T_2$就越长；反之，散相越快，$T_2$就越短，如图5-12所示。

横向弛豫过程中的综合过程是磁化矢量的进动，纵向磁化逐渐增大，横向磁化逐渐减小的过程，如图5-13所示。

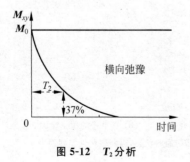

图 5-12　$T_2$分析

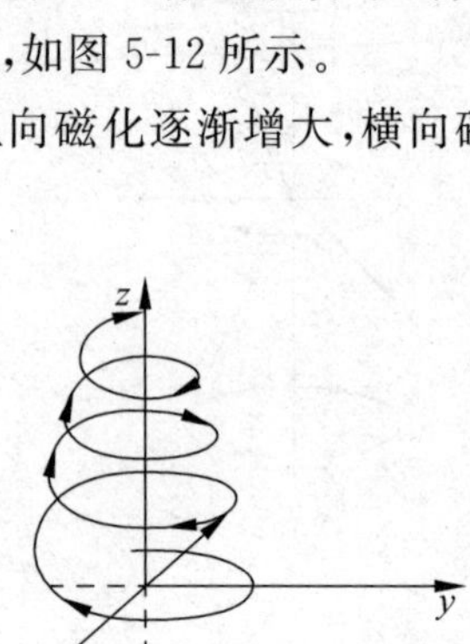

图 5-13　弛豫的综合过程

几种常见组织在不同场强下的 $T_1$、$T_2$ 及质子密度值不同,如表 5-1 所示。

**表 5-1　几种常见组织在不同场强下的 $T_1$、$T_2$ 及质子密度值**

| 组织 | $T_1/ms$ | | | $T_2/ms$ | 质子密度/% |
| --- | --- | --- | --- | --- | --- |
| | 0.2T | 1.0T | 1.5T | | |
| 脂肪 | 240 | — | — | 60 | 9.6 |
| 白质 | 390 | 620 | 718 | 76 | 10.6 |
| 灰质 | 490 | 810 | 998 | 91 | 10.6 |
| 脑脊液 | 1400 | 2500 | 3000 | 140 | 10.8 |
| 肌肉 | 370 | 730 | 860 | 50 | 9.3 |

## 二、磁共振信号的获取与傅里叶变换

### (一)磁共振信号的获取

如果在垂直于 $xy$ 的平面上加一个接收线圈(图 5-14),会接收到什么样的信号呢?

在弛豫过程中,通过测定横向磁化矢量 $M_{xy}$ 可知生物组织的磁共振信号。横向磁化矢量 $M_{xy}$ 垂直并围绕主磁场 $B_0$ 以拉莫尔(Larmor)频率旋进,磁矢量 $M_{xy}$ 的变化使环绕在被检者周围的接收线圈产生感应电动势,这个放大的感应信号即 MR 信号。90°脉冲后,由于受 $T_1$、$T_2$ 的影响,磁共振信号以指数曲线形式衰减,频率不变,称为自由感应衰减(free induction decay,FID),如图 5-15 所示。

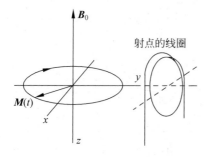

图 5-14　$xy$ 平面加上一个接收线圈

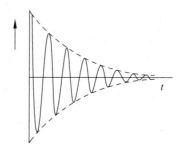

图 5-15　自由感应衰减

### (二)磁共振信号傅里叶变换

磁共振信号的测量只能在垂直于主磁场的 $xy$ 平面进行。由于脉冲发射和接收生物组织原子核的共振信号不在同一时间,而射频脉冲和生物组织产生共振信号的频率又是一致的,可使用一个线圈来兼作发射和接收装置。由于 $M_{xy}$ 指向或背向接收线圈,MR 信号或正或负,横向磁化矢量转动,在接收线圈中出现周期性电流振荡,这些振荡为正弦波;阻尼衰减指信号幅度随时间减弱,幅度的变化可用信号演变来表示。由于质子和质子的相互作用(spin-spin),自由感应衰减的时间为 $T_2$;受质子和质子间的相互作用以及磁场不均匀性的影响,自由感应衰减的时间为 $T_2'$,$T_2'$ 明显小于 $T_2$。在一个磁环境中,所有质子并非确切地有相同的共振频率。在一个窄频率带,自由感应衰减信号代表叠加到一起的正弦振荡,用傅里叶变换可把这一振幅随时间变化的函数转变成振幅按频率分布变化的函数,后者即 MR 波谱,如图 5-16 所示。

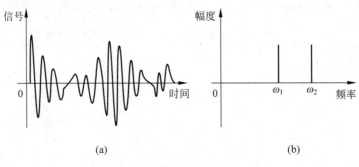

图 5-16　傅里叶变化频率域信号

(a) 信号；(b) 幅度

### 三、磁共振信号的空间定位

构成数字化图像的基本单元是像素，像素包括像素的位置信息和灰度信息。像素的位置信息是图像中该像素对应人体内的体素位置，不同的成像方式进行位置对应的方法也不同。像素的灰度信息表示对应体素的检测信号强度，不同组织或器官的检测信息也不同。

处在均匀恒定磁场 $B_0$ 中的样品，在射频脉冲的作用下产生磁共振，接收到的信号来自整个样品，并没有把它们按空间分布区分开来，无法用来成像。为了实现磁共振成像，必须把收集到的信号进行空间定位。常用的定位方法有 3 种：投影重建法、二维傅里叶变换法（2DFT）和三维傅里叶变换法（3 dimensional Fourier transform，3DFT）。

磁共振 3D 空间有 $x$、$y$、$z$ 轴：常导和超导磁体产生的磁场方向为水平方向（$z$ 轴），永久磁体产生的磁场方向为垂直方向（$z$ 轴），如图 5-17 所示。

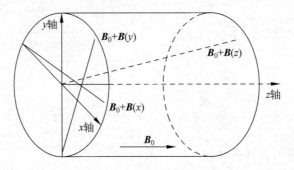

图 5-17　3D 空间的 $x$、$y$、$z$ 轴

### 四、梯度场作用

MR 扫描用的主磁场均匀度越高，影像质量就越好。在均匀的强磁场中，生物体内质子群进动频率由场强决定且是一致的，在主磁场中再附加一个线性梯度磁场，被检者各部位质子群的旋进频率可因磁感应强度的不同而有所区别，这样就可对被检者某一部位进行 MR 成像。MR 空间定位靠的是梯度磁场，MR 的梯度磁场有 3 种：选层梯度场 $G_z$、频率编码梯度场 $G_x$、相位编码梯度场 $G_y$。梯度场是通过 3 对（$x$，$y$，$z$）梯度线圈通以电流产生的，通过分别控制它的接通、断开来实现成像所需的梯度场。

### （一）选层梯度磁场 $G_z$

在横轴位($z$)断层,主磁场 $B_0$ 上再附加一个梯度磁场 $G_z$,磁感应强度为 $B_z$,则总的磁感应强度为 $B_0+B_z$,即沿 $z$ 轴方向自左到右磁感应强度不同,被检者质子群在纵轴平面上垂直于 $z$ 轴,被分割成一个个横向断面,且质子群有相同的旋进频率,射频 90°脉冲激励,可在被检者 $z$ 轴上选出横断层面。2 个 $z$ 向梯度线圈通过方向相反的电流,产生不同方向的磁场,同向的磁场起加强作用,反向磁场起削弱作用。即在 $z$ 轴方向叠加梯度场,可以选择层面,RF 的频带宽度与梯度强度共同决定层厚。层厚与梯度强度成反相关,层厚与射频的频带宽度成正相关,如图 5-18 所示。

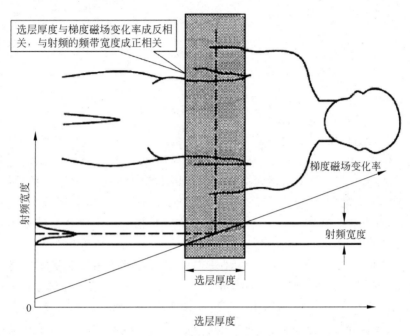

图 5-18　选层梯度磁场 $G_z$

### （二）频率编码梯度磁场 $G_x$

在横轴位断层启动 $G_z$ 选出被激励的横轴层面后,每单一层面各质子群对应的磁场相同。在采集信号的同时再启动 $G_x$ 梯度磁场,人体沿 $x$ 轴的各质子群相对位置不同,其对应的磁场 $G_x$ 也不同,磁感应强度较大处的体素共振频率比磁感应强度较小处的体素共振频率要高一些,达到了按部位在 $x$ 轴上进行频率编码的目的。被激励平面发出的为一混合信号,用傅里叶变换区分出这一混合信号的频率,则可对应在 $x$ 轴上分出不同频率质子群的位置。即在 $x$ 轴方向叠加一线性梯度场,可使沿 $x$ 轴质子所处的磁场发生线性变化,引起共振频率发生变化,采集信号强度经傅里叶变换后可以得到频率与 $x$ 轴位置成线性对应关系,如图 5-19 所示。

### （三）相位编码梯度磁场 $G_y$

在施加 90°脉冲 $G_z$ 梯度磁场和 $G_x$ 梯度磁场后,人体相应的 $xy$ 平面上的质子群发生共振,沿 $x$ 轴方向的不同区域体素共振频率不同。在采集信号以前,启动梯度磁场 $G_y$,磁感应强度较大处的体素与磁感应强度较小处的体素相比,前者氢质子磁化矢量转动得快,后者氢

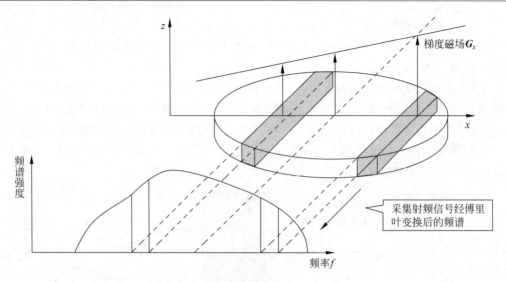

**图 5-19　频率编码梯度磁场 $G_x$**

质子磁化矢量转动得慢,从而使磁化矢量失去相位的一致性,其相位的改变取决于体素在垂直方向上的位置。当 $G_y$ 停止时,所有体素又以相同的速率转动,通过 $G_x$ 和 $G_y$ 两梯度编码,产生了一幅 2DMR 图像。每个体素在矩阵中有其独特的位置,通过计算机计算每个体素的灰度值就可形成一幅图像。对于 MR 信号中的射频脉冲,并不是射频脉冲的频率越宽,MR 信号越一致,此处有一个频率范围,称为射频带宽。扫描层面的厚度与带宽成正比,而增加梯度场的磁感应强度可减少断层的厚度,MR 的层厚是有一定限制的,一般为 3~20mm。即沿 $y$ 轴方向施加一线性梯度场,沿 $y$ 轴方向的质子在进动相位上呈线性变化关系,采集信号经傅里叶变换后可以得到频率与 $y$ 轴位置成线性对应关系。施加相位编码梯度场 $G_y$ 之前,质子沿 $y$ 轴方向的进动频率相位相同。施加相位编码梯度场 $G_y$ 后,质子沿 $y$ 轴方向磁场、频率、相位不同。施加相位编码梯度场 $G_y$ 结束后,$y$ 轴方向磁场相同,质子进动频率一致,但是相位仍然不同,与 $y$ 轴位置成对应关系,如图 5-20 所示。

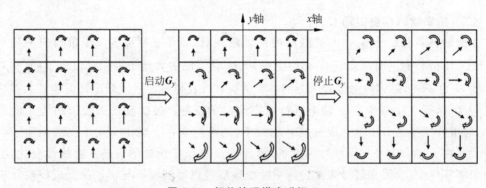

**图 5-20　相位编码梯度磁场 $G_y$**

### 五、磁共振基本成像序列

磁共振基本成像序列可获得 3 种磁共振信号:①自由感应衰减信号(flame ionization detector,FID),不参与图像重组信号;②自旋回波信号(spin echo,SE),常用于磁共振图像重组信号,需要多实施一次180°射频(radio frequency,RF)脉冲,回波时间比较长;③梯度回波信号(gradient echo,GRE),可以缩短磁共振扫描时间,用于图像重组信号。下面以自旋回波信号(SE)为例进行说明。

**(一)自旋回波产生的过程**

在静止磁场中,宏观磁化与静磁场强度方向一致,纵向宏观磁化达到最大值。施加90°射频脉冲后,纵向磁化矢量翻转到横向,横向磁化最大。90°射频结束瞬间,磁化矢量翻转到横向,开始横向弛豫,即散相。如果施加180°射频脉冲,质子进动反向,相位开始重聚。经过与散相相同的时间后,相位完全重聚,横向磁化再次达到最大值。此时的线圈感应信号即为自旋回波信号。

**(二)自旋回波的序列结构**

自旋回波的序列结构如图5-21所示。图中,$T_E$为回波时间,$T_R$为重复时间。

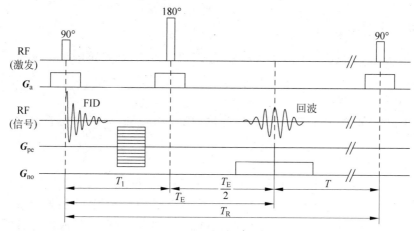

图5-21 自旋回波的序列结构

**(三)MR中图像重建时间的估计**

在MR图像重建时间中,沿相位编码方向排列的体素个数决定了一个成像周期内相位编码的重复次数,这是MR成像速度比较慢的原因。在SE成像序列中完成一个层面所需的成像时间$T_d$为

$$T_d = T_R(脉冲重复时间) \times 矩阵大小 \times n(重复测量次数) \tag{5-2}$$

例如,矩阵大小为256,$n$为2,$T_R$为1000ms,一个层面成像时间则为8.5min。

**(四)多次回波序列结构**

多次回波(multiple spin echo,MSE)的序列结构如图5-22所示。

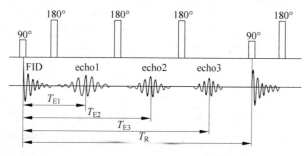

图5-22 多次回波序列结构

## 第二节　磁共振成像系统

磁共振成像(MRI)设备是集多项先进成像技术及众多科学成果于一身的大型医学影像设备,它涉及计算机技术、电子技术、电磁技术及低温超导技术等多个学科,是当今医学影像诊断设备中的重要组成部分。

MRI 设备由磁体系统、梯度系统、射频系统、图像处理及计算机系统等组成,为确保MRI 设备的正常运行,还需要磁屏蔽、射频屏蔽、冷水机组、空调及激光相机等附属设备。MRI 设备有多种分类方式:根据主磁场的产生方式分为永磁型、常导型和超导型等;根据成像范围分为局部(头、乳腺、关节等)型和全身型;根据磁场强度大小分为低场、中场及高场等。

### 一、磁体系统

磁体系统是 MRI 设备的重要组成部分,它可以产生均匀、稳定的主磁场并影响最终图像质量。

#### (一)磁体的性能指标

磁体(magnet)的性能指标包括磁场强度、磁场均匀性、磁场稳定性、边缘场空间范围等。

1. 磁场强度

MRI 设备在磁体内产生均匀、稳定的磁场称为主磁场或静磁(static magnetic field),MRI 设备的磁场强度即为该磁场的大小,单位为特斯拉(Tesla,T),1 特斯拉等于 10000 高斯(Gauss,G)。磁场强度越高,图像的信噪比越高,图像质量越好,但人体对射频能量的吸收会增加,同时增加主磁场强度会使设备成本增加。目前大多数 MRI 设备的磁场强度在0.2~3.0T 之间,FDA 允许用于临床的最高场强为 3.0T,目前 4.7T、7.0T、9.0T 等超高场MRI 设备只能用于科学研究。

2. 磁场均匀性

磁场均匀性(magnetic field homogeneity)是指特定容积内磁场的同一性,即穿过单位面积的磁力线相同。特定容积通常采用与磁体中心相同、具有一定直径的球形空间(diameter of spherical volume,DSV),DSV 常使用 10cm、20cm、30cm、40cm、45cm 和 50cm半径的球体。在 MRI 设备中,磁场均匀性是以主磁场的百万分之一(parts per million,ppm)为单位表示,如对于 1.0T 的磁场在 40cm DSV 范围内测量的磁场偏差为 0.02G,则其磁场均匀性为 2ppm。所处 DSV 大小相同时,测量的 ppm 值越小,表明磁场均匀性越好。通常 DSV 越大,磁场均匀性越差,图像质量也会越差。磁场均匀性是衡量 MRI 设备性能高低的关键指标之一。

磁场均匀性的测量方法通常有点对点法(peak to peak,P-P)、平方根法(root mean square,RMS)及容积平方根法(volume root-mean-square,Vrms)。点对点法是利用成像范围内两点之间磁场强度的最大偏差 $\Delta B$ 与标称磁场强度 $B_0$ 之比,即 $(B_{max} - B_{min})/B_0$;平方根法是成像范围内测量波峰的半高宽度;容积平方根法是在每个测量容积上选择 24 个平面,每个平面上选取 20 个点进行测量。

磁场均匀性由磁体的设计和具体外部环境决定。磁场均匀性并非固定不变,一个磁体在安装调试后,由于外部环境及磁体稳定性的影响,其均匀性会有所改变,因此,必须定期进行匀场。

3. 磁场稳定性

MRI 设备受磁体周围铁磁性物质、环境温度、匀场电流及主磁场线圈电流漂移等影响,磁场均匀性或主磁场强度会发生变化,这种变化称为磁场漂移。磁场稳定性(magnetic field stability)是衡量磁场漂移程度的指标,即单位时间内主磁场的变化率,磁场稳定性下降,在一定程度上会影响图像质量。

4. 磁体有效孔径

磁体有效孔径是指梯度线圈、匀场线圈、射频线圈和内护板等均安装完毕后形成的柱形空间的有效内径。对于全身 MRI 设备,磁体有效孔径以足够容纳受检者人体为宜,通常内径必须大于 60cm。MRI 设备孔径过小容易使被检者产生压抑感,孔径大可使患者感到舒适,但增加磁体的孔径会使磁场均匀性下降。近年来随着磁体技术的发展,大孔径 MRI 设备(有效孔径达到 70cm)已经进入市场,有利于特殊体型患者、儿童及幽闭恐惧症患者接受检查。

5. 边缘场空间范围

磁体边缘场(fringe field)是指主磁场延伸到磁体外部向各个方向散布的杂散磁场,也称杂散磁场、逸散磁场。磁体边缘场延伸的空间范围与磁场强度和磁体结构有关。随着空间位置与磁体距离的增大,磁体边缘场的场强逐渐降低(与距离的立方成反比)。磁体边缘场是以磁体原点为中心向周围空间发散的,具有一定的对称性。常用等高斯线的三视图(俯视图、前视图、侧视图)形象地表示磁体边缘场的分布,即由一簇接近于椭圆的同心闭环曲线表示杂散磁场分布,图中每一椭圆上的点都有相同的场强(单位为高斯),故称为等高斯线。由于不同场强磁体的杂散磁场强弱不同,对应的等高斯线也不同,一般用 5 高斯(0.5mT)线作为标准。在 MRI 设备的场所设计中,等高斯线是经常使用的指标之一。磁体边缘场有可能会对一定范围内的电子仪器产生干扰,磁场的均匀性也会受到这些电子仪器的影响。因此,边缘场越小越好,通常采用磁屏蔽的方法减小磁体边缘场。

除了上面所提到的磁体的性能指标外,磁体质量、磁体长度、制冷剂(液氦)的挥发率和磁体低温容器(杜瓦)的容积等也是超导型磁体的重要指标。

**(二)磁体的分类**

MRI 设备的磁体可分为永磁型、常导型及超导型 3 种。

1. 永磁型磁体

永磁型磁体(permanent magnet)是最早应用于全身磁共振成像的磁体,构造磁体的永磁材料主要有铝镍钴、铁氧体和稀土钴 3 种类型。我国有丰富的稀土资源,也能大量生产高性能的稀土永磁材料,这些材料可作为生产永磁体的原料,目前永磁体使用的主流材料是稀土钕铁硼。

永磁体一般由多块永磁材料堆积(拼接)而成。磁铁块的排列既要构成一定的成像空间,又要达到尽可能高的磁场均匀度。另外,磁体的两个极片须用导磁材料连接起来,以提供磁力线的返回通路,从而减少磁体周围的边缘场空间范围。永磁体的两种结构形式如图 5-23 所示。

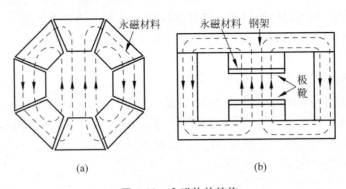

(a)                  (b)

**图 5-23   永磁体的结构**

(a) 环形偶极结构；(b) 轭形框架结构

    环形偶极结构由 8 个大永磁体块组成,孔径内磁场是横向的;轭形框架结构由铁磁性材料框架和永磁体块组成一个 H 形空间,框架本身同时为磁通量提供回路。永磁体的极靴(也称磁极头)决定磁场分布的形状和磁场的均匀性,轭形框架结构比环形偶极结构更加笨重,但磁场边缘场的延伸范围小,便于安装和匀场。将轭形磁体框架去掉一边,就形成目前永磁体常用的开放式磁体,如图 5-24 所示。它由 C 型铁轭、上下极靴及磁体基座组成,其磁力线的分布如图 5-25 所示。

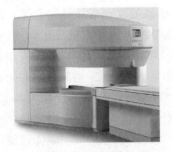

**图 5-24   开放式磁共振仪**

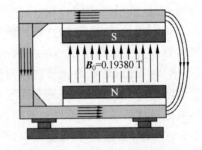

$B_0 = 0.19380$ T

**图 5-25   开放式磁共振结构图**

    永磁体两极面之间的距离就是磁体孔径,其值越小,磁场越强,而太小又不能容纳受检者。在磁体孔径一定的前提下,提高磁场强度的唯一办法就是增加磁铁用量,但这样会受到磁体质量的限制,因此,磁体设计者必须在场强、孔径和磁体质量三者之间优化选择。目前永体磁场强度一般不超过 0.45T。

    永磁材料对温度变化非常敏感(1100ppm/℃),因此永磁型磁体的热稳定性差,其磁场稳定性是所有磁体中最差的。通常,磁体本身温度设置略高,温度要求为(30±0.1)℃(不同厂家磁体温度要求不同),通过温度控制单元维持磁体恒温。测量磁体的温度的传感器设置在上下极板及上下极靴上,当温度低时,通过加热单元对磁体加温。该控制单元必须不间断地工作以确保磁场强度及均匀性,使磁体性能更加稳定,从而减少用户为保持环境温度而配置高性能空调的费用。

    永磁型磁体的缺点是场强较低,使成像的信噪比较低,高级临床应用软件及功能成像在该类 MRI 设备中无法实现其功能;其磁场的均匀性较差,原因是用于拼接磁体的每块材料的性能不可能完全一致,且受磁极平面加工精度及磁极本身的边缘效应(磁极轴线与边缘磁场的不均匀性）的影响；此外，该类磁体的质量均在数十吨以上，对安装地面的承重也提出了较高的要求。

永磁型磁体的优点是结构简单并以开放式为主、设备造价低、运行成本低、边缘场空间范围小、对环境影响小、安装费用少等。另外，永磁型 MRI 设备对运动、金属伪影相对不敏感，磁敏感效应及化学位移伪影少，高磁场 MRI 设备的部分软件可以应用到低磁场设备，尤其是磁共振介入治疗技术，为永磁型 MRI 设备开拓了新的用武之地。

### 2. 常导型磁体

常导式磁体（conventional magnet）也称为阻抗型磁体（resistive magnet），它是根据电磁效应设计的，即载流导线周围存在磁场，磁场强度与导体中的电流强度、导线形状和磁介质性质有关，如图 5-26 所示。

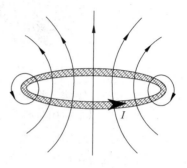

**图 5-26 圆形线圈的磁场**

从理论上讲，将载流导体沿圆柱表面绕成无限长螺线管，螺线管内形成高度均匀的磁场；另外，将载流导体紧密排列在一个球形表面上形成均匀分布的电流密度，球面内部磁场是高度均匀的。由于 MRI 磁体只能采用有限的几何尺寸且必须有供受检者出入的空间，所以实际磁体线圈只能采用与理想结构近似的形式。

无限长螺线管的近似结构是有限长螺线管，它依靠圆柱对称的几何形状建立螺线管内部的均匀磁场。均匀磁场只能建立在螺线管中一个长度有限的区域，增加螺线管两端导线的匝数可以扩大这个均匀区域的范围，也可以在螺线两端与它同轴各附设一个半径稍大的薄线圈，利用这两个辅助线圈电流的磁场去抵消螺线管中心两侧磁场随轴向位置的变化。

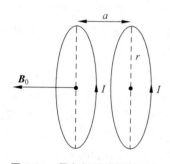

**图 5-27 霍尔姆兹线圈的结构**

球形磁体线圈最简单的近似形式是霍尔姆兹线圈（Helmholtz coil），它是一对半径相等的同轴线圈，轴向距离等于线圈的半径，如图 5-27 所示。在两个线圈中，通过大小相等且方向相同的恒定电流，则在线圈中心一个小体积范围内建立均匀磁场，扩大均匀磁场范围的途径是增加线圈对数目。双线圈对称结构是将四个线圈同轴排列在一个球形表面内，中间两个线圈的半径比两边两个线圈的半径大。以此类推，目前常导磁体是根据球形表面均匀分布电流密度的理论而设计的，如图 5-28 所示。

常导磁体的线圈由高导电性的金属导线或薄片绕制而成，如铜或铝，通常采用铝或铜薄片作为线圈，每个线圈绕几千层。常导磁场的均匀度受线圈大小和定位精度的影响，线圈越大，磁场均匀性越高，但常导磁体为了减小功耗，线圈均不大，限制了磁场的均匀度；多个线圈的位置、平行度、同轴度也会有误差，当线圈通电后，彼此的磁场相互作用，可能会使线圈位置发生变化，也会影响磁场均匀性。影响常导磁体磁场稳定的因素主要是线圈电流，如果电源供应的电流波动，会引起磁场的波动，通常要求磁体电源输出稳定电流。再者，环境因素变化，如温度变化和线圈之间的洛仑兹力会引起线圈绕组的位置发生变化，对磁场稳定性也有影响。

常导磁体的优点是结构简单、造价低廉，磁场强度最大可达 0.4T，均匀度可满足 MRI 的基本要求，属于低场磁体，该磁体性价比较高，其成像功能可满足临床基本需求，维修相对

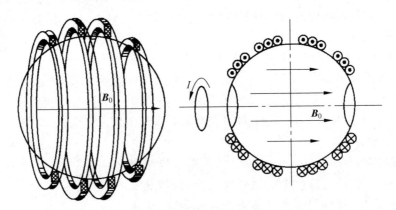

图 5-28　四线圈常导磁体

简便,适用于一些较偏远且电力供应充足的地区。其缺点是工作磁场偏低,磁场均匀性及稳定性较差,高级临床应用软件及功能成像在该磁体上无法实现,且励磁后要经过一段时间等待磁场稳定,需要专用电源及冷却系统,其运行和维护费用较高,限制了常导磁体的推广应用,该类磁体目前在市场上逐渐减少。

3. 超导磁体

超导磁体的磁场线圈和匀场线圈的设计原理与电阻磁体的基本相同。超导磁体的线圈是用超导体导线绕制的。超导体的超导电性只有在接近绝对零度的低温条件下才能表现出来,超导线圈周围需要液氦为它提供低温环境。

(1) 超导型磁体。以超导体为线圈材料的磁体称为超导型磁体,当某一金属接近绝对零度(−273.2℃,即 0K)的超低温时,电阻为零。处于超导状态具有超导性的物质称为超导体。它的特点是磁场强度高,稳定性好,磁场均匀性好。超导体由超导线圈、高真空超低温杜瓦容器、附件构成。材料出现超导电性的最高温度称为临界温度。超导电性是指在临界温度以下,电子被冷冻到这样一种状态:电子组成电子对而不再是自由电子。电子对的运动速度低于金属中的声速。具有这种速度的电子与晶格之间没有动量和能量传递,电子对在晶格中的运动不受任何阻力,材料的电阻完全丧失。通过抽真空建立超导环境,环形真空绝缘层是超导磁体的重要保冷屏障,真空度决定保冷性能。磁体预冷是指用制冷剂将杜瓦容器磁体内的温度降至工作温度 4.2K(−268.8℃)的过程。灌满液氦,磁体预冷到 4.2K后,液氦气化减弱,液氦留在磁体内部,将磁体灌满 95% 左右,达到绝对零度(−273.5℃)。线圈在 8K 温度下电阻为零,液氦沸点为 77K。

(2) 超导磁体的基本结构。超导线圈的超导线绕在特制的线圈支架上。支架采用非磁性材料,一般是铝合金,其机械强度可承受洛仑兹力的作用而不至于发生变形。支架上均匀分布着精密加工出来的导线沟槽以装嵌螺旋线圈。对线圈的制作精度要求相当高,如果导线线径有 1/5 的误差,磁场均匀度会降低 10ppm;线圈中心部分少一匝导线就会引起40ppm 的误差。设计线圈时还要考虑便于采取匀场措施和减小边缘场的措施,也可以将精密绕制的超导线圈组安装在一个铝制圆筒内,线圈位置允许适当调节。

超导线圈整个浸没在液氦中,其低温环境由低温恒温器保障。为了维持恒温并减少液氦蒸发,盛液氦的杜瓦容器嵌套在盛液氮的杜瓦之内,或者置于由低温氮气形成的屏蔽室内,以尽可能减小热量通过传导、对流或辐射途径向液氦的传输。其中,通过辐射途径传输的热能引起液氦的蒸发量最大,这就对制造恒温器提出了非常高的工艺要求。有氮气屏蔽室的低温恒温器内可安装制冷头,利用外部的氦压缩机进行制冷。低温恒温器的顶部(已安装的磁体上方)有液氦和液氮的加注口和排放孔,以及供线圈励磁、液面显示和紧急退磁装置用的引线,这些引线用高绝热材料支持和封固起来,植入恒温器,它们向恒温器的热传导被降到最低限度。

（3）超导磁体的永久工作方式。在超导磁体激磁期间,接通加热器,使作为开关元件使用的一段超导体处于常导状态,对超导体线圈起分流作用。激磁电流从激磁电源出发并通过超导磁体线圈循环流动,当电流逐渐上升到能使线圈建立起所要求的工作场强时,断开加热器,作为开关元件使用的这段超导线在低温下失去电阻,整个超导线构成零电阻闭合回路。此时,励磁电源即使被切断,超导线回路中的电流仍将沿回路继续不断循环流动。超导磁体在工作场强建立之后,将超导线圈与励磁电源脱离,超导线圈中的电流仍能永久性地循环流动,工作场强维持不变,这就是超导磁体的永久工作方式,如图 5-29 所示。

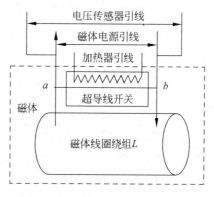

图 5-29　超导磁体开关原理图

超导磁体的磁场一旦建立,就不需要维持磁场的外部电源,这是超导磁体的优点之一。由于具有这种特性,励磁完成之后,超导线圈和励磁电源之间的引线便可拔掉,这有利于减少周围环境中的热量向低温恒温器的传导。理论上,超导体导线没有电阻,超导线圈中的电流和建立的磁场可以无限制地维持不变。但由于线圈导线的总长度达 20～30km,它必须用多段超导线焊接而成,焊接处避免不了出现电阻,而电流通过电阻会导致能量的消耗,实际上超导磁体的磁场将指数式地缓慢衰减(时间常数 $r$ 是线圈的总电感抗与总电阻之比)。

（4）失超。Ⅱ型超导体能在很高的磁场下维持超导性。当电流密度达到允许的最大值时,Ⅱ型超导体将处在不稳定的临界状态,即可能变为电阻导体。假设磁体线圈是由单股线绕制而成的,因导线的走向与磁场方向垂直,超导线一侧的屏蔽电流与励磁电流方向相同,与超导线相反一侧的屏蔽电流与励磁电流方向相反。在临界状态,屏蔽电流与励磁电流同向的一侧的总电流超过允许的最大值。另外,因磁场的任何变化都伴随有磁通量的改变,磁通量变化产生的热使允许的最大电流强度下降,这会引起更大的磁通量变化,产生更多的热。这是个正反馈过程,它最终将导致超导体迅速向电阻导体转变,蓄积的能量在电阻中迅速消耗,磁场迅速消失。超导体转变为电阻导体称为失超。

（5）限制失超的措施。为了避免发生失超,需要使超导体允许的临界电流值尽量提高。具体做法是：可以将超导合金纤维(直径 $10\mu m$)导线嵌埋在铜基底中,让铜在通量突变期间对超导线起分流作用和限制热量的产生,并使热量不向超导体其他部分蔓延；要从工艺上保证超导线的焊接点引入的电阻极小。磁通量突变产生的热绝大部分被铜基底传导给液氦,液氦蒸发使热量散失而不致引起很大升温,为了使激磁期间磁通量突变产生的热量能被液氦充分吸收,激磁过程应逐步缓慢进行。这期间液氦的挥发量相当大,必须随时大量地补充。已经建立磁场的超导线圈有可能通过上述机制返回到常阻状态而发生失超。在失超发生时,磁场能量将迅速耗散,线圈中产生的热会引起液氮急剧蒸发,低温氮气从排放管猛烈向外喷发。超导线的失超部分可出现由几千伏高电压引起的强大电弧,它有可能会烧毁线圈。现代磁体的设计使磁体在运行中出现失超的可能性极小,即使发生,也能保证 MR 经受失超而不会造成永久性毁坏。

（6）超导磁体的技术参数。磁共振成像系统的超导磁体有以下主要技术参数:磁感应强度 0.1～3.0T,最常用的是 0.35～2.0T 的磁体;磁场均匀度 10～15ppm(50cm 直径球体);瞬时稳定度不大于 0.1ppm/h;磁体孔径 0.9～1.0m²;充磁时间 0.2～0.5h;液氮蒸发率 0.1～0.4L/h;液氮蒸发率 0～1L/h。

## 二、梯度系统

梯度系统由梯度线圈、梯度控制器、数模转换器、梯度放大器、梯度冷却系统、梯度电源几部分组成,其功能是为系统提供线性梯度磁场成像体系的空间定位和层面选择。在梯度回波和一些快速成像序列中,梯度场的翻转在射频激发后对自旋系统的相关重聚起作用。

### （一）梯度线圈设计类型

梯度线圈和放大器均有双层设计,根据梯度组合方式和工作模式,分为单梯度放大器单梯度线圈、双梯度放大器单梯度线圈、单梯度放大器双梯度线圈 3 种类型。梯度线圈由 3 个相互正交的 $x$、$y$、$z$ 方向的梯度磁场作为图像重建的空间立体,$x$、$y$、$z$ 轴定位和层面选择的依据。$x$、$y$、$z$ 这 3 个方向的梯度线圈和梯度放大器提供 3 个梯度场 $G_x$、$G_y$、$G_z$。3 个梯度场分别由 3 个梯度直流线圈来产生,每一组线圈由一个单独电源发生器供电,每组梯度线圈由两个电流方向相反的同轴线圈组成,以产生其轴线方向上最大线性梯度磁场。$G_x$、$G_y$、$G_z$ 线圈封装在用纤维玻璃制成的圆筒内,安装在磁体腔内。3 个方向的任何一个梯度均可提供层面选择、相位编码、频率编码 3 项作用之一,联合使用可获得任意斜面的图像。

### （二）梯度线圈性能要求

MR 成像的梯度场线圈应满足以下几方面的要求:建立的梯度场在成像视野内有良好的线性特性。响应时间(梯度场从零上升到所需稳定值的时间称为梯度场的响应时间)尽可能短,因为响应时间决定或限制着成像系统最小回波时间。最小回波时间的长短在梯度回波成像、回波平面成像、弥散成像、超薄层面成像、MR 血管成像和 MR 频谱分析中具有重要意义。梯度场线圈建立梯度场需要很大的驱动电流。驱动电源的电路中一般有高功率器件,要采取有效散热措施。在建立所需的梯度强度的同时,电源的功率损耗应尽量小。涡流是指梯度场从零上升和从稳定值下降过程中在临近梯度线圈的金属结构中感应的电流。涡流可能出现在其他线圈或超导磁体的低温恒温器的金属构件中。由这种感应电流产生的磁场会对梯度场起干扰作用,使梯度场的线性度受到影响,这称为涡流效应。涡流效应导致伪影,表现为影像的区域性失真。MR 成像系统设计中必须尽量避免梯度场的涡流效应,至少将涡流效应减小到最低程度。

### （三）梯度场线圈的结构

MR 成像需要 3 个正交的梯度磁场,因而需要用到 3 个梯度场线圈。设计线性梯度场线圈的关键在于确定适当的线圈几何形状。

### （四）梯度控制器

梯度磁场是脉冲电流通过梯度线圈产生的,运行中需要梯度磁场快速开与关,大小方向均能迅速改变,应具有较好的脉冲特性。梯度控制器(gradient control unit,GCU)按系统主控单元指令,发出数模转换器所需的标准输入信号,由梯度控制器和 A/D 转换器共同完成对梯度放大器的精确控制。GCU 接到主控单元指令后发出的全数字化的控制信号,包含有梯度电流大小的代码,以及由数模转换器接收并解读后立即转换成相应的模拟电压控制信号,根据此电信号产生梯度放大器的梯度电流。

1. 梯度磁场的功能

磁共振成像系统的梯度场线圈用来产生比较弱的、在空间上规律变化的磁场。随空间位置变化的磁场叠加在主磁场上,其作用是对 MR 信号进行空间编码,决定成像层面位置和厚度。在某些快速成像中利用梯度场的作用产生回波信号,如成像系统没有独立的匀场线圈,梯度线圈也可同时用来对磁场的非均匀性进行校正。MR 成像需要 3 个相互正交的线性梯度场实现空间编码,需要 3 个独立的梯度场线圈和它们各自的驱动电源。设计梯度场线圈要考虑主磁场的非均匀性程度和磁体的几何形状,即进出磁体空间的通道与主磁场是平行还是垂直;梯度场驱动电源的设计要与成像技术及脉冲序列结合起来考虑,这是因为不同成像技术和脉冲序列对梯度场的开关速度有不同要求。

2. 梯度场磁感应强度

空间编码要求成像空间每一特定体素位置由该点的总磁场感应强度唯一确定,线性梯度场的最低梯度必须大于主磁场的非均匀性,否则,主磁场的非均匀性将严重影响空间编码。成像要求的梯度场强度还受信噪比和射频带宽等因素制约,一般不希望梯度场强度大于实际需要的值。成像要求的频带宽度与梯度场强度成正比,如果梯度场强度较大,对应的频带宽度也较大,但较宽频带会引入较大噪声,这给品质因数高的窄频带射频线圈的调谐和匹配增加困难。

（五）梯度放大器

梯度线圈具有功率大、开关时间短、输出电流精确、系统可靠的特点。梯度放大器输入信号来自数模转换器的标准模拟电压信号,在信号最大值为 5V,梯度电流最大值为 200A,转换输出 0.5V 时,梯度放大器应输出的电流值为 20A,用反馈调节方式梯度电流量值。运行中,梯度强度方向不断变化,要求梯度线圈具有功率大的特性,开关特性较好才能满足快速变化,梯度场是在 $x$、$y$、$z$ 方向梯度线圈中流动电流的激励下产生的,而梯度电流由梯度放大器产生并输出。

（六）梯度冷却系统

梯度磁场的每一组梯度线圈各自都有电源单独供电,梯度放大器将功率放大后的脉冲电流输出给梯度线圈,电流强度有时超过 100A,电流通过线圈时产生大量热能,常采用水冷和风冷两种方法进行冷却。

（七）梯度电源

$x$、$y$、$z$ 轴梯度线圈各组都有驱动电源,在计算机控制下随时开关,精确调整线圈电源,以获得梯度磁场的精度。梯度磁场的功能是对 MR 信号进行空间编码,以确定成像层面的位置和厚度产生的 MR 信号(梯度回波),射频线圈施加扩散加权梯度场,进行流动补偿(进行流动液体的流速相位编码)。

三、射频系统

射频系统由发射系统和接收系统构成,包括发射器、功率放大器、发射线圈、接收线圈,低噪声信号放大器。射频系统实施 RF 激励并接收和处理射频信号,根据不同扫描序列要求,编排组合并发射各种翻转角的射频脉冲,使磁化质子吸收能量产生共振,同时接收质子在弛豫过程中释放的能量,产生 MR 信号。射频系统的作用是在射频控制器的作用下,提供扫描序列的各种射频脉冲。

**(一)射频脉冲**

受检体内的氢质子要在静磁场($B_0$)中发生磁共振,必须在 $B_0$ 的垂直方向施加射频场($B_1$)。$B_1$ 是在射频发射系统的控制下,由射频放大器输出射频电流脉冲激励射频线圈,以射频脉冲波的形式发射出来的。

**1. 射频脉冲的类型**

射频脉冲可分为硬脉冲和软脉冲两类。其中硬脉冲是强而窄的脉冲,其谱带较宽,常用于非选择性激励,在三维傅里叶变换成像中用来激励整个成像容积。而软脉冲是弱而宽的脉冲,其谱带较窄,常用于选择性激励,在二维傅里叶变换成像中用来确定扫描层面。

**2. 射频脉冲的波形**

理想的射频脉冲波形是时域中的正弦函数,但是正弦函数在电路中较难实现,通常以时域方波来代替。时域方波的选择性虽然没有正弦函数好,但由于它的宽度比较容易控制,在电路中实现也相对容易,因而在 MRI 设备中被广泛使用。

**3. 射频脉冲激发的频率范围**

射频脉冲的激励范围由其脉宽(脉冲持续时间 $\tau$)所决定。宽度为 $\tau$ 的方波脉冲,可激发 $\omega_0 \pm 2\pi/\tau$ 范围内的频率($\omega_0$ 为拉莫尔频率),即射频脉冲所覆盖的频率范围与脉宽成反比。射频脉冲越宽,其覆盖的频率范围越窄,脉冲的选择性就越好,因此用于选择性激励;脉冲越窄,覆盖的频率范围越宽,脉冲的选择性就越差,在此类脉冲的作用下,所有感兴趣区内的氢质子可在瞬间同时被激发,这就是非选择性激励。

**4. 射频脉冲翻转角度**

在 MRI 设备中,氢质子群的静磁化强度矢量 $M$ 不仅受主磁体 $B_0$ 的作用,还受射频磁场及其本身弛豫的影响。为了简便起见,一般假设它们的作用是彼此独立发生的。如果只考虑射频磁场对 $M$ 的单独作用,实施射频脉冲激励后,静磁化强度矢量 $M$ 由于受到 $B_1$ 场的作用而偏离平衡位置的翻转角 $\theta$ 为

$$\theta = \gamma B_1 \tau \tag{5-2}$$

式中,$\gamma$ 为磁旋比,通过调节射频场强度 $B_1$ 和脉冲宽度 $\tau$ 两个量,可使 $M$ 翻转至任意角度。通常情况下,成像序列中射频脉冲的脉冲宽度 $\tau$ 决定着射频脉冲的选择性,因而 MRI 中只能用 $B_1$ 来控制翻转角的大小。习惯上,把使 $M$ 偏离稳定位置($B_0$ 方向)$\theta$ 角的脉冲称为 $\theta$ 脉冲。如偏离 $90°$ 和 $180°$ 的射频脉冲分别称为 $90°$ 脉冲和 $180°$ 脉冲,而 $90°$ 脉冲和 $180°$ 脉冲是目前 MRI 中使用最多的脉冲。由式(5-2)可以看出,使 $M$ 翻转 $180°$ 所需射频场的能量要比 $90°$ 脉冲的能量增加 1 倍。在 MRI 设备中,射频脉冲的宽度(决定激发频率的选择范围)和幅度(决定 $M$ 受激发后的翻转角度)都是由计算机和射频控制系统控制的。

**(二)射频线圈**

MRI 设备的射频线圈与被检体之间的距离远小于波长,线圈处在接收 MR 信号的近场区域,发射信号和接收信号之间不是采用行波耦合而是采用驻波耦合方式,驻波的电磁能量几乎全部为磁场能量。因此,射频脉冲的激励和 MR 信号的接收不采用电耦合的线状天线,而必须

采用磁耦合的环状天线,也就是射频线圈。线圈的传统定义是一系列连接起来的同心圆环或螺旋形导线。

1. 射频线圈的功能

射频线圈具有发射和接收两个基本功能。发射是指射频放大器产生的激励脉冲通过射频线圈转换为在成像空间横向旋转的、具有一定频率和功率的电磁波,即射频磁场($B_1$)。射频磁场的能量被受检者体内的氢质子选择性吸收,完成"能量交换",受检者体内氢质子受到激励而发生共振。接收是指射频线圈中的谐振电路以及相关的射频前置放大器将发生共振的质子弛豫过程的磁化矢量 $M$ 转换为电信号,再次完成"能量交换",从而采集到所需的MR信号。因此,可以将射频线圈看成一种特殊的"换能器"或者"能量交换器"。

2. 射频线圈的主要技术参数

射频线圈的主要技术参数包括信噪比、灵敏度、均匀度、品质因素、填充因数和有效范围等。

(1)信噪比。射频线圈的信噪比与成像部位的体积、进动角频率的平方成正比,与线圈半径成反比,还与线圈的几何形状有关。线圈的 SNR 越高,越有利于提高图像分辨率及系统成像速度。

(2)灵敏度。射频线圈灵敏度是指接收线圈对输入信号的响应程度。线圈灵敏度越高,检测到微弱信号的可能性就越大。但随着信号的降低,信号中的噪声水平会随之升高,从而导致信噪比下降。因此,线圈灵敏度并不是越高越好。

(3)均匀度。射频线圈发射的电磁波会随着传播距离的增加而逐渐减弱,又向周围空间发散,因而它所产生的射频磁场并不均匀。磁场均匀度与线圈的几何形状密切相关,螺线管线圈及其他柱形线圈提供的磁场均匀性较好,而表面线圈产生的磁场均匀性较差。

(4)品质因素。品质因素 $Q$ 值是谐振电路特性阻抗 $\rho$ 与回路电阻 $R$ 的比值,即

$$Q = \rho/R \tag{5-3}$$

$Q$ 值被定义为谐振电路中每个周期储能与耗能之比。

(5)填充因数。填充因数 $\eta$ 为被检体体积 $V_s$ 与射频线圈容积 $V_c$ 之比,即

$$\eta = V_s/V_c \tag{5-4}$$

$\eta$ 与射频线圈的 SNR 成正比,即提高 $\eta$ 便可提高 SNR。因此,在射频线圈(软线圈)的结构设计以及使用过程中,应以尽可能多地包绕被检体为目标。

(6)有效范围。射频线圈的有效范围是指激励电磁波的能量可以到达(对于发射线圈)或可检测到射频信号(对于接收线圈)的空间范围。有效范围的空间形状取决于线圈的几何形状。有效范围增大,噪声水平随之升高,SNR 降低。

3. 射频线圈的种类

MRI 设备中使用的射频线圈种类较多,可按不同方法进行分类。

(1)按功能分类:射频线圈可分为发射/接收两用线圈和接收线圈两类。

① 发射/接收两用线圈:此类线圈将发射线圈和接收线圈合成制作在一起,线圈工作时,要通过电子线路在发射和接收之间进行快速切换。头线圈以及内置于磁体孔径内部的体线圈大多数都设计为两用线圈。

② 接收线圈:此类线圈只负责接收信号,其射频脉冲的发射和激励工作一般由置于磁体内的体线圈来统一完成。大部分表面线圈都是接收线圈(如体部表面柔软线圈),但也有

些表面线圈是发射/接收两用线圈(如头和膝关节正交线圈)。

(2) 按适用范围分类:根据线圈适用范围的大小可将其分为全容积线圈、部分容积线圈、表面线圈、体腔内线圈和相控阵线圈 5 类。

① 全容积线圈是指能够整个包容或包裹一定成像部位的柱状线圈,主要用于大体积器官或组织的大范围成像,如体线圈和头线圈,体线圈套装在磁体孔洞内,成为磁体的一个组成部分。

② 表面线圈是一种可紧贴成像部位放置的接收线圈,其常见结构为扁平型或微曲型。表面线圈成像范围内场强的不均匀直接导致接收信号的不均匀,在影像上的表现是越接近线圈的组织图像显示越亮,越远离线圈的组织图像显示越暗。表面柔软线圈是近年来出现的新型线圈,在线圈放置时有很大的自由度。表面线圈主要用于表浅器官或组织的成像。

③ 部分容积线圈是由全容积线圈和表面线圈两种线圈耦合而成的线圈。这类线圈通常有两个以上的成像平面。

④ 体腔内线圈是近年来出现的一种新型小线圈,使用时须置于人体相应的体腔内,以便对体内的某些结构实施高分辨率成像。此类线圈的设计要考虑进出人体的方便性,射频电路可以安装在固体内形成线圈;也可以把软射频线圈固定在气囊内,进入体腔后充气把环形线圈电路膨胀开之后再进行扫描。从原理上来说,体腔内线圈仍属表面线圈。例如,直肠内线圈用于直肠、前列腺及子宫等器官成像。

⑤ 相控阵线圈是由两个以上的小线圈或线圈单元组成的线圈阵列。这些线圈可彼此连接,组成一个大的成像区间,使有效空间增大;各线圈单元也可相互分离,每个线圈单元可作为独立线圈应用。无论哪一种连接方法,其中的每个小线圈均可以同时接收对应小区域的 MR 信号,且在测量结束后,对每个小区域的信号进行后处理。近年来出现的全景成像矩阵(total imaging matrix,TIM)技术,将多个线圈矩阵组成全身一体化线圈,扫描过程中系统自动切换线圈,可以一次性完成全身所有部位的扫描,无须重复摆放体位和更换线圈。

(3) 按极化方式分类:射频线圈可分为线极化和圆极化两类线圈。线极化的线圈只有一对绕组,相应射频磁场也只有一个方向;而圆极化的线圈一般被称为正交线圈,它的两个绕组在工作时接收同一 MR 信号,但得到的噪声却是互不相干的。这样,如果对输出信号进行适当的组合,就可使线圈的信噪比提高,故正交线圈的应用非常广泛。例如,磁体内置的发射/接收体线圈就是正交线圈,此外还有正交头线圈、正交膝关节线圈等。

(4) 按主磁场方向分类:由于主磁场有纵向磁场(如超导磁体和常导磁体的磁场)和横向磁场(如永磁体的磁场)之分,而射频场的方向应该与主磁场相垂直,因此射频场的方向也要随着主磁场的改变而改变。主磁场方向不同,体线圈设计就需要采用不同的绕组结构。螺线管线圈和鞍形线圈是体线圈的主要形式,螺线管线圈主要用于横向静磁场的磁体中,鞍形线圈主要用于纵向静磁场的磁体中。

① 螺线管射频线圈(solenoid RF antenna)。在横向磁场的磁体中,一般采用螺线管线圈。这时螺线管线圈产生的射频磁场($B_1$)的方向将与人体轴线一致,如图 5-30 所示。

无限长螺线管线圈是横向静磁场中线圈的基本绕组结构,也是体线圈的绕组形式,其内部产生的磁场是均匀的。多匝螺线管线圈工作频率较低,覆盖组织多,故噪声也大。单匝螺线管线圈由整块薄导体板材卷成有缝圆筒状,电感抗极小,当线圈长度为电磁波半波长的整数倍时,将有驻波谐振发生。

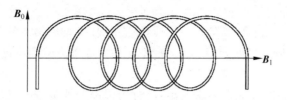

图 5-30　螺线管射频线圈

② 鞍形射频线圈(saddle shaped RF coil)。在纵向磁场的磁体中,均采用鞍形线圈,如图 5-31 所示,它所产生的横向射频场($B_1$)的方向垂直于被检体轴线。

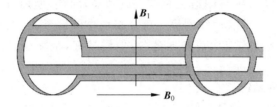

图 5-31　鞍形射频线圈

鞍形线圈是纵向静磁场中线圈的基本绕组结构,也是体线圈的绕组形式。螺线管线圈的灵敏度和它所提供的射频场的均匀性均优于鞍形线圈。据报道,前者的灵敏度是后者的 2~3 倍。但是,由于螺线管线圈对来自被检体的噪声也同样敏感,其 SNR 并不比鞍形线圈高。一般来说,人体的噪声水平随着主磁场场强的提高而上升。因此,只有在低磁场的系统中,螺线管线圈才表现出明显优于鞍形线圈的性能。

(5) 按绕组形式分类:根据线圈绕组或电流环的形式,射频线圈又可分为霍尔姆兹线圈、螺线管线圈、四线结构线圈(鞍形线圈、交叉椭圆线圈等)、管状谐振器(slotted tube resonator,STR)线圈和鸟笼式线圈(bird cage coil)等多种形式。其中,鸟笼式线圈又称笼式线圈,其充分的开放式设计(低频鸟笼式头线圈内径可达 28cm),不但大大减轻了患者的幽闭恐惧感,而且也大大增加了临床应用范围,如图 5-32 所示。鸟笼式头线圈的顶部通常配置有外视镜,使者仰卧位接受检查时可看到磁体外面的场景,同时也可用于磁共振脑功能成像时刺激性视频画面的传送。

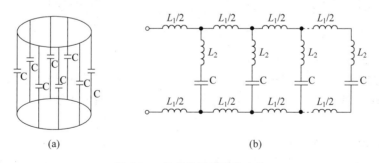

(a)　　　　　　　　　　　　　(b)

图 5-32　笼式线圈及等效电路

(a) 笼式线圈;(b) 笼式线圈等效电路

4. 射频线圈的工作模式

MRI 设备的射频线圈有发射和接收之分,这使得射频线圈在工作时必然出现下述三种

129

不同的工作模式。

（1）体线圈模式：在这种模式下，射频脉冲的发射和 MR 信号的接收均由内置在磁体孔径中的体线圈来完成。例如，行胸、腹、盆、双下肢等体部大范围步进成像时就可以利用这一模式。

（2）头线圈模式：指头线圈单独工作，即行头部磁共振成像。这时头线圈既是发射线圈又是接收线圈。由于体线圈不能像其他线圈那样随时拆卸和更换，因而在头线圈模式下应采取措施，将体线圈隔离。头线圈模式射频激发准确、精度高，射频场均匀性好，射频接收信噪比高，图像质量好。

（3）表面线圈模式：表面线圈通常只有接收功能，因此，使用表面线圈成像时只能用体线圈进行射频激发。所谓表面线圈模式就是指由体线圈激发，而由表面线圈进行接收的工作模式。表面线圈模式成像信噪比高，图像质量好，是除颅脑成像之外被广泛采用的模式。

### （三）射频脉冲发射系统

射频脉冲发射系统的功能是在射频控制器的统一指挥下，提供扫描序列所需的各种翻转角度和功率的射频脉冲。MRI 中常用的射频脉冲有 90°和 180°两种。但在各种小角度激励中，还可能用任意角度的脉冲进行射频激发。因此，射频发射系统实际上还能产生任意角度的射频脉冲。由公式(5-2)可知：改变射频场（$B_1$）的强度，就可改变射频脉冲的翻转角。在射频发射电路中，正是通过连续调整 $B_1$ 的幅度来改变射频脉冲翻转角的。

射频脉冲发射系统由射频控制器、脉冲序列发生器、脉冲生成器、射频振荡器、频率合成器、滤波放大器、波形调制器、脉冲功率放大器、发射终端匹配电路及射频发射线圈等功能组件构成，如图 5-33 所示。

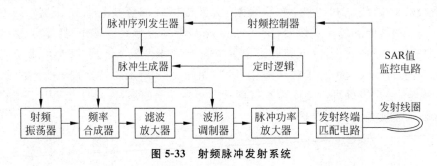

**图 5-33 射频脉冲发射系统**

1. 射频振荡器

射频振荡器是一种能产生稳定频率的振荡器，为发生器提供稳定的射频电源，为脉冲程序器提供时钟。对 50Ω 标准电阻输出标准电压为 1V，其稳定性一般是 0.1ppm 或 0.01ppm。

2. 频率合成器

频率合成器是一种通过对稳定的频率进行加、减、乘、除的基本运算，以产生所需频率的装置。其基本原理是通过混频器完成频率的相加和相减，通过倍频器完成频率的乘法，通过分频器完成频率的除法，通过鉴相器和锁相环路来稳定频率。

MRI 设备中需要用到几种频率的射频信号。发射部分需要一路中频信号和一路同中频信号进行混频的信号；接收部分需要用到两路具有 90°相位差的中频信号和一路用以混频的射频信号,同时整个射频部分的控制还需要一个共用的时钟信号。所有这些射频信号都要求稳定度好、准确度高,并且频率的大小易于用计算机进行控制。这样的信号一般采用频率合成器来产生。

3. 波形调制器

波形调制器的作用是产生需要的波形,它受脉冲生成器控制,当脉冲程序送来一个脉冲时,控制门就接通,在其他时间都断开。在这一过程中,射频脉冲序列所需波形还要经过多级放大,使其幅度得以提高。

4. 脉冲功率放大器

波形调制器输出的射频脉冲信号幅度仅为 $0.5V$ 左右,功率也只有 $1mW$ 左右,必须经过功率放大获得足够大的功率,通过阻抗匹配网络输入到射频线圈,发射一定功率的射频脉冲。脉冲功率放大器是射频脉冲发射系统的关键组成部分。

5. 阻抗匹配网络

阻抗匹配网络起缓冲器和开关作用,特别是两用线圈必须通过阻抗匹配网络进行转换。射频发射时,它建立的信号通路阻抗非常小,使线圈发射脉冲磁场;接收射频时,它建立的信号通路阻抗非常大,产生电压信号。

6. 射频发射线圈

为了产生理想的射频场,射频发射线圈的设计应保证它所产生的射频场尽可能均匀,且在共振频率处有极高的 $Q$ 值。射频发射线圈的 $Q$ 值越高,其能量转换率越高,射频脉冲电能转化为射频磁场能量的效率就越高。在 MRI 设备中,射频发射线圈的性能不仅取决于所用的元器件和电路形式,还决定于它的几何形状以及分布参数。

(四)射频信号接收系统

射频信号接收系统的功能是接收人体产生的 MR 信号,并经适当放大和处理后供数据采集系统使用。射频信号接收系统由接收线圈、前置放大器、混频器、中频放大器、相敏检波器、低通滤波器、射频接收控制器等组成,如图 5-34 所示。

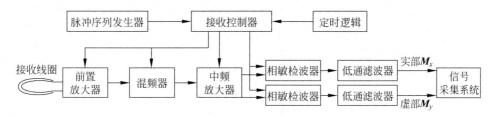

**图 5-34 射频信号接收系统**

1. 射频接收线圈

接收线圈的性能很大程度上取决于线圈的几何形状和导线材料。螺线管状的接收线圈 SNR 高,但仅适用于主磁场方向与检查床垂直的情况。多数情况是主磁场方向与检查床平行,不能使用螺线管状接收线圈。多选用鞍形接收线圈,其磁场很容易满足与主磁场垂直的要求,但 SNR 只有相应的螺线管线圈的 $1/1.732$。如果用两个正交鞍形线圈组合成一个接收线圈,它们接收的信号相加,可使 SNR 提高 $1.414$ 倍。

2. 射频接收控制器

射频接收控制器是一个电子开关,其作用是在射频发射时关闭接收门,以防止在发送射频脉冲期间信号泄漏到射频接收系统。

### 3. 前置放大器

前置放大器是射频脉冲接收系统的重要组成部分。从射频接收线圈中感应出的 FID 信号只有微瓦($\mu$W)数量级的功率,这就要求前置放大器既要有很高的放大倍数,又要有很小的噪声。具体地说,前置放大器要对 $1\mu$V 以下的信号产生反应。同时,在工作频率附近要求有较为平滑的频率响应,并在很大范围内有足够的线性放大特性。

### 4. 混频器

FID 信号经前置放大器放大后到达混频器。混频器使信号与本机振荡频率混频后产生一个中频信号,即将射频信号的高频率转换至较低的中间频率上,提高了前置放大器的灵敏度与稳定性,这类似于广播电台的信号在收音机中的调频过程。该信号经中频放大器进一步放大后送往相敏检波器。

### 5. 相敏检波器

相敏检波又称为正交检波。对于频率和相位均不同的信号,相敏检波电路有很高的选择性,因而可得到较高的 SNR,也就有可能将其用在信噪比小于 1 的信号累积中。MR 成像体素的空间位置信息均包含于 MR 信号中,射频脉冲序列在激发和信号读出阶段由梯度脉冲分别进行频率和相位编码,信号的频率和相位特性代表了体素的空间位置。

### 6. 低频放大器与低通滤波器

检波输出的低频电信号均为零点几伏,频率范围在零到几万赫兹。而 MR 信号在模/数转换时需要约 10V 左右的电压。因此,检波输出的低频电信号需由低频放大器放大,再由低通滤波器衰减低频电信号。

## 四、计算机控制系统

信号采集指对磁共振射频接收信号进行模数转换,使转换信号成为离散数字信号的过程。射频系统和信号采集系统合称为谱仪系统,图像重组系统根据谱仪系统提供的原始数据,通过计算显示磁共振的灰度图像。计算过程在图像阵列处理器中完成,图像阵列处理器由数据接收单元、高速缓存存储器、数据预处理单元、算术和逻辑运算单元控制部件、直接存储器、快速傅里叶变换器组成,主控计算机系统由主控计算机、控制装置、主控图像显示器、辅助信息显示器、网络适配器、谱仪系统接口组成。

### (一)操作系统

磁共振成像设备的操作系统和影像图像系统由计算机及其终端组成。计算机终端包括图像显示器和人机对话的显示器、操作键盘。操作系统的主要功能是数据采集和影像重组,影像重组通过指令在专用的阵列处理器中进行。影像图像系统的主要功能是图像显示和图像后处理。

### 1. 扫描床

扫描床可载被检者做垂直升降,床面可做前后水平运动。床面材料不含铁磁物质,床体不影响主磁场磁力线分布。

### 2. 射频屏蔽

MR 设备射频脉冲多受内外环境条件干扰,可用铜铝合金或不锈钢制成,使屏蔽房间与外界隔离。

3. 设备技术参数

设备技术参数包括：磁场强度(T)，高斯线空间分布范围(m)，液氮挥发速度(L/h)，磁场均匀性(ppm)，梯度磁场强度(mT/m)，梯度场切换率[mT/(m·s)]。

**（二）MR 软件功能**

1. 程序控制

程序控制确定射频发射器和射频接收器及梯度脉冲发生器等工作参数，包括射频脉冲和梯度脉冲的幅度、持续时间和脉冲时序，以及心脏射频接收器的选通时间和取样率等。工作参数是根据操作员输入的成像序列参数具体确定的，由计算机自动处理完成。计算机是成像系统的中央控制单元，协调各分系统的工作，对梯度场系统和射频系统的硬件工作参数提供全面的软件控制。梯度场脉冲的幅度和时序、射频激励脉冲的幅度和时序、MR 信号的取样都在控制计算机的管理下进行。

2. 系统调整

系统调整发生在数据采集之前。系统调整的内容包括：测量磁场中心质子的共振频率，并把射频发射器和接收器的工作频率设置在这个频率上。对被检者进行射频线圈的调谐，使之谐振于质子的共振频率。确定发射器射频输出功率，使之产生最大 MR 信号，根据MR 信号的幅度确定接收器对信号的放大倍数或增益，使系统工作处于最佳状态，在成像过程中用高信噪比获取 MR 信号。

**（三）信息采集与图像重组**

1. 信息的采集

人体体内氢质子排列方向是任意的，当进入磁场后，质子沿磁场轴方向排列，方向与磁场方向一致或相反，其中，一致多于相反。质子的磁矩能量在这两个方向上相互抵消，使人体氢质子以纵向磁矩形式表现，形成磁化矢量。当射频脉冲加在纵向磁化质子上后，其能量增加，进行跃迁，磁化矢量偏离磁场方向，形成一定的角度。射频脉冲停止后，磁化矢量恢复原来方向，并以电磁波形式释放射频脉冲能量，形成 MR 信号。MR 信号由接收线圈接收并感应出电信号，然后送入计算机，对信号进行处理后，重建出磁共振图像。

2. 图像重组

图像重组是一个复杂的数学运算过程，由计算机完成从信号采集到图像转换的过程。常用的二维傅里叶变换将信号从时间域值转换成频率域值，对频率编码和相位编码信号成分进行翻译，即把复杂的信号变成简单信号，也可逆向变换。经过计算后，复杂的 MR 信号变为简单频率分布，包括频率成分和频率的幅度，重组出 MR 图像。

**（四）信息管理**

操作程序执行硬盘信息存档、信息装入和信息删除等操作。影像数据信息采集的原始数据存放于计算机的硬盘中，影像重组程序将原始数据变为可显示的影像数据，它包含来自每个体素的信号幅度，图像以像素值形式显示。一幅层面图像的数据包含在一个文件中，各层面的图像数据按顺序放在指定的硬盘区域中。

**（五）图像后处理系统**

图像后处理是由图像后处理工作站进行图像显示、融合、分割等操作。图像后处理是用计算机的特殊软件对图像进行特别处理以及功能分析。通过计算机键盘或鼠标以菜单方式进行操作。图像后处理系统的终端设有一些特殊的功能键。对应的菜单通过选择所要求的功能,完成图像后处理工作。MR 图像存储在大容量的硬盘中,可用 DVD 光盘保存,也可进入 PACS 系统存储,还可进行网络远程会诊。

# 第三节 磁共振成像技术

MR 具有以下特点:相对安全无辐射,组织分辨率高,结构显示清晰;多方位直接成像;多参数、多序列成像;功能成像、组织化学成像、生物化学成像。高场 MR 设备主磁场场强增高可提高质子磁化率,增加图像信噪比;在保证信噪比的前提下,可缩短 MR 信号采集时间;增加化学位移,使磁共振频谱(magnetic resonance spectrum,MRS)对代谢产物的分辨率得到提高;增加化学位移使脂肪饱和技术更加容易实现;磁敏感效应增加,从而增加了血氧饱和度依赖效应,使脑功能成像的信号变化更显著。但是,高场 MR 设备噪声增加明显;运动伪影、化学伪影、磁化率伪影增加明显;射频特殊吸收率(specific absorption ratio,SAR)与主磁场场强的平方成正比,高场强下射频脉冲的能量在人体内累积明显增大,尤其是在 3.0 T 时;设备成本增加,价格昂贵。

## 一、人体组织的 MR 信号特点

MR 的信号强度是多种组织特征参数的函数,它所反映的病理、生理及形态特征较 CT 更丰富。MR 信号强度与组织的弛豫时间、氢质子密度、血液或脑脊液流动、化学位移及磁化率有关,组织的弛豫时间对图像对比起重要作用,它是区分正常组织、异常组织及组织特性的主要诊断依据。

### (一)水

正常人体组织中,MR 信号 80% 来自细胞内,20% 来自细胞外,MR 信号的形成主要来源于组织水。纯水的弛豫时间 $T_1$ 和 $T_2$ 很长,组织的含水量稍有增加,不论是自由水还是结合水都会使 MR 信号发生变化。自由水的运动频率明显高于拉莫尔(Larmor)共振频率,因此 $T_1$ 弛豫缓慢,$T_1$ 较长;结合水运动频率介于自由水和大分子之间,接近拉莫尔共振频率,因此 $T_1$ 弛豫时间较短,脑积水的 MRI 如图 5-35 所示。

### (二)气体

气体中的质子密度相当低,其强度也趋向于零,故表现为黑色无信号区,在所有加权像中,无论如何改变 $T_R$,$T_E$ 都不会产生信号,肺部气体的 MRI 如图 5-36 所示。

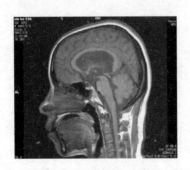

图 5-35 脑积水 MRI

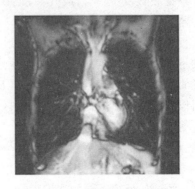

图 5-36 肺部气体 MRI

### （三）脂肪与脊髓

脂肪与脊髓具有较高的质子密度，具有比较短的 $T_1$ 值，信号强度较大。脂肪和脊髓在 $T_1$ 加权像上表现为高信号，脂肪和脊髓组织界线明显，脂肪和脊髓的 MRI 如图 5-37 所示。

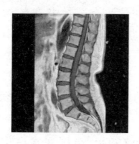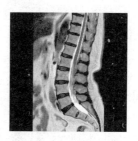

图 5-37　脂肪与脊髓的 MRI

### （四）肌肉

肌肉组织所含的质子明显少于脂肪和脊髓，具有较长的 $T_1$ 值和较短的 $T_2$ 值，信号强度相对脂肪较低，其影像呈灰色，如图 5-38 中"☆"处，黑箭头处显示皮肌炎症。韧带和肌腱的质子密度低于肌肉，该组织也具有较长 $T_1$ 值和短 $T_2$ 值，其 MR 信号与肌肉相比呈等信号或较低的信号。

### （五）骨骼

骨皮质内含氢质子很少，它的质子密度信号近于零，骨皮质的信号很弱，无论在短 $T_R$ 的 $T_1$ 加权或长 $T_R$ 的 $T_2$ 加权均表现为低信号，在亮度图像上呈黑色，纤维软骨组织内的质子密度明显高于骨皮质，在 $T_1$ 和 $T_2$ 加权像上，信号强度不高，比骨皮质信号稍高，呈中低信号，如图 5-39 所示。透明软骨含水 $75\% \sim 80\%$，有较长的 $T_1$ 值，$T_1$ 加权像上信号稍低，$T_2$ 加权像信号强度则较高。

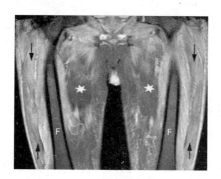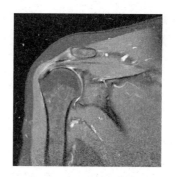

图 5-38　肌肉组织 MRI　　　　　图 5-39　关节、骨骼的 MRI

## 二、MR 成像参数的意义及设置原则

### （一）MR 成像参数的意义

MR 图像显示解剖和病理的能力，取决于所选用的成像参数。改变技术参数可以改善图像质量。对于参数选择，不但要考虑其特性，还必须采取兼顾的措施，合理选择各技术参数，以获得高质量图像。

**1. 重复时间($T_R$)**

重复时间是指对同一质子群完成一次成功激励所花费的时间。$T_R$范围为15～15000ms，在SE回波序列中，长$T_R$值用于$T_2$W或质子加权成像，大部分组织的$T_1$弛豫在长$T_R$中已完成，取值范围一般大于1500ms，所以$T_1$对比信号在图像中没有显示；如果要显示$T_1$对比，则选用短的$T_R$，但信号强度减弱，信噪比也低，通常获取$T_1$对比图像的$T_R$值范围是400～600ms，在高场强下，$T_R$值应稍长一些。

**2. 回波时间($T_E$)**

回波时间是指停止激励到采集回波信号的时间，其范围为8～3000ms。视检查目的选取不同$T_E$值，$T_E$越短，$T_2$对比越小。如果采用$T_1$W，则应选用短$T_E$，$T_1$加权的$T_E$值范围是15～30ms，可以免除$T_2$的干扰，而且可以获得较强信号，图像有较好的信噪比。为了选择最佳$T_1$对比，要根据目标组织的$T_1$值来确定，理想的$T_E$值应介于需要鉴别的两种组织的$T_1$值之间。随着$T_E$加长，$T_2$对比增大，但如果$T_E$过长，则可获得极度$T_2$加权像。所有组织横向磁化衰减都很大，可与水形成良好对比。对于$T_2$加权像，$T_E$值范围一般在60～150ms。

**3. 反转时间($T_1$)**

反转时间是指施加180°反转脉冲使磁化矢量反转到施加90°脉冲的时间，$T_1$的选择范围小于2500ms。对于大多数组织，$T_1$值约为400ms，在使用短时反转恢复序列（short time inversion recovery，STIR）时，$T_1$值一般选在100ms，可获得良好对比度，能使脂肪磁化保持在零的水平，以减少伪影。但$T_1$太短也会使组织失去对比度，当$T_1$值为100ms时，比100ms长的$T_1$值会使某些组织正向磁化，而某些组织负向磁化，这样会使图像信号混杂，失去诊断价值。选用较长的$T_1$值时，仍能获得一定的$T_1$对比。使用尽可能短的$T_E$时间，可减少$T_2$对比的影响，如图5-40所示。

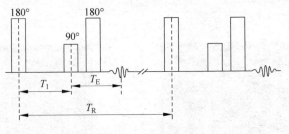

**图 5-40　反转时间**

**4. 翻转角度**

翻转角度是指激励脉冲的持续作用使磁化矢量方向偏离$z$轴的夹角。在梯度回波序列中，采用10°～40°的翻转角度，可获得$T_2$加权像。若采用45°～90°的翻转角，可获得$T_1$加权像。若采用小于10°的翻转角度，可使$T_1$缩短，在很短时间里获得准$T_2$加权像。如果翻转角度小，信号的信噪比较差。

**5. 回波次数**

为了获得最大回波幅度，测量可以通过反复施加180°脉冲产生回波。回波次数可选1～128次。第1次180°脉冲产生一个回波，第2次180°脉冲，回波峰值要比第1次低，同样第3次峰值比第2次低，依此类推。将多次回波峰值点连成曲线，即得到$T_2$衰减曲线。回波次数增多，时间也延长，具有长$T_2$的组织信号强，具有短$T_2$的组织信号弱。在实际应用中,SE回波序列采用的回波次数一般为1~4次,如图5-41所示。

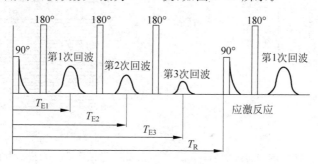

图 5-41 回波次数

6. 平均次数(number of signal averaged,NSA)

平均次数是指激励次数或采集次数、叠加次数,可有效控制信噪比,一般选择1~64次。缩短平均次数可减少扫描时间,增加平均次数可提高信噪比,减少部分运动伪影,但增加扫描时间。而减少平均次数虽能缩短扫描时间,但图像清晰度降低。

7. 矩阵大小

矩阵分采集矩阵和成像矩阵两种。采集矩阵选择范围为$(64 \times 64) \sim (512 \times 512)$,成像矩阵为$(256 \times 256) \sim (1024 \times 1024)$。增加矩阵可以提高影像空间分辨率,但增加了扫描时间,提高了信噪比。相反,若减少矩阵,则降低了图像清晰度,减少了扫描时间,降低了信噪比。

8. 层面厚度

层面厚度可随意选择,一般情况下选择范围为2~20mm。增加层厚可提高图像信噪比,但使容积效应增加,降低了空间分辨率,减少流入性增强效应;薄层可以降低容积效应带来的影响,增加流入性增强效应,但信噪比差。

9. 层面间距

根据层面厚度的设定,操作者决定层面间距,选择范围一般为0~20mm,也可视需要选择负间距。增加间距可使交叉影响减少,但容易失去介于层面中间的组织信息,使层面间距内病理信息的丢失概率增加,减少层间距,增加层面间的交叉机会。

10. 观察视野

FOV选择范围为4~50cm,增大FOV可提高图像信噪比,减少卷褶伪影,增加观测区域,但使图像空间分辨率下降;缩小FOV可提高图像空间分辨率,使卷褶伪影机会增加,观测区域缩小。矩形视野技术的应用会减小折叠方向上的视野,也会减少扫描时间,常用在脊柱、血管、四肢、儿童等的检查中,如图5-42所示。

11. 扫描百分比

扫描百分比可以减少图像的相位编码数,从而在基本不影响主要图像信息的情况下,减少扫描时间,如图5-43所示。该技术对于不合作的、烦躁的及高危的病人是非常有用的,它可以在最短的时间内尽可能地获取有用数据,但是会降低图像的空间分辨率,引起振铃伪影。

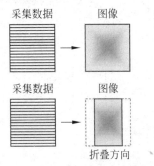

图 5-42 缩小 FOV 增加转折伪影

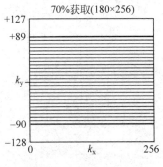

图 5-43 扫描百分比

12. 其他

除上述参数外,还有一些技术,如区域饱和技术(regional saturation technology,REST)、半扫技术(half scan)、水脂位移(water fat shift,WFS)、流动补偿(flow compensation,FC)、折叠抑制以及动态扫描中要用到的匙孔技术等。

**(二)常规加权像的参数设置原则**

1. 质子密度加权像

如果选用比受检组织 $T_1$ 显著长的 $T_R$(1500~2500ms),那么在下一个周期的 90°脉冲到来时,质子群磁化已全部得到恢复,这时回波信号幅度与组织 $T_1$ 无关,而与组织的质子密度(即受检组织氢原子数量)和 $T_2$ 有关。再选用比受检组织 $T_2$ 明显短的 $T_R$(15~20ms),则回波信号幅度与质子密度有关,这种图像被称为质子密度加权像。

2. $T_1$ 加权像

各种生物组织的纵向弛豫时间($T_1$)约为 500ms,如果把重复时间 $T_R$ 定为 500ms,再选用较短 $T_E$ 回波时间,对信号的主要影响因素是纵向弛豫时间,回波信号主要反映的是组织不同 $T_1$ 信号强度的差别,即 $T_1$ 加权像。

3. $T_2$ 加权像

如果选择比组织 $T_1$ 显著长的 $T_R$(1500~2500ms),又选用与生物组织 $T_2$ 相似的时间 $T_E$(90~120ms),则两个不同组织的 $T_2$ 信号强度差别明显;$T_E$ 越长,这种差别越明显。

## 三、MR 成像的参数选择

**(一)与图像 SNR 有关的参数**

1. 质子密度影响

低密度的区域产生低信号,如肺、致密骨;高密度的区域产生高信号,如脑、软组织,如图 5-44 所示。

2. 体素大小对 SNR 的影响

容积较大的体素含质子数量比容积较小的体素多,SNR 高,视野层厚,与体素容积成正比,与 SNR 成正比;像素面积与体素容积成正比,与 SNR 也成正比;矩阵大小与体素容积成反比,与 SNR 也成反比,如图 5-45 所示。

3. $T_R$、$T_E$ 对 SNR 的影响

增加 $T_R$ 时,SNR 升高,减少 $T_R$ 时,SNR 下降;增加 $T_E$ 时,SNR 下降,减少 $T_E$ 时,SNR 升高,如图 5-46 所示。

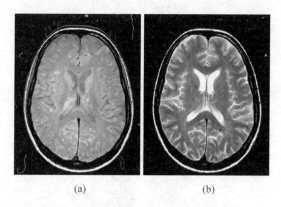

（a）　　　　　　　　　（b）

**图 5-44　质子密度加权像与 $T_2$ 加权像**

（a）质子密度加权像；（b）$T_2$ 加权像

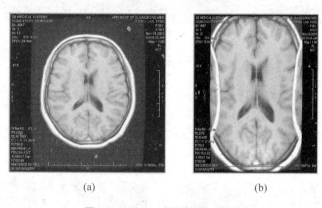

（a）　　　　　　　　　（b）

**图 5-45　FOV 对图像 SNR 影响**

（a）$T_1$WI,FOV：24cm×18cm,矩阵 320×224,NEX：2,层厚 6.0mm,空间分辨率相对较低,而图像 SNR 相对较高；（b）$T_1$WI,FOV：16cm×16cm,矩阵、NEX、层厚数据与(a)图相同,空间分辨率相对较高,而图像 SNR 相对较低

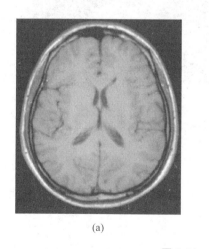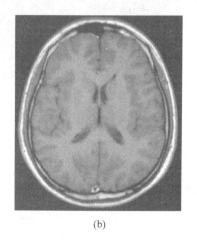

（a）　　　　　　　　　（b）

**图 5-46　$T_R$ 对 SNR 影响**

（a）$T_R=800$；（b）$T_R=200$

**4. 翻转角对 SNR 影响**

翻转角度为 90°时,信号量最大,SNR 最高,图像较细腻;反之,角度越小,信号量越小,图像越粗糙,SNR 越低,如图 5-47 所示。

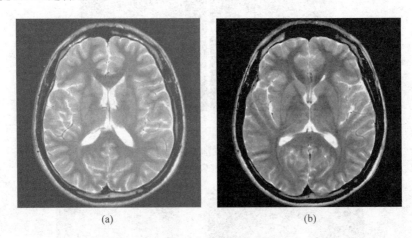

(a)                              (b)

**图 5-47    翻转角对 SNR 影响**

(a) 翻转角为 90°;(b) 翻转角为 60°

**5. 激励次数(number excitation,NEX)**

增加 NEX,可增加 SNR,但扫描时间延长。接收带宽指读出梯度采样的频率范围和速度,一般情况下,系统的接收带宽是固定的,少数情况下可做调整,如图 5-48 所示。

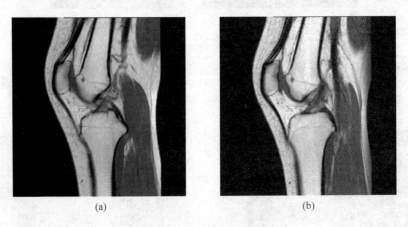

(a)                              (b)

**图 5-48    NEX 对 SNR 的影响**

(a) NEX=4;(b) NEX=1

**6. 线圈类型**

线圈类型会直接影响信号的接收量,同时也会影响 SNR,选择合适的线圈可使 SNR 增大,如图 5-49 所示。

**(二)成像参数选择**

有关成像参数的选择和影响见表 5-1。

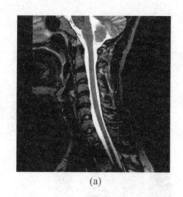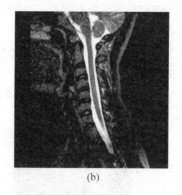

(a)　　　　　　　　　　　(b)

**图 5-49　线圈类型对 SNR 的影响**

(a) 16 通道线圈；(b) 4 通道线圈

**表 5-1　成像参数有关影响表**

| 分　类 | 选择参数 | 不利影响 |
| --- | --- | --- |
| 最佳 SNR | NEX ↑ | 扫描时间 ↑ |
| | 矩阵 ↓ | 空间分辨率 ↓ |
| | 层厚 ↑ | 空间分辨率 ↓ |
| | 接收带宽 | IE ↑，化学位移伪影 ↑ |
| | FOV ↑ | 空间分辨率 ↓ |
| | $T_R$ ↑ | $T_1$ 加权 ↓ |
| | $T_E$ ↓ | $T_2$ 加权 ↓ |
| 最佳空间分辨率（方形 FOV） | 层厚 | SNR ↓，扫描范围 ↓ |
| | 矩阵 ↑ | SNR ↓，扫描范围 ↑ |
| | FOV ↓ | SNR ↓，扫描范围 ↓，包裹伪影 ↑ |
| | $T_R$ ↓ | SNR ↓，成像层数 ↓ |
| 最短扫描时间 | 相位编码次数 ↓ | 空间分辨率 ↓ |
| | NEX ↓ | SNR ↓ |
| | 容积采集层数 ↓ | SNR ↓ |

## 四、MR 常用脉冲序列

脉冲序列是 MR 基本技术的重要组成部分。RF 脉冲、梯度磁场、数据采集的方式对图像的加权、图像质量以及显示病变的敏感性有决定性作用。

### （一）自旋回波（spin echo，SE）序列

1. 单回波

90°RF 激励脉冲 180°重聚相位产生脉冲回波。短 $T_R$、短 $T_E$ 获取 $T_1$ WI；长 $T_R$、长 $T_E$ 获取 $T_2$ WI；长 $T_R$、短 $T_E$ 获取 PDWI。

2. 双回波

90°RF 激励脉冲 180°重聚相位产生脉冲回波（PDWI），180°重聚相位。

### （二）脉冲回波（$T_2$ WI）

1. 快速自旋回波（fast spin echo，FSE）脉冲序列

在一次 90°脉冲后施加多次 180°重聚相位脉冲，获取多次回波：90°RF 激励脉冲，180°

重聚相位产生脉冲回波,180°重聚相位产生脉冲回波……

2. 反转恢复(inversion recovery,IR)脉冲序列

IRSE 脉冲序列:180°反转脉冲,90°激励脉冲,180°重聚相位脉冲,回波取得良好的 $T_1$ 对比,主要用于获取 $T_1$WI。

### (三) 梯度回波(gradient echo,GRE)脉冲序列

常规小于 90°或稍大于 90°的激励脉冲可读出梯度场的反转回波,如图 5-50 所示。

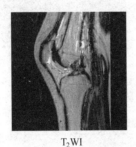
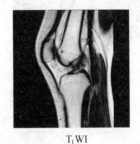

$T_2$WI          $T_1$WI

图 5-50　GRE 脉冲序列

### (四) 稳态梯度返回采集(gradient recalled acquisition in steady state,GRASS)脉冲序列

在该序列中增加一次相位编码梯度反转,使剩余横向磁化叠加到新的横向磁化上(相干),得到的是 $T_2$WI,相位编码梯度反转使剩余横向磁化相位重聚,读出梯度反转产生 GRE,如图 5-51 所示。

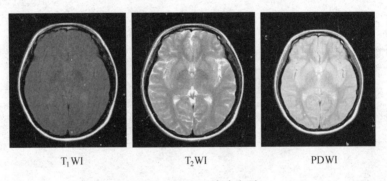

$T_1$WI              $T_2$WI              PDWI

图 5-51　GRASS 脉冲序列

### (五) 扰相 GRE 脉冲序列

RF 破坏(spoiled gradient recalled acquisition in steady state,SPGR)又称 RF 扰相,它使剩余横向磁化被删除,可获得 $T_1$WI 和 PDWI。梯度破坏(multiplanar gradient recalled acquisition in steady state,MPGR)又称梯度扰相,它使剩余横向磁化被删除,不如 RF 破坏彻底,因此信号中 $T_2$ 成分相对较多。SSFP、F1ESTA、true FISP 和 balanced FFE 脉冲序列均属此类,如图 5-52 所示。上述序列通过一系列梯度反转,使多种信号成分发生横向相干,产生明显的 $T_2$WI 效果。常用的快速 GRE 成像序列有 turbe FLASH FFE、fast SPGR、3D、RAGE 等。

### 五、MR 成像技术

主要的 MR 成像技术包括:常用序列;补偿技术:流动补偿、伪影补偿;特殊成像技

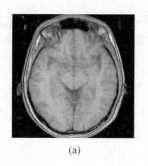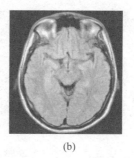

(a)　　　　　　　　　　　(b)

**图 5-52　扰相 GRE 脉冲序列和 SE 序列**

(a) 扰相 GRE 脉冲序列；(b) SE 序列

术：磁共振血管成像（magnetic resonance angiography，MRA）、磁共振水成像（magnetic resonance hydrography，MRH）、灌注成像（perfusion imaging，PI）、弥散成像（diffusion imaging，DI）、磁共振功能成像（functional magnetic resonance，fMRI）、化学位移成像（chemical shift imaging，CSI）、磁共振波谱分析（magnetic resonance spectroscopy，MRS）。

**（一）MR 检查准备**

1. 检查禁忌者

带有心脏起搏器者、金属植入物者、带有脑动脉夹者、铁磁性植入物者、心脏瓣膜修复术后禁忌者。

2. 禁忌物品

金属夹、胰岛素注射器、神经激励器、耳蜗植入物、关节替代物、假肢、金属碎片及其他。

3. 检查之前的患者准备

更换磁性设施；解释检查项目、检查过程及突发事件处理方法，保持受检部位不动；确保金属及磁性物品没有带入检查室。常规检查方法为平扫与增强扫描，所使用的 MR 对比剂是钆螯合物（Gd-DTPA）、超顺磁性氧化铁。

4. 检查限度

危重患者不宜检查；病灶钙化难以检出；胸腹部检查受到限制；骨皮质信号、肺部信号过低。

**（二）颅脑 MR 成像技术**

颅脑 MR 成像使用的是头部线圈，或者多通道神经血管线圈。体位：仰卧，头先进，身体长轴与床面长轴一致，上肢置于身体两侧或双手交叉于胸腹前，头部置于线圈头托内使眶耳线与床面垂直，头部线圈下端抵住被检者肩部，通过定位灯调整头位置；使矢状定位光标位于面部中线，轴位光标平行于双眼外眦，固定头位，锁定位置，进床使检查部位进入磁体孔中心，如图 5-53 所示。

**（三）颈椎与颈髓 MR 成像技术**

颈椎和颈髓 MR 成像使用的是颈胸腰联合线圈。将线圈置于检查床上，被检者仰卧，头先进，身体长轴与床面长轴一致，尽量使颈部与线圈贴紧，固定头颈位置，矢状位定位光标应正对被检者鼻尖到胸骨柄切迹间连线。轴位定位光标对准甲状软骨水平，锁定位置后进床至磁体孔中心，如图 5-54 所示。

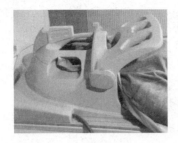
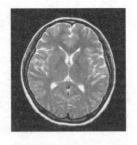
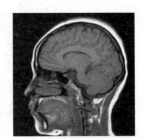

图 5-53　颅脑 MR

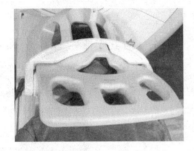
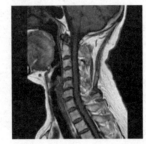
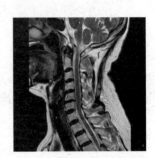

图 5-54　颈椎与颈髓 MR

### （四）腹部 MR 成像技术

腹部 MR 成像使用的是包绕式体部表面线圈，相控阵线圈。检查前准备：口服 0.5mmol/L Gd-DTPA 500～1000mL；使胃肠道充分显示，也可使用胃肠蠕动抑制剂。体位：仰卧，身体长轴与床面长轴一致，头先进，双臂上举过头或置于身体两侧，将呼吸补偿感压器置于上腹正中，加腹带时松紧适度，矢状位定位光标正对身体中线，轴位定位光标正对剑突中腹，扫描时对准脐部，锁定位置后进床至磁体孔中心，如图 5-55 所示。

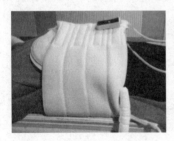
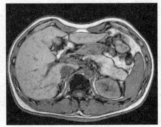
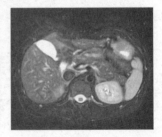

图 5-55　腹部 MR

### （五）肩关节 MR 成像技术

肩关节 MR 成像使用的是包绕式表面线圈、环形表面线圈、肩关节专用线圈等。将线圈包绕，覆盖在被检查者的肩部，用带子固定，取仰卧位，头先进，身体偏斜卧于床面上，使肩部靠近床面中线，双臂应放置于身体两侧，不要交叉于胸腹前，减少移动，定位光标中心正对被检查者肱骨尖内侧即线圈中心区，锁定位置后进床至磁体孔中心，如图 5-56 所示。

### （六）膝关节 MR 成像技术

膝关节 MR 成像使用的是膝关节专用线圈。体位：仰卧位，足先进，双下肢伸直，将检查侧的膝部置于线圈内，使线圈中心正对膝关节，膝部稍外旋时有利于显示前交叉韧带，对

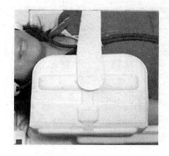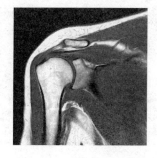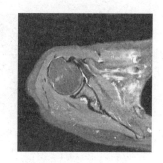

图 5-56　肩关节的 MR

侧膝部及双足加海绵垫使检查者舒适,轴位定位光标正对线圈中心,锁定位置后进床至磁孔中心,如图 5-57 所示。

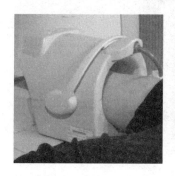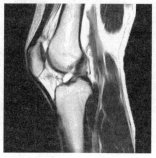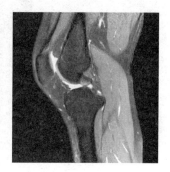

图 5-57　膝关节的 MR

# 第四节　MRI 临床应用新技术

## 一、对比剂增强和灌注成像

目前临床上普遍使用的 MR 对比剂为钆喷酸葡胺,其化学名为钆-二乙三胺五乙酸(gadolinium-diethyl triamine pentoacetic acid,Gd·DTPA)。它是无色的澄清液体,对人体无过敏反应或副作用,无肾脏毒性,静脉注射进入人体后,通过血液循环到达病变部位,能透过毛细血管壁进入病变组织内,改变局部磁场特性或弛豫时间,增强病变与周围组织的对比度,更好地显示一些微小的病灶或使用平扫方法未能显示的病灶,将病灶与周围水肿组织区分开,对一些血管性病变也有重要的作用(图 5-58)。

灌注成像(perfusion weighted imaging,PWI)是 MRI 的回波平面快速成像序列(echo planar imaging,EPI)的另一个成功临床应用领域。在对比剂快速通过组织时,将引发局部磁敏感性的改变,$T_2$ 的衰减过程加快 GRE-EPI 的成像,对局部组织,在对比剂通过时引起的局部磁敏感性改变也能够非常清楚地显示,因而可用来测量局部组织的血流量(灌注量)。脑膜瘤灌注成像如图 5-59 所示,$T_1$ 增强图像上可见明显强化的占位肿块,周围伴低信号水肿带,在显示脑血容量(cerebral blood volume,CBV)图像上,肿瘤血供异常丰富。在脑组织应用中,可以测量局部血流量,发现早期缺血组织;对肿瘤的灌注成像,可按其灌注表现区

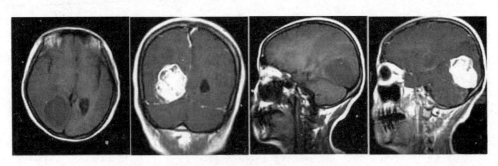

**图 5-58　头部平扫和增强扫描对比**

分肿瘤的良恶性程度；对于放疗后的病灶，灌注成像可区别肿瘤的存活组织与坏死组织。

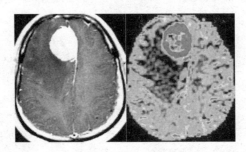

**图 5-59　脑膜瘤灌注成像**

## 二、MR 血管成像

MR 血管成像（MR angiography，MRA）是 MRI 的一种特殊应用领域，它可以无创伤性地显示人体内的血管，包括动脉和静脉。人体血管内的血液在不停地流动，所以在一定的时间内，血液将流过一定长度的血管腔，产生位置的变化。在 MR 成像过程中，总是分层面分别用射频进行激励，使该层面上的质子产生共振现象和 MR 信号，但是血管内流动的血液在受到激励后，还没有等到 MR 信号被收集，就已经流出了该成像层面，因此使 MR 信号丢失而没有信号，成为无信号的黑色区域，血管影与周围组织在信号强度上显著不同，因而得以显示。由于 MRA 仅利用血液流动和 MR 成像原理，不用像一般血管造影那样进行血管穿刺和插入导管，对人体没有任何损伤和副作用，它受到了人们的广泛欢迎。

目前，主要的 MRA 技术包括时间飞跃法（time of flight，TOF）和相位对比法（phase contrast，PC），MRA 可以显示大多数血管病变，如血管狭窄或动脉瘤等，通过特殊的技术参数组合可以使血管腔呈黑色或白色。

### （一）TOF 法

1. 2D-TOF 法

该方法主要用于评估颈动脉分支部和椎基底动脉的形态，看它有无狭窄及闭塞，评估脑的静脉解剖结构，也可用于评估主动脉弓、周围血管（如盆腔）和下肢静脉等，如图 5-60 所示。

2. 3D-TOF 法

该方法主要用于评估颈动脉及分支部，血管形态及闭塞性病变，评估韦利斯氏（Willis）

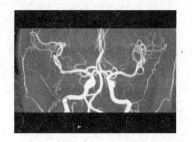
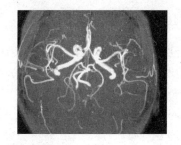

**图 5-60　2D-TOF 法血管成像**

环,评估颅内动静脉畸形(AVM),显示供血动脉和异常血管团,发现和评估颅内动脉瘤,对大于 3mm 的动脉瘤效果较好,可用于腹部血管检查。正常颅内血管成像如图 5-61 所示。

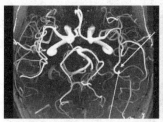
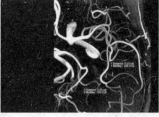
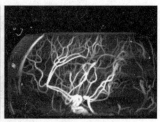

**图 5-61　3D-TOF 法血管成像**

### (二) PC 法

#### 1. 2D-PC 法

该方法可作为扫描定位像,可显示颅内 AVM 和动脉瘤以及快速血流和慢速血流,可进行血流方向和流速定量分析,可观察门静脉和肝静脉状态等,如图 5-62 所示。

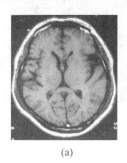
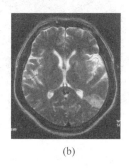
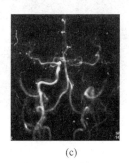

(a)　　　　　　　　　　　(b)　　　　　　　　　　　(c)

**图 5-62　2D-PC MRA**

(a) $T_1$ 加权像;(b) $T_2$ 加权像;(c) 2D-PC 血管成像

#### 2. 3D-PC 法

该方法可用于颅内 AVM、动脉瘤的评估,显示颅内静脉畸形和静脉闭塞,进行全脑大容积血管成像,评估外伤后的颅内血管瘀伤,还用于显示肾动脉。

目前,最新的对比剂增强超快速 MRA 技术利用对比剂对血液的强化作用,在对比剂血液高峰时间进行快速 MRA,血管内 MRI 信号强度不再依赖于血液流动产生的位置和相位变化,对细小末梢血管的显示效果也较好。如果在做 MRA 时,同时快速注射对比剂,将使MRA 显示病变组织的能力大大增强。

### 三、MR 动态快速电影成像

心脏搏动是血液循环的原始动力,心肌收缩是实现血液从心脏向血管末梢毛细血管输出的基本物质基础。因此,对心肌组织的功能状态和血供情况的显示在冠心病或心肌病患者的病情综合评价中有重要的实用价值。

发生冠心病时,冠状动脉因粥样硬化而管腔狭窄,如管腔完全阻塞,心肌血供中断,心肌缺血、缺氧,即发生心肌梗死。由于发生血流阻塞的血管粗细不同和邻近血管"代偿"性再通等原因,导致病变区域的大小和程度各不相同。准确显示梗死区内存活心肌对是否立即进行介入或外科再通手术的抉择至关重要。

MR 动态快速电影成像功能可以直接显示心肌壁收缩和舒张的动态过程,从而获得病变心肌的功能资料,如图 5-63 所示。在此基础上,注射 MR 对比剂后再成像,可以显示对比剂通过病变区的相对量,以及在延时 15～30min 后病变区对比剂的积聚量。通过 MR 信号相对强度的变化,可准确显示病变范围的大小,推断病变区域内可恢复心肌组织的体量,指导心脏科医师采取适当的治疗措施,并帮助心脏科医师预测治疗的疗效和预后。

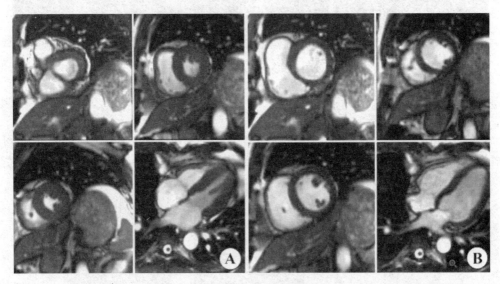

**图 5-63　心脏 MR 动态快速电影成像**

### 四、扩散成像和扩散张量成像

人体组织内的水分子存在于细胞内和细胞外间隙中,并且是不断运动的,可以向周围随机扩散和渗透。但是,在脑组织发生缺血、缺氧的数十分钟后,脑细胞膜功能出现障碍,大量钠离子和水分子进入细胞内,致使细胞肿胀,此时在常规 $T_1$ 或 $T_2$ 加权图像上或 CT 图像上均不能显示水肿组织。而细胞内水分子扩散受限引起细胞水肿,扩散系数(apparent diffusion coefficient,ADC)下降,在自旋回波-回波平面(spin echo-echo planar imaging,SE-EPI)成像时,可见细胞内出现高信号改变,这种改变可在缺血发生后的 15min 时就被发现,这表示脑细胞尚未发生坏死和细胞膜破裂,只是细胞内水分增多。在临床上,对这种患者采取及时的溶栓治疗将有很好的疗效。当扩散成像显示信号低时,表示组织已发生坏死,或组织的细胞膜已发生溃破,该过程是不可逆的,也就是说即使治疗疗效也不佳。扩散成像还可用来检测肿瘤微波治疗或射频治疗时的组织温度变化,温度的上升将影响组织的扩散系数,因此温度高的区域将出现高信号改变,有助于对治疗过程进行监控,并及时判断疗效。扩散成像还可用于对小儿神经发育程度的判断。

　　扩散张量成像可对神经纤维束立体重组进行显示,它使扩散成像应用到一个新的领域,如图 5-64 所示。我们知道,脑实质中的白质存在着各种方向的神经纤维,而相对来说,沿神经纤维方向的扩散系数比垂直方向的扩散系数更大。这样,通过多次不同空间方向的扩散成像和计算机处理,就可获得某一种走向上的神经纤维的显像和各个方向所有纤维束的整体成像,即纤维束的选择性成像。扩散张量成像可以显示神经纤维束的正常形态和病理状态下的形态、走行、交叉,以及受压、破坏、断裂、萎缩、稀疏等情形。目前已经有关于其在外伤、精神疾病、发育异常、退行性改变等方面应用研究的报道。

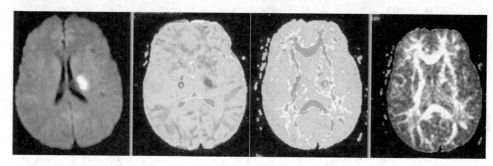

图 5-64　左侧内囊后肢梗死扩散张量成像

## 五、功能 MR 成像(fMRI)

　　人的任何活动,包括各种感觉、各种肢体活动及思维都是大脑功能的体现。眼睛之所以能看见物体,是该物体反射的光线通过眼球、视网膜、视神经、颅内纤维最终到达大脑枕叶产生电生理信号所致。同样,中央前回运动中枢的神经活动会引发各种肢体活动,最终实现特定的目的。研究证实,大脑中某一功能区的活动将导致该区域脑组织血流量增加、血氧含量升高;而血氧含量的升高将导致局部氧合血红蛋白和去氧血红蛋白的比例发生改变,继而局部磁性将发生细微的变化。目前先进的 MRI 设备可显示这种细微的变化,在 MR 图像上,用红色表示某一区域脑组织处于"兴奋状态"的高信号,如图 5-65 所示。

　　功能成像可以显示脑内肿瘤与邻近具有正常功能的脑组织之间的关系,对手术方案的制定具有重要的意义。功能成像对非肿瘤性病变(如癫痫、精神分裂症、脱髓鞘或变性病变等)导致脑组织的功能状态改变,以及其他脑组织的代偿变化的显示和治疗效果评价也具有非常重要的价值。功能成像也广泛应用于非损伤性的全脑实时功能成像。

## 六、水成像

　　MR 成像是对人体组织中氢原子的成像。通过最新 MRI 设备卓越的功能配置,可以选择性地测量静止的游离水中的氢离子含量,将其转化为 MR 信号并使之成像,这称为水成像。

　　椎管 MR 水成像也称 MR 椎管造影(MR myelography,MRM)。通过 MR 最新快速成像功能,如弛豫增强快速采集(rapid acquisition with relaxation enhancement,RARE)序列,可以选择性显示静止的游离水中的质子的 MR 信号,抑制周围脏器和脂肪组织的信号,获得重 $T_2WI$。通过重组,选择性显示含水管腔脏器的整体影像。MR 椎管造影是水成像的一种,通过 2D 或 3D 的重 $T_2WI$,选择性显示椎管内游离水中的质子的 MR 信号,而脊髓及其脊神经都呈低信号,因此可以选择性显示椎管的形态改变,MR 椎管造影的影像与普通碘水椎管造影非常相似,目前已经基本取代了有创伤性的普通碘水椎管造影,如图 5-66 所示。椎管水成像可显示整个椎管的影像,明确椎管有无变形、狭窄、阻塞或蛛网膜腔破损、脑脊液外漏等病变,对肿瘤与椎管的关系、椎间盘突出压迫椎管的程度都有较好的显示功能。

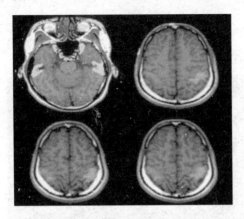

图 5-65　拇指运动脑功能成像

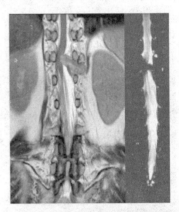

图 5-66　脊柱椎管水成像

人体肝脏组织或胰腺组织中,胆管中的胆汁和胰管中的胰液的主要成分为水。当胆管内结石或肿瘤导致管腔阻塞时,阻塞近侧管腔扩大,胆液和胰液积聚,MR 成像能选择性显示胆管和胰管内的液体(水),其高信号的亮白影像与胰胆管内注入对比剂后的 X 线摄片所见非常相似,故称其为 MR 胰胆管造影(MR cholangiopancreatography,MRCP),如图 5-67 所示。MRCP 不需注射对比剂,也不用任何外加造影设备。

MRCP 可显示整个肝内胆管、肝总管、胆总管、胰管等结构,明确管腔有无扩张或变形,显示狭窄、阻塞段管腔边缘和周围结构,三维重组图像可以旋转观察胆管和胰管与病变的空间关系,在胆管阻塞性病变的诊断和鉴别诊断中具有重要的实用价值。

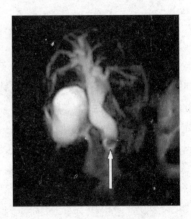

图 5-67　胆管水成像

## 七、MR 波谱分析

MR 波谱分析(MR spectrum,MRS)是使用 MR 成像设备,获得活体组织内有关生物化学物质(如乳酸和三磷酸腺苷)核磁共振(NMR)波谱信息的最新检查方法,是目前唯一能无损伤探测活体组织化学特性的方法。某一组织的核磁共振波谱曲线就是不同拉莫尔共振频率峰值的曲线图。这个曲线图的纵向坐标就是波谱信号的幅度,横向坐标即为不同的拉莫尔共振频率或化学位移,可以显示特定物质的波峰高度,以此明确物质的含量高低。在许多疾病的发生过程中,其代谢变化早于病理形态改变,而 MRS 对检测代谢变化的敏感性很高,因此很多疾病在早期就可以被发现。

　　MRI 与 MRS 所采集的信息都是物质的原子核磁的特征,如 $^1$H 和 $^{31}$P 的 MR 信息,不同之处为 MRI 所采集的主要是人体中水或脂肪的 $^1$H、$^{31}$P 等原子核 MR 信号,而 MRS 则主要采集人体内除水和脂肪外的其他化合物中 $^1$H、$^{31}$P 等原子核的 MR 信号。由于水和脂肪以外的化合物中 $^1$H、$^{31}$P 等原子核的含量远小于水和脂肪中的量,而且在 MRS 时,要选择性抑制和消除脂肪和水中 $^1$H 的信号,所以 MRS 对设备和技术的要求远高于 MRI。

　　目前,MRS 主要为 $^1$H 或 $^{31}$P 的波谱图,单体素法较为常用,但相对比较落后,最新的多体素法需要以功能卓越的 MRI 硬件和软件为基础。磁共振波谱成像(magnetic resonance spectroscopic imaging,MRSI)也称为平面波谱分析,它用图像的亮暗差别显示代谢信息。

　　肿瘤病灶局部细胞代谢和分裂活动非常活跃,反映细胞膜代谢活动的胆碱含量将大量增加,而代表神经细胞的 $N$-乙酰-$L$-天门冬氨酸(N-acetyl-L-aspartic acid,NAA)则明显降低或消失。脑梗死病灶则不同,胆碱和 NAA 都会降低,出现缺血之后没有氧代谢增加的乳酸信号,如图 5-68 所示。

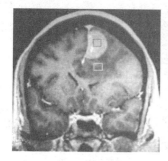 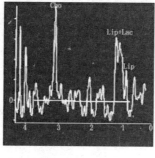 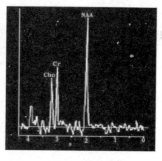

MRI T1WIC+　　　　　　　　MRS-1　　　　　　　　MRS-2

**图 5-68　脑膜转移瘤**

## 八、磁敏感成像

　　磁敏感性反映物质对外加磁场的顺应性差别,磁敏感成像(susceptibility weighted imaging,SWI)可以反映不同组织之间的磁敏感性的差别。某些特定物质存在时,其周围物质的质子可能发生磁敏感性改变,呈顺磁性或反磁性。血红蛋白、铁原子或离子存在时,周围质子磁化加快,导致 SWI 呈现低信号。

　　SWI 在显示脑挫伤和小出血、小静脉畸形、毛细血管扩张症、海绵状血管瘤、静脉瘤、SW 综合征等方面特别有效。含脱氧血红蛋白的静脉血引起的磁场不均匀性可以产生两种效应:①$T_2$时间缩短;②血管与周围组织的相位差加大。第一个效应是指含脱氧血红蛋白的红细胞与血浆之间的容积磁化率差别,使动静脉的 $T_2$ 时间差异加大,采用适当回波时间的脉冲序列就可以将动静脉区分开。在此效应内,脱氧血红蛋白就是一种内源性对比剂,可以使静脉显影。第二种效应为静脉容积磁化率引起血管内质子的频移,使静脉血与周围组织之间产生相位差,选择适当的回波时间可以使静脉血与周围组织的信号差达到最大,从而减少部分容积效应的影响,清晰显示细小静脉,如图 5-69 所示。

临床上对疑似少量出血的血管性病变,如脑梗死伴发出血,在出血吸收过程中,小动脉瘤伴出血,淀粉样变性伴出血等,SWI 技术对此非常敏感。在某些退行性神经变性病变,脑组织有铁的异常沉积,还有脑肿瘤内合并出血、静脉增生等都是 SWI 的临床应用适应证。

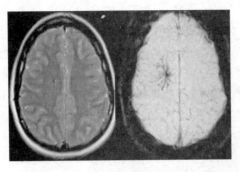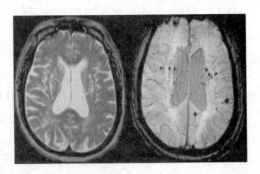

图 5-69　SWI 在静脉畸形及海绵状血管瘤中的应用

# 第五节　磁共振成像技术的临床应用

## 一、膝关节损伤

### （一）病症

患者,男,48 岁,外伤后左膝关节疼痛,活动受限 1 月余。

### （二）病因与病理

膝关节损伤为常见多发病,多见于从事剧烈运动的青壮年,也常见于中老年人。多数患者有膝关节扭伤史。诊断主要依据 MRI 检查,但关节镜是金标准。

### （三）CT 检查及表现

多层螺旋 CT 高分辨薄层扫描,进行容积数据采集及多平面图像后处理成像。

左膝关节诸组成骨的骨缘变尖,骨质增生,髌股关节面及股胫关节面毛糙,胫骨平台处及股骨外侧髁内侧骨皮质见数个囊状影,髌上囊积液,关节腔疑似有少量积液,膝关节皮下软组织水肿,如图 5-70 所示。考虑膝关节骨性关节炎可能,建议 MRI 进一步检查。

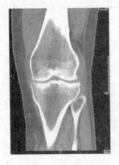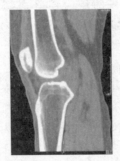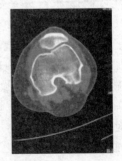

图 5-70　左膝关节 CT 影像图（冠状位、矢状位、轴位）

### （四）MRI 检查及表现

膝关节进行 MRI 平扫,常见损伤影像表现如下所述:

1. 半月板撕裂

正常半月板在 MRI 图像中任何序列上都呈现低信号。运用 PDWI 脂肪抑制序列显示半月板图像效果最好,诊断半月板撕裂必须在矢状位和冠状位上看到半月板内线型高信号影延伸至其表面,如图 5-71 所示。

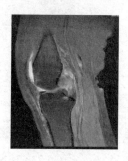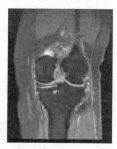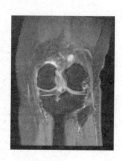

**图 5-71　左膝关节 MRI-T$_2$WI(冠状位、矢状位、轴位)**

2. 内外侧副韧带损伤

正常内侧副韧带复合体,在 T$_1$WI、T$_2$WI 上均显示低信号带,损伤后因水肿、出血而信号增强,并可见增厚、变形和中断。

3. 交叉韧带损伤

主要征象包括韧带局灶性或弥漫性增厚,界限不清楚,轮廓不规则或扭曲呈波浪状,连续性中断,局灶性或弥漫性高信号及韧带显示不清等。

(五)影像检查方法比较

CT 空间分辨率高,对骨性关节的骨折检查有其独特优势,特别是高分辨 CT 可做多层面重建,可清晰显示骨折。但是与 MRI 相比,CT 缺乏良好的软组织对比度,对关节软骨的显示不佳。MRI 为关节韧带损伤主要的无创性检查方法。MRI 软组织的对比度好,空间分辨率高,在骨性关节的诊断中有其独特的优势,多平面、多对比、多参数成像能清晰显示关节软骨、软组织、关节面及半月板情况,能清晰明确地诊断关节相关疾病。

(六)鉴别分析与诊断

与膝关节滑膜炎、膝关节骨肿瘤、关节结核等相鉴别。

二、脑梗死

(一)病症

患者,男,46 岁,突发右侧肢体无力,吐字不清 1 天入院。

(二)病因与病理

脑梗死是一种缺血性脑血管疾病,其发病率在脑血管中占首位,可分为脑血管动脉闭塞性脑梗死和腔隙性脑梗死。主要病因是脑的大或中等管径的动脉粥样硬化,继发形成血栓,导致管腔狭窄、闭塞。以大脑中动脉闭塞最为常见。

(三)CT 平扫与增强扫描及其表现

1. 脑组织内的低密度区

梗死 24h 内,CT 检查不易发现梗死,或仅显示模糊的低密度区,24h 后 CT 检查可显示清楚的低密度区,其特点是低密度区域的范围与闭塞脑血管供血区相一致。

**2. 占位效应**

脑梗死后 2～15 天,脑水肿进入高峰期,可有占位效应,表现为同侧脑室受压,中线结构移位。脑梗死后相邻部位的脑室、脑池或脑沟扩大,患侧半球变小。

**3. CT 增强**

脑梗死后可出现强化,多数为不均匀强化,表现为脑回状、条状、环状或结节状强化,如图 5-72 所示。

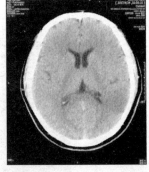

**（四）MRI 检查及其表现**

在脑梗死 6h 内,由于细胞毒性水肿,扩散成像可发现高信号,梗死区域扩散受限,随着时间延长,$T_1$ 与 $T_2$ 弛豫时间延长,如图 5-73 所示。梗死 1 天后至一周内,水肿进一步加重,占位效应明显。

图 5-72　脑梗死 CT 扫描

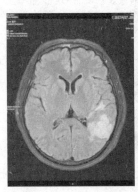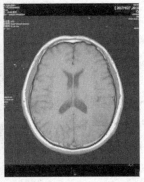

图 5-73　脑梗死 MRI（flair/$T_1$WI）

**（五）影像检查方法比较**

应用 MR 扩散加权成像和灌注成像对急性脑梗死的早期诊断有较高价值,在一定程度上可判断缺血半暗带,该区域脑组织经过积极治疗后仍可能恢复功能,如图 5-74 所示。因此,MRI 在脑梗死的早期诊断及疗效评估中具有显著的优势。

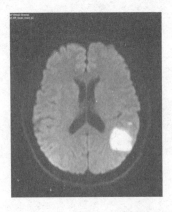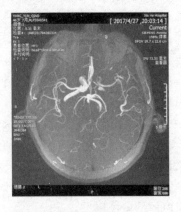

图 5-74　脑梗死 MRI-DWI 和 MRI-TOF-MRA

### （六）鉴别分析与诊断

在 CT 或 MRI 上,如果脑梗死表现不典型时,应注意与胶质瘤、转移瘤、脑脓肿及脑脱髓鞘病相鉴别。

## 三、前列腺癌

### （一）病症

患者,男,69 岁,排尿困难,尿痛半年,会阴部疼痛。

### （二）病因与病理

前列腺癌多发生于老年男性,主要发生在前列腺的周围带,其生长可侵犯相邻区域,并可突破前列腺被膜,进而侵犯周围脂肪、精囊腺和邻近结构,还可发生淋巴转移和血行转移,后者以骨转移多见。实验室检查,前列腺特异抗原 PSA 增高。

### （三）CT 检查及表现

CT 平扫与增强扫描影像表现如下:

早期前列腺癌仅显示前列腺增大,而密度无异常改变;增强扫描时,前列腺组织与肿瘤组织强化程度类似,因而无助于诊断局限于被膜内的肿瘤。前列腺上部正常形态小时,可见不规则肿块影,与膀胱分界不清,如图 5-75 所示。

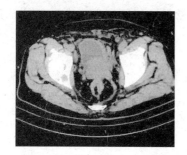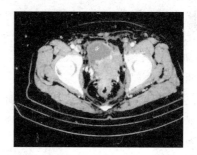

图 5-75　前列腺 CT 影像图

### （四）MR 检查及表现

MRI 平扫、$T_1WI$、$T_2WI$、DWI、DCE、MRS。

$T_2WI$ 上,前列腺癌典型表现为正常较高信号的周围带内出现低信号结节影。DWI 上扩散受限,表现为结节样高信号,如图 5-76 所示。MRS 检查中,前列腺病变区域 Cit 峰值明显下降,Cho 峰明显增高,如图 5-77 所示。$T_2WI$ 可评价两侧神经血管束是否对称,评估前列腺被膜是否被突破、受累,精囊腺受侵时是否受累,$T_2WI$ 上信号减低。

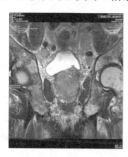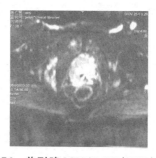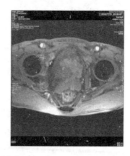

图 5-76　前列腺 MRI($T_2WI$/DWI/DCE)

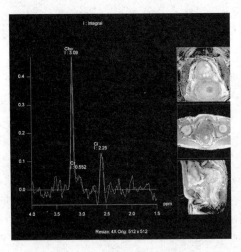

图 5-77　前列腺 MRI-MRS

（五）影像学检查方法比较

MRI 对发现前列腺癌和确定其大小、范围均有较高价值。MRI 是前列腺癌分期的最佳影像学检查方法，可确定前列腺被膜有无破坏、突破以及精囊是否受累，这对临床是否采取手术治疗和评估预后非常重要。MRI 检查还可发现转移所致的盆腔淋巴结及其他部位淋巴结的增大，也易于发现其他器官的肿瘤的转移。

（六）鉴别分析与诊断

对于早期前列腺被膜内的肿瘤，MRI 是首选的检查方法，肿瘤需与良性前列腺增生结节相鉴别。此外，慢性前列腺炎造成的局部纤维化、局限性梗死和前列腺内血肿，在 MRI 上与早期前列腺癌有相似表现。MRS 能提供前列腺组织的代谢信息，而且有助于鉴别前列腺癌和良性前列腺增生。

（钟守昌　于　群）

# 第六章　超声成像

## 第一节　超声成像基础

超声诊断的基本原理是利用超声波在人体组织中的传播特性,从超声波与人体组织相互作用后的变化中提取有用的医疗信息。超声仪向人体组织发射超声波,当其遇到各种不同组织的物理界面时,便产生反射、散射、折射和吸收衰减等现象,引起超声波信号的变化,将这些信号变化加以接收、放大和处理,以各种可供分析的图像显示出来,便于医务人员进行医学诊断。

过去半个世纪,随着计算机技术的飞速发展,超声诊断进展也非常迅速。从早期的 A 型、M 型一维超声图像、B 型二维图像,发展到动态实时三维成像;由黑白灰阶超声成像发展到彩色血流显像、谐波成像、组织多普勒成像等新型成像技术。同时,各项新的超声检查技术(如腔内超声检查、器官声学造影检查、介入超声等)进一步扩大了超声诊断的应用范围。目前,超声诊断不仅能观察人体组织器官形态,而且能检测其功能和血流状态,在临床诊断与治疗决策中发挥重要作用,它已经成为医学影像学的重要组成部分。

### 一、超声波的产生及物理特性

#### (一)超声波的产生

诊断用超声波一般通过压电晶体(换能器)所产生的压电效应而获得。压电晶体在交变电场的作用下发生厚度的交替改变从而产生声振动,即由电能转变为声能,这被称为逆压电效应;相反,由声波的压力变化使压电晶体两端的电极随声波的压缩与张弛发生正负电位交替变化,这被称为正压电效应。在超声成像过程中,通过换能器的逆压电效应发射超声波,而通过换能器的正压电效应接收回声信息。

#### (二)超声波的物理参数

由声源发生的声振动在介质中传播,具有波长($\lambda$)、频率($f$)和传播速度($C$)等物理参数。

1. 频率

频率由声源所决定,单位为赫兹(Hz),用于医学上的超声频率常为 $2.0\sim20\text{MHz}$(兆赫)。

2. 声速

声速指超声在传播介质中单位时间内行进的距离,单位为 m/s。介质中声速的高低遵循 $C=\sqrt{K/\rho}$,即弹性模量($K$)/密度($\rho$)比率大的介质,其声速高;反之,则声速低。声波在固体中声速最快,在液体中次之,在气体中最慢。人体软组织中的声速与液体近似,平均为

1540m/s；肺、胃肠道等含气脏器的声速为 350m/s,骨与软骨的声速约为 4500m/s。

3. 波长

波长指超声在传播中两个相邻位相的相同质点之间的长度,即声波在完整周期内所通过的距离。声速($C$)、频率($f$)与波长($\lambda$)间的关系式为

$$C = f \cdot \lambda \tag{6-1}$$

超声在同一介质中传播时,声速是固定不变的,其频率越高,则波长越短,穿透力越差,图像分辨率越高;反之,频率越低,则波长越长,穿透力越强,分辨率越低。

**（三）超声波的物理特性**

超声波在人体内传播时主要具有以下物理特性:

1. 束射性(方向性)

超声波在介质中呈直线传播,具有良好的束射性或方向性,这是超声对人体器官进行定向探测的基础。尽管如此,超声声束在远场区仍有一定的扩散,如图 6-1 所示。远场区开始点(与声源距离为 $L$)与声源半径($r$)及波长($\lambda$)有关,即

$$L = r^2/\lambda \tag{6-2}$$

扩散声场的两侧边缘所形成的角度为扩散角($\theta_i$),扩散角与声源直径($D$)及波长($\lambda$)有关:

$$\sin\theta_i = 1.22\lambda/D \tag{6-3}$$

超声频率越高,波长越短,则近场越长,声束的指向性越好,超声成像中多使用聚焦式声束,以提高图像质量。

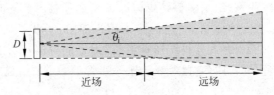

**图 6-1　超声波的指向性**

2. 反射、折射和散射

超声在介质中传播的方向与介质的声阻抗和界面大小密切相关。声阻抗($Z$)为声波在传递介质中某点的声压和该点速度的比值,它等于密度($\rho$)与声速($C$)的乘积,即

$$Z = \rho \cdot C \tag{6-4}$$

两种不同声阻抗物体的接触面,称为界面。超声束在同一声阻抗的均匀介质 1 中呈直线传播。当超声束传播途中遇到介质直径大于波长且具有不同声阻抗的界面时,部分声束发生折射(refraction)进入介质 2,部分声束发生反射(reflection),如图 6-2 所示。反射声束的多少与两介质间声阻抗差的大小有关,即声阻抗差越大,反射越多。反射声束方向与入射角有关,即入射角($\theta_i$)等于反射角($\theta_r$)。当超声束遇到介质直径小于波长且声阻抗不同的界面(如红细胞)时,声能量发生散射,返回探头方向的散射波称为背向散射或后散射(backscatter),可以此计算背向散射积分指数,评价人体结构器官组织声学特性和功能状态。

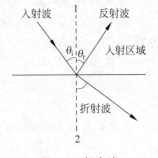

**图 6-2　超声波**

3．衰减

超声在介质中传播时随着距离的增大而发生能量衰减。衰减的机制包括声束的远场扩散、界面反射和散射、介质吸收（介质的黏滞性、导热率和弛豫性）。不同的人体组织对超声的吸收衰减程度不同，这主要与组织中蛋白质和水的含量有关，在同一种组织中，超声衰减又随着频率的增高而增大。

4．多普勒效应

当超声束遇到运动的界面时，其反射波的频率发生改变，称为多普勒（Doppler）效应，其关系式为

$$f_{d} = |f_{r} - f_{t}| = \pm 2v \cdot f_{r}\cos\theta/c \tag{6-5}$$

式中：$f_{d}$ 为频移；$f_{t}$ 为入射超声频率；$f_{r}$ 为反射超声频率；$v$ 为反射界面运动的速度；$c$ 为超声在介质中的声速；$\cos\theta$ 为反射界面运动方向与入射声束方向间的夹角。这一物理特性被广泛应用于心脏、血管等活动脏器的检测。

例如，血流的运动状态检测，如图 6-3 所示。在实际应用中，超声的发射与接收并不一定正对着探测目标的运动方向，多数情况下，它们之间会存在一个夹角。因此，上述多普勒频移量 $\Delta f$ 的完整表达式应为

$$\Delta f = 2f\cos\theta \cdot v/c \tag{6-6}$$

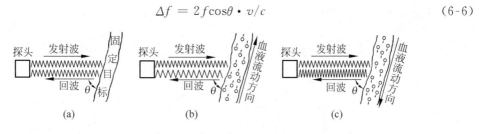

图 6-3　血流的运动状态检测

5．非线性传播

在传统的超声成像过程中，用于超声成像的反射波频率与发射波的频率相同，反射波的强度也随发射波的强度成比例地增加或减少，即两者间呈一种线性关系。实际上，超声波在组织中传播呈非线性关系。超声波在组织中传播时形成压缩区和稀疏区，前者压力高，后者压力低，两者间的压力差将引起声波传播速度的改变。在声波传播过程中，各点的传播速度不同，引起波形逐渐畸变，导致谐波产生。因此，超声波在介质中传播时，除了与发射频率一样的超声波（称为基波）外，还含有整倍于（如 2 倍、3 倍等）基波频率的声波，称为谐波（harmonics）。谐波的次数越多，频率越高，组织中衰减越大，振幅也越小。目前可用于超声成像的非线性传播多为二次谐波，称为二次谐波成像（second harmonic imaging）；利用人体组织来源的二次谐波进行成像，称为自然组织谐波成像（native tissue harmonic imaging）；利用声学对比剂来源的二次谐波进行成像，则称为对比剂谐波成像。

二、超声成像的原理

超声诊断的显示方式甚多，最常用的有"二类五型"。超声工作原理分为两类：脉冲回声式及差频回声式。脉冲回声式的基本工作原理为发射重复频率 500～1000Hz 或者更高频率的短脉冲超声，使用对数式放大器接收放大，利用数字扫描转换技术进行数模转换，显

示图形。根据工作及显示方式不同，可分为 A 型、B 型、M 型三型。差频回声式的基本工作原理是发射固定频率的脉冲式或连续性超声波，获取回声的频率变化（差频回声）信号，与发射频率比对，获得两者正负差量值，显示图形。根据工作及显示方式不同，可分为 D 型速度曲线、D 型彩色成像两型。

**（一）A 型超声**

A 型（amplitude mode）超声为振幅调制型，单条声束在传播途径中遇到各个界面所产生的一系列的散射和反射回声，在示波屏时间轴上以振幅高低表达。示波屏的 X 轴代表时间顺序，代表回声时间的先后次序，代表人体组织的浅深；而 Y 轴代表回声振幅，代表回声振幅的高低。A 型超声为一维图像，信息量少，目前仅在眼科临床中有应用，主要用于测量组织器官的深度或大小，在其他领域已不再应用。

**（二）B 型超声**

B 型超声为辉度调制型，其基本原理是将声束传播途径中遇到的各个界面所产生的一系列散射和反射回声，在示波屏时间轴上以光点的灰度表达，如图 6-4 所示。B 型超声的示波屏时间轴在 Y 轴上（与 A 型超声仪不同）。B 型超声成像有如下特点：回声界面以光点表达；各界面回声振幅（或强度）以灰度表达；声束顺序扫描脏器时，每一单条声束线上的光点群依次分布形成切面声像图，如图 6-5 所示。

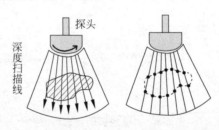

图 6-4　B 型超声仪原理图

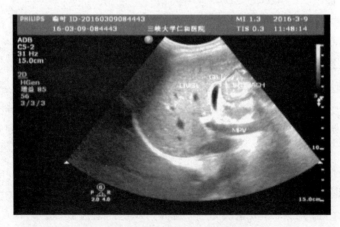

图 6-5　B 型超声：肝脏切面声像图

B 型超声又分灰阶（grey scale）与色阶（color scale）显示，静态（static）和实时（real time）显示等。目前临床最常用的为实时（帧频大于 24f/s）灰阶（灰阶数大于 64）或色阶仪器。根据探头与扫描方式不同，又可分为线阵扫描、扇形扫描、凸弧扫描等，以凸弧扫描适用范围最广。

**（三）M 型超声**

M 型（motion mode）超声为活动显示型超声，其原理是通过单声束取样获得界面回声，回声有灰度调制显示，示波屏 Y 轴为距离轴，代表界面深浅，示波屏 X 轴为扫描时间轴，如图 6-6 所示。M 型超声获得的"距离-时间"曲线，主要用于心脏病诊断及胎动、胎心率和心律测定。自扇形扫描出现并发展完善后，M 型超声主要用于心脏或瓣膜结构在时相上的细致分析。M 型超声可进一步丰富、完善扇形扫描的图像诊断信息，如图 6-7 所示。

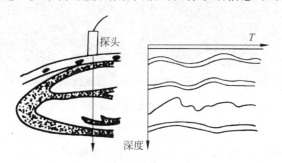

图 6-6　M 型超声诊断仪原理图

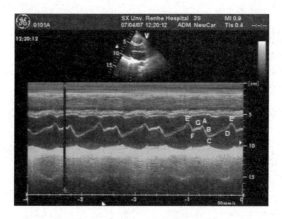

图 6-7　M 型超声：显示二尖瓣前瓣运动曲线

**（四）D 型速度曲线**

D 型（Doppler mode）为差频示波型。单条声束在传播中遇到各个活动界面所产生的差频回声，在 X 轴的慢扫描基线上沿 Y 轴显示其差频的大小。通常基线上方显示正值的差频，下方显示负值的差频，振幅高低代表差频的大小。例如输入"声轴-流向"夹角 θ 数值，经计算可直接显示血流速度。曲线谱宽代表取样血管线段内的介质经过管腔所获得的多种流速范围，各点的灰度代表不同流速的统计分布图，如图 6-8 所示。

**（五）彩色多普勒血流成像（color Doppler flow image，CDFI）**

CDFI 也称为彩色血流图（color flow mapping，CFM），以多普勒效应为基础，采用自相关函数计算、数字扫描及转换和彩色编码等技术，迅速获得一个较大腔室或管道中的全部差频回声信息，予以彩色编码，彩色图像直观显示腔室和血管中的血流状况。一般要求：①彩色分离：通常用红黄色谱代表一种血流方向，蓝绿色谱代表另一种血流方向。并用红色表

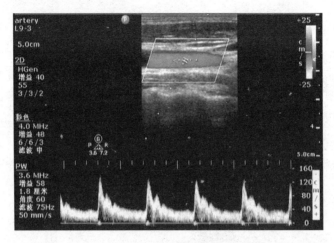

**图 6-8　D 型速度曲线**

（振幅代表速度的大小，位于基线上方表示血流朝向探头）

示低流速，越往黄色，流速越高，最高流速为白色（代表屏幕显示色）；以蓝色表示另一方向的低流速，越往绿色，流速越高，最高流速为白色（代表屏幕显示色）。②彩色实时显示：用于追踪显示小血管走向。

### 三、二维超声成像组织回声的描述

超声图像由许多像素构成，像素的亮暗反映了回声强弱。在显示屏上，图像从最暗到最亮的像素变化过程，即从黑到灰再到白的过程，称为灰度。将灰度分成若干等级，即为灰阶。体内观察到的脏器与病灶的切面图像用不同界面回声的灰阶强度、空间范围和几何形状等加以描述。

**（一）回声强度**

根据图像中不同灰阶强度，将其回声信号分为下列几种：

1. 强回声

强回声的反射系数大于 50%，灰度明亮，后方常因衰减而形成声影，如骨骼、结石、各种钙化灶等声像图表现，如图 6-9 所示。

2. 高回声

高回声的反射系数大于 20%，灰阶较明亮，后方常不伴有声影，如肾窦和纤维组织等声像图表现。

3. 等回声

等回声的灰阶强度呈中等水平，如正常肝脏、脾脏等实质脏器的声像图表现。

4. 低回声

低回声是呈灰暗水平的回声，如肾皮质等均质结构声像图表现。

5. 弱回声

弱回声是指超声经过透声性较好的组织，表现为很低水平的回声，肾锥体和正常淋巴结的回声即属此类，如图 6-10 所示。

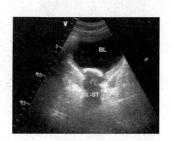

图 6-9　膀胱结石强回声

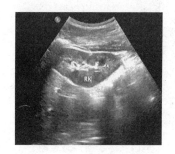

图 6-10　肾锥体弱回声

6. 无回声

均匀的液体内无声阻差异的界面或无反射即呈无回声,如正常充盈的胆囊内胆汁、膀胱内尿液、血管内血液等。

（二）回声分布

按照图像中点状回声分布情况可分为均匀或不均匀。不均匀者有：随机性不均,包括点状、线状和小区性分布不均;规律性深度递减。此外,病灶内部的回声分布也可用均匀或不均匀等表达。

（三）回声形态

1. 点状回声

回声呈细小亮点状,如图 6-11 所示。

2. 斑点状回声

回声聚集呈明亮的小片状,其大小在 0.5cm 以下者有清晰边界,如图 6-12 所示。

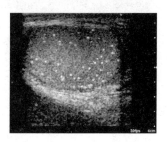

图 6-11　睾丸点状回声声像图

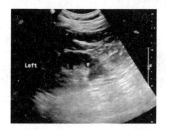

图 6-12　斑点状回声声像图

3. 团状回声

回声光点聚集呈明亮的团状,有一定边界,如图 6-13 所示。

4. 环状回声

回声光点排列呈圆环状,如图 6-14 所示。

5. 带状或线状回声

回声光点排列呈明亮的带状或线状,如图 6-15 所示。

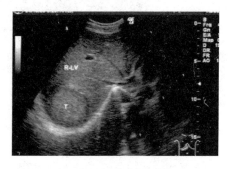

图 6-13　团状回声声像图

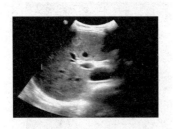

图 6-14  环状回声声像图

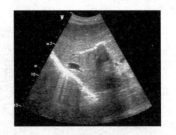

图 6-15  带状或线状回声声像图

### （四）特殊回声征象

某些病变在超声图像上呈现某种特殊征象，形象化地命名为某征，用以突出或强调这些征象的特点。

1. "靶环"征及"牛眼"征

在某些病灶中心呈高回声而其周围形成暗环状低回声，称为"晕圈"或声晕。在结节外周呈 1～2mm 无回声环绕者，称为"暗环"，如图 6-16 所示。

2. "驼峰"征

肝肿瘤自肝表面隆起者，包膜处呈驼峰样表现，如图 6-17 所示。

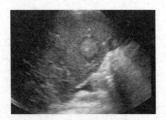

图 6-16  "靶环"征声像图

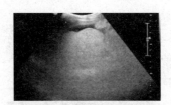

图 6-17  "驼峰"征声像图

3. "双筒枪"征

肝门部肝外胆管因阻塞扩张，在声像图上形成与肝门部门静脉平行且管径相近或略宽的管道回声，如图 6-18 所示。肝内胆管扩张与相应的门静脉形成"平行管"征，如图 6-19 所示。

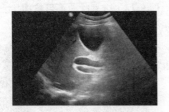

图 6-18  "双筒枪"征声像图

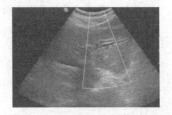

图 6-19  "平行管"征声像图

4. 其他

对胃肠道肿瘤进行检查时，因其壁增厚与残腔形成的"假肾"征，如图 6-20 所示。宫内节育环强回声后方出现狭长带状强回声即"彗星尾"征。乳房内或肝内小囊肿无回声区后方回声增强所出现的"蝌蚪尾"征，如图 6-21 所示。

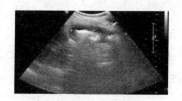

**图 6-20　"假肾"征声像图**
（周围增厚的肠壁似肾实质，中间为肠道
内容物和气体形成强回声，类似肾窦）

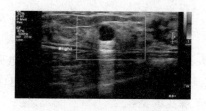

**图 6-21　"蝌蚪尾"征声像图（乳腺小
囊肿及后方回声增强）**

## 四、超声成像的优点及局限性

超声技术的独特性使其在临床医疗实践中得到广泛应用，它已成为许多内脏、软组织、血管病变首选的影像学检查方法。

### （一）超声成像的优点

超声成像具有以下优点：

1. 属于无创性的检查技术，没有辐射损伤。

2. 取得的信息量丰富，具有灰阶的切面图像，层次清晰，接近于解剖真实结构。

3. 对活动的界面能做动态的实时显示，便于观察并能反映心血管等运动器官的重要生理功能。

4. 能发挥管腔造影功能，在无须任何对比剂的情况下能显示管腔结构，应用超声多普勒技术可无创检测有关血流动力学参数以及组织器官血流灌注等。

5. 能自如地取得各种方位的切面图像，并能根据图像显示的结构和特点对病灶准确定位，并测量其大小。

6. 能及时取得结果并反复多次进行动态观察，对危重病人可行床边检查。

7. 借助于多种腔内探头、术中探头，有助于某些微小病变的早期发现，精确定位肿瘤侵犯范围，判断有无周围淋巴结的转移等，以进行肿瘤的分期和制定合理的治疗方案。

8. 超声造影的应用更有利于病灶的显示，尤其对多发病灶的显示更有优势，可及时观察病灶的治疗效果（射频消融、微波治疗肿瘤等）。

9. 超声引导定位穿刺技术即介入性超声（interventional ultrasound）诊断与治疗，进一步促进了临床诊疗水平的提高。

### （二）超声诊断的局限性

由于超声所具有的物理性质，它对骨骼、肺和肠管的检查会受到限制。

1. 超声图像表现所反映的器官和组织声阻抗差的改变只有一定的规律性而缺乏病原学上的特异性，需要结合其他资料综合分析。

2. 超声成像中的伪影较多，显示范围局限，图像的整体性不如 CT、MRI。因此，依病变部位、类型，有选择地联合应用或有针对性地选择其他影像检查方法是十分必要的。

# 第二节　超声设备的结构

超声设备包括操作台、计算机信号处理器、探头（probe）、显示器等。探头是核心器件，主要由压电晶体组成，其作用是向人体发射和接收超声波。

一、探头

探头为超声波发射和接收部件。将电磁振荡转换为超声波，超声波进入人体组织，为发射功能；将组织反射的回波信号转换成电信号，反馈到接收单元，为接收功能。

**（一）探头的结构**

探头种类繁多，性能各异，其基本结构主要包括换能器、壳体、电缆等。

1. 换能器

超声探头的换能器是机械能与声能相互转换的部件，其功能是发射超声波和接收超声回波信息。其基本结构如图 6-22 所示，主要由声透镜（acoustic lens）、匹配层（matching layer）、压电晶体和吸收块组成。

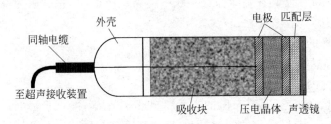

**图 6-22　平面型换能器结构示意图**

（1）压电晶体：根据探头的种类和用途，压电晶体一般制成圆片或长条形片。其谐振频率由其厚度决定，厚度越薄，谐振频率越高。

（2）匹配层：人体皮肤和压电材料的声阻抗差异较大，为解决它们之间的声阻抗匹配，在晶片前方需加上一层或多层匹配层，使声波能量高效地在压电晶片和人体软组织之间传输，从而提高换能器的灵敏度，减少失真和频带扩展。匹配效果与声波的频率有关，不同频率的声波要求匹配层具有不同的厚度尺寸。

（3）声透镜：为凸透镜或凹透镜，其作用是将换能器发出的声波束聚焦（收敛、变细），以提高超声成像设备的分辨率。聚焦基本原理与光学聚焦相同（电子聚焦由电路和换能器阵元相互配合实现）。

（4）吸收块：由吸收材料（absorbent material）制成。由于压电晶体具有双向辐射作用，晶体振动时，不仅向前辐射声波，而且也向后辐射声波，向前方辐射的声波对成像有效，而向后方辐射的声波容易形成后向干扰而影响图像质量。吸收块的作用是将向后辐射的声能几乎全部吸收掉，以消除后向干扰。它同时也是晶体振动的阻尼装置，以缩短振动周期。超声的振动周期由晶体和阻尼材料决定，它影响成像的轴向分辨率。

2. 壳体

壳体的功能主要是支撑、屏蔽、密封和保护换能器。

3. 电缆

电缆的功能是连接换能器和主机。

4. 其他

如有探头，除了包括换能器、壳体、电缆外，还包括其他部分，机械探头包括动力装置、位置信号检测装置和传动机构等部分。

**（二）探头的分类**

探头按工作原理可分为脉冲回波式和多普勒式两大类。

1. 脉冲回波式探头

脉冲回波式探头（pulse echo ultrasonic probe）中，超声的发射和接收由同一晶片完成，主要有以下 6 种。

按探头结构可分为：

（1）单晶探头。通常选用平面薄圆片形压电陶瓷作为换能器。超声聚焦通常采用薄壳球形或碗形换能器，分为有源聚焦和平面薄圆片配声透镜聚焦两种方式，常用于采用 A 型、M 型、机械扇形扫描和脉冲多普勒工作方式的超声诊断仪中。

（2）机械探头。按压电晶片数和运动方式分类，可分为单元换能器往复摆动扫描和多元换能器旋转切换扫描探头两类。按扫查平面的特征分类，可分为扇形扫查、全景径向扫查和矩形平面线性扫查探头。

（3）电子探头。采用多元结构，利用电子学原理进行声束扫查。按结构和工作原理分类，可分为线阵、凸阵、相控阵和面阵探头（二维探头、容积探头）。

按临床用途可分为：

（1）术中探头。在手术过程中用来显示体内结构及手术器械位置的探头，它属于高频探头，频率为 7MHz，具有体积小、分辨率高的特点，可分为机械扫描式、凸阵式和线阵式三种。

（2）穿刺探头。穿刺探头是介入性超声学的重要工具，其主要作用是在实时超声图像的监视引导下，完成各种活检、抽液、穿刺、造影、置管引流、注药输血等操作，可取代某些外科手术，并能达到与外科手术相同的效果。常用的有专用线阵扫描穿刺探头和附加导向器的穿刺探头两种。

（3）腔内探头。腔内探头通过相应的体腔，避开肺气、胃肠气和骨组织，以接近被检的深部组织，从而提高可检查性和分辨率。目前已有直肠探头、尿道探头、阴道探头、食管探头、胃镜探头和腹腔镜探头。这些探头有机械式、线阵式或凸阵式；有不同的扇形角；有单平面式和多平面式。其频率都比较高，一般为 6MHz。

近年来还发展了口径小于 2mm、频率在 30MHz 以上的经血管探头。

2. 多普勒式探头

多普勒式探头（Doppler ultrasonic probe）主要利用多普勒效应测量血流参量，以进行心血管疾病的诊断，也可用于胎儿监护。根据用途不同，多普勒式探头分为以下两种形式：

（1）普通型探头：多普勒式探头又分为连续波（concatenation wave，CW）和脉冲波（pulse wave，PW）多普勒探头。CW 多普勒探头的发射晶片与接收晶片大多是分隔式的。为使 CW 多普勒探头具有较高的灵敏度，一般都不加吸收块。根据用途不同，CW 多普勒探头发射晶片与接收晶片分开的方式也不同，如图 6-23 所示。PW 多普勒探头的结构一般与 CW 探头不同，采用单压电晶片，具有匹配层和吸收块。

（2）梅花形探头。如图 6-24 所示，梅花形探头的中心有一片发射晶片，周围有六片接收晶片，排列成梅花状，用于胎儿检查，获取胎儿心率。

**二、扫查方式**

B 型超声成像设备可利用声束（sound beam）进行一维扫查，工作时探头不动而发射的

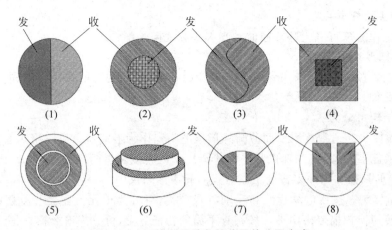

图 6-23　CW 发射晶片与接收晶片分隔方式

超声束不断改变传播方向,即做平行移动或做扇形转动。声束扫查方式分为机械式扇形扫查、径向扫查和电子式线阵扫查、扇形扫查。

### (一)机械扇形扫查

机械扇形扫查(mechanical sector scan)技术是指以电机为动力,借助机械传动机构,使换能器发射的声束做一定角度的扇形扫查,在 CRT 上显示出一幅扇形的切面图像,如图 6-25 所示。

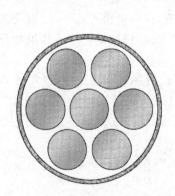

图 6-24　梅花形探头晶片分布图

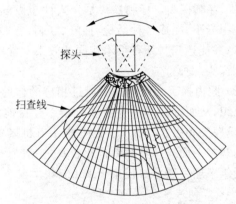

图 6-25　B 型机械扇形断层扫描

1. 驱动装置

驱动晶片做往返摆动的常用电机有步进电机、有刷直流电机和无刷直流电机。

(1)步进电机:其优点是正反转控制方便,步距角度比较准确,多用于摆动式机械扇形扫查探头的驱动;其缺点是驱动电流较大,驱动电路较复杂,机械回差和磨损较大。

(2)有刷直流电机:该电机驱动电路简单,调速简单,但不能直接进行正反转换,有电刷干扰信号。

(3)无刷直流电机:该电机用电子换向装置代替一般直流电机的机械换向电刷,保持了直流电机的优点,如调速平滑且范围广,启动快,寿命长,无滑动接触和换向火花,噪声低,可靠性高等,但因其转矩波动较大,故在低速运行时,转速均匀性较差,只适用于高速旋转场合。

　　2. 机械扫查探头的工作原理

　　(1) 晶片往返摆动：电机做往返转动，通过机械装置，使换能器做往返摆动来实现声束扇形扫查。摆动频率决定图像的帧频，它受探测深度和声束扫查线的限定。

　　(2) 晶片360°旋转：三晶片相隔120°，而实际成像角为90°，三晶片轮流工作，同一时刻只有一个晶片发射、接收声波。当某一晶片进入预定的扇形显像边缘时，该晶片进入扫查显像工作状态。当完成90°扇形扫查后，该晶片脱离工作状态，经30°工作过渡，下一个晶片进入扇形显像工作状态，如此循环。电机旋转一周可获得3帧扇形扫查图像。电机做360°匀速旋转，保证扇形均匀、稳定，多晶片提高了显像帧频，因此多晶片360°匀速旋转式探头是机械扇形探头中较为理想的探头之一。

　　3. 扇形扫查的特点与适用范围

　　扇形扫查具有远场探查视野大，近场视野小，探头与体表接触面积小等特点，用很小的透声窗口避开肋骨和肺对超声声束的阻碍，非常适合心脏的切面显像。扇形扫查还可以用于腹部、妇产科的切面显像检查。

　　4. 数字扫描变换技术(digital scan conversion, DSC)

　　图6-25所示为机械扇形扫查图像，它是由若干径向声束扫查线所构成的扇形声像图。图中的每根径向声束扫查线的位置，可用极坐标系来表示。而目前B型超声仪显示系统使用的显示器，都是直角坐标扫描方式。为了在显示器上显示扇形声像图，需将声束扫查线的极坐标表示变换成直角坐标表示。目前先进的超声成像设备都已安装数字扫描变换器，它本身具有从极坐标到直角坐标的变换功能。

　　DSC技术的引入，使超声诊断仪产生了质的飞跃。由于超声扫查与显示扫描之间是互相独立的，不管超声扫查的形式与速度如何，所显示的图像都将是没有闪烁感的，并且图像保持高质量。DSC使图像"冻结"和进行图像数据的交换成为可能。

　　**(二) 机械径向扫查**

　　机械径向扫查的换能器做360°旋转运动，在旋转过程中，换能器始终工作，获得的图像是以换能器为中心的圆形断面。径向扫查与扇形扫查的工作原理基本相同，只是径向扫查获得的图像视野更为广阔。径向扫查常用于腔内探查，如尿道的径向扫查、直肠的径向扫查、内镜径向扫查和血管径向扫查等。

　　**(三) 电子线阵扫查**

　　图6-26所示为腹部线阵扫查断层图像。电子线阵扫查模式采用的是线阵(直线)排列的多阵元(多晶体)的分时技术。在电子开关的控制下，阵元按一定的时序和编组受发射脉冲的激励，发射超声波，并按既定的时序和编组控制多阵元探头接收回声，回声信号经放大处理后输入显示器进行亮度调制。显示器的垂直方向($Y$轴)表示探测深度，水平方向($X$轴)表示声束的扫查(位移)位置。

　　1. 电子聚焦

　　线阵探头是由若干个阵元(由微晶元并联组成)排列成直线阵列的换能器组合，目前阵元数已达$128 \times 1024$或更多。

　　(1) 发射电子聚焦。如图6-27(a)所示，为简便起见，图中只画了5个阵元构成的线阵换能器。设阵元之间距离为$d$，换能器孔径为$D$，聚焦点$P$与换能器表面间的距离(焦距)为$F$，传播介质中声速为$c$，在发射聚焦时，采用延迟顺序激励阵元的方法，使各阵元按设计的

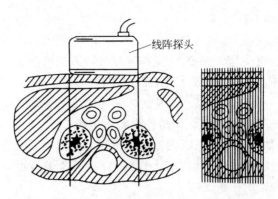

**图 6-26 腹部线阵扫查断层图像**

延时依次先后发射声波,在媒介内合成波的波阵面为凹球面,在 $P$ 点处同相位叠加增强,而在 $P$ 点以外异相位减弱,甚至抵消。

为使整个探测深度范围内都有良好的聚焦,必须使发射波的焦距可变,即电子动态聚焦(dynamic focus)。由于发射波的焦距随发射激励脉冲的不同延时而改变,因此改变激励脉冲的延时,就可调节焦距,从而获得动态电子聚焦。

(2) 接收电子聚焦。各阵元接收回波信号并转化为电信号后,按设计的聚焦延迟量对各阵元输出的电信号进行延迟[图 6-27(b)],与发射声波在传播媒质中叠加合成聚焦波束的原理类似,在接收端,用加法器对接收的延迟回波信号求和,使来自焦点和焦点附近的回波信号增强,聚焦区域外的回波减弱甚至抵消,从而达到接收聚焦目的。

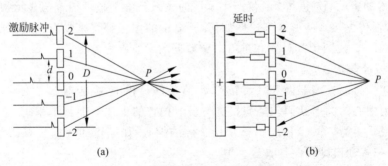

**图 6-27 线阵换能器电子聚焦原理**

(a) 发射电子聚焦;(b) 接收电子聚焦

### 2. 扫查波束的时空控制

每次发射和接收声波时,将若干个阵元编为一组,由一组阵元产生一束扫描声束并接收信号,然后由下一组阵元产生下一次发射声束并接收信号。在有些线阵扫查方式中,对同一束扫查声束,其参与发射和接收声波的阵元也可能略有差别。对每次接收到的回波信号进行放大和后处理,将回波信号加在显示器 $Z$ 轴上,调制其亮度,用 $Y$ 轴表示回波深度, $X$ 轴对应声束扫描的位置,由此合成一幅二维超声断面图像。

按扫查方式,线阵扫查可分为常规、隔行、飞越、半步距扫描等。现以 128 阵元线阵换能器的常规扫查为例,介绍其扫查方式。

假设每次将 9 个阵元编为一组来发射和接收声波,在常规扫查方式中,每个相邻声束错开一个阵元。第一次脉冲激励和参与合成接收声波的阵元为 $1,2,\cdots,9$;第二次为 $2,3,\cdots,$

10；第三次为3,4,…,11；依次类推,在一帧图像中,最后一次为120,121,…,128。扫描声束的位置依次是第5,第6,…,第124号阵元的中心位置。若参与一条扫描声束合成的阵元数为偶数(如10个阵元),扫描声束的位置位于相邻阵元的中间,换能器阵元数为$M$,参与合成一条扫描声束的阵元数为$N$,则一帧线性扫描图像由$M-N+1$条扫描线组成。在常规扫查中,前一条声束回波产生的多次反射信号和深层回波信号对后一条声束回波信号会产生干扰。

3. 基本结构

比较完整的线阵B超主要由线阵探头、发射和接收系统、控制系统和显示器组成,如图6-28所示。

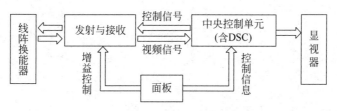

**图6-28　线阵超声诊断仪结构框图**

(1) 发射与接收系统的主要功能：①电子聚焦数据的形成；②超声的发射与接收；③时间增益控制(time gain compensation,TGC)信号的形成；④信号的对数压缩；⑤接收信号的放大与检波等。

(2) 中央控制单元的主要功能：①A/D和D/A转换；②数据的存储和读取；③数字扫描变换；④焦点的控制与切换；⑤主控信号；⑥数据的实时相关处理；⑦字符显示及测量功能。

**(四) 电子扇形扫查**

电子扇形扫查包括凸阵扇形扫查和相控阵扇形扫查两种。

1. 凸阵扇形扫查

凸阵扇形扫查的工作原理与线阵扫查基本相同,但获得的是扇形图像。

(1) 凸阵探头(convex array probe)。凸阵探头的阵元不是排列成直线,而是按一定弧度排列。曲率半径$R$分大、中、小三种,妇科和肥胖患者用大尺寸,如$R=60$mm；常规检查用中尺寸,如$R=40$mm；心血管疾病检查用小尺寸,如$R=20$mm。为说明凸阵探头的特点,将$R=60$mm和$R=40$mm的发射波束与线阵探头和机械扇形扫查探头进行比较,如图6-29所示。

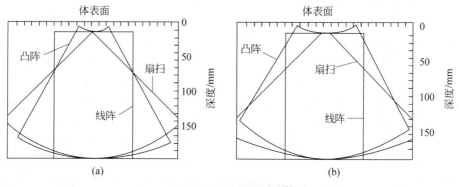

**图6-29　探头视野的比较**

(a) $R=40$mm；(b) $R=60$mm

由图 7-29 可见,$R=60$mm 的凸阵探头,其视野比线阵和机械扇形扫查都大。若按切面面积计算,凸阵的图像面积是 90°机械扇形扫查图像面积的 1.27 倍,更是线阵的 1.6 倍。即使在 $R=40$mm 的情况下,凸阵图像的面积也是线阵图像面积的 1.25 倍。

凸阵探头可满足不同脏器对发射和接收超声频率的要求,腹部脏器和心脏用 3.5MHz 凸阵探头;乳腺和甲状腺等部位用 5MHz 凸阵探头;眼科用 7.5MHz 凸阵探头,甚至 15MHz 凸阵探头。

凸阵探头与线阵探头相比,要实现电子聚焦,需更长的延迟线,其原理如图 6-30 所示。

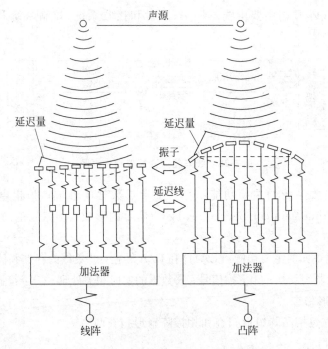

**图 6-30  线阵与凸阵阵元延迟量的比较**

凸阵探头与线阵探头相比,其优点是:①相同的体表接触面,凸阵探头的深部视野更宽;②能避开骨头引起的死角(如肋骨弓内、剑突下、耻骨联合下)进行观察;凸阵探头的前部是圆弧形,可以自由选择方向并压迫探头,能排除死角(如肺、胃、十二指肠等)内的部分气体以便观察。

(2)凸阵电子聚焦。凸阵的形状如图 6-31 所示,$a$ 为凸阵弧半径;$h$ 为阵元的柱向高度;$b$ 为单个阵元的宽度;$\delta$ 为阵元的厚度。为获得单一厚度的振动模式,选择 $h \geqslant b$ 和 $b \leqslant 0.5\delta$。设凸阵的总阵元数为 $M$,每次参与波束合成的阵元数为 $N$,由于阵元表面透声材料中的声速小于人体软组织中的声速,根据斯勒尔折射定律,当 $N$ 个阵元发射声波参与波束合成时,在 $N$ 个阵元中,两边的阵元发射声波向主轴方向汇聚叠加。在此基础上,若使 $N$ 个阵元按设计的延时关系顺序发射声波,则可使合成波束聚焦于传播媒质中的某一深度。

(3)凸阵扫查声束的时空控制。凸阵扫查声束的时间控制方式与线性扫查方式基本相同,由一组阵元同时发射,产生发射声束;接收时,将该组阵元输出叠加求和,合成接收声束。再通过电子开关的切换产生下一条发射与接收声束。但与线阵 B 超声束的空间扫查方式不同,凸阵扫查利用凸阵换能器的凸曲面特性,使声束呈扇形扫查。为使声束在阵元柱向声束扫查方向聚焦,阵元表面常附加凸曲面声透镜。

172

2. 相控阵扇形扫查

（1）相控阵探头（phased array probe）。它和线阵探头类似，由多个阵元排成直线阵列。其体积较小，声束很容易通过胸部肋间小窗口（肋间狭缝）在人体内作扇形扫查，得到视野宽阔的图像，可对整个心脏进行检查。相控阵探头中既没有开关控制器，也没有阵元，这是因为相控阵所有阵元对每个时刻的波束都有贡献，而不像线阵探头换能器那样分组、分时轮流工作。相控阵晶片同时施加激励脉冲产生波束叠加，如图 6-32 所示。

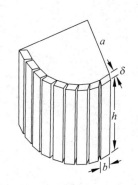

图 6-31　凸阵阵形及参数说明

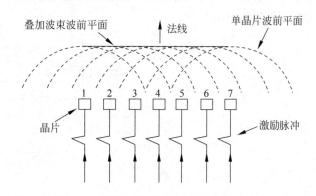

图 6-32　相控阵扫描探头发射声波原理图

（2）相控发射。图 6-33 所示为相控阵探头等差延时发射声波叠加原理图。多晶片组成一个阵列，在各晶片上按不同的时间顺序施加激励脉冲，各晶片受激励后产生的超声波便会叠加形成一个新的合成波束。合成波束的指向（合成波的波前平面的法线方向）与各晶片受激励的次序有关。如果按一定规律以相等的时间间隔按顺序对各晶片进行激励，且每相邻两晶片激励脉冲的时差是相等的，简称"等级差时间"（时差），用符号 $\tau$ 表示。这时在叠加波束的方向与阵元行列的法线方向之间有一个夹角 $\theta$，当波束传播速度不变时，$\theta$ 是 $\tau$ 的函数，因此只要改变 $\tau$ 值就可改变叠加波束的传播方向，如图 6-33(a)、(b)所示。如仅改变阵元中各晶片受激励的先后时间顺序，且保持 $\tau$ 值不变，则合成波束的方向将移到阵元法线另一侧的对称位置，这样便实现了一定角度范围内的超声束的扇形发送。

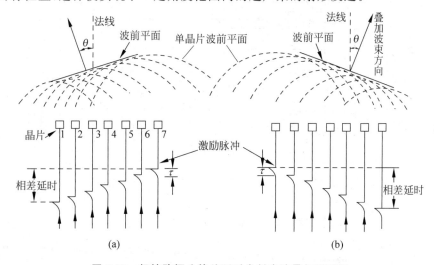

图 6-33　相控阵探头等差延时发射声波叠加原理图

（3）相控接收。当换能器发射的超声在媒质内传播遇到回波目标时，将产生回波信号，如图 6-34 所示。回波信号到达各阵元的时间存在差异，这一时差与媒质中的声速和回波目标与阵元之间的位置有关。如果能准确地按回波到达各阵元的时差对各阵元接收信号进行时间或相位补偿，然后叠加求和，特定方向的回波信号叠加就会增强，而其他方向的回波信号减弱甚至完全抵消。这种延迟叠加产生了接收合成波束，使阵列换能器接收信号具有方向性。改变各阵元或各通道回波信号的补偿延迟时间，就可以改变接收合成波束相对于阵列法线的偏转角度。

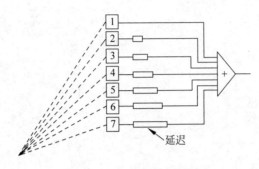

**图 6-34　相控接收原理图**

（4）相控阵超声仪基本结构。图 6-35 为典型的相控阵超声诊断仪结构框架图。整机控制单元产生脉冲，发射声束偏转和聚焦所需的延迟触发脉冲，控制发射电路，形成高压激励窄脉冲，激励相控阵各阵元依次发射窄脉冲声波，合成、偏转、聚焦、发射声束。来自人体的回波信号经换能器各阵元转换成电信号，经前置放大器放大后，进行相控阵接收、偏转延迟、聚焦或动态聚焦延迟与求和处理，合成、偏转、聚焦、接收声束信号，再经主通道进行对数压缩、检波放大和深度增益补偿等模拟处理后，经 A/D 转换为数字信号，送入 DSC 与图像处理单元，进行声束扫描极坐标与显示直角坐标之间的转换，完成采样处理、插补、边缘检测、校正、窗口调节、灰度变换等图像处理后，由 D/A 转换为模拟信号并送至显示器，显示断层图像。

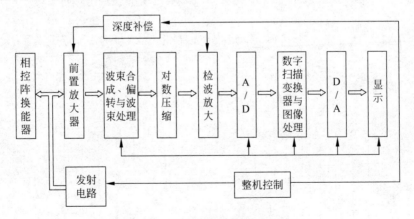

**图 6-35　相控阵超声诊断仪框架图**

# 第三节 超声多普勒成像及频谱分析

## 一、多普勒效应

多普勒效应(Doppler effect)是 1842 年奥地利物理学家克里斯蒂安·多普勒(Christian Doppler)首先发现的。其主要内容为物体辐射的波长因波源和观测者的相对运动而产生变化。在运动的波源前面,波形被压缩,波长变短,频率变高(蓝移);在运动的波源后方,波长变长,频率变低(红移)。这种物理现象称为多普勒效应。波源运动的速度越大,产生的多普勒效应越明显。

超声成像中以某种频率发射的超声波,遇到运动界面时也会出现多普勒效应,致使接收到的频率与发射频率间出现偏差,这种频率变化称为多普勒频移(Doppler shift)。与发射频率比较,回声频率的高或低取决于运动界面与探头间的相对运动,当运动界面朝向探头运动时,接收的回声信号频率较发射信号高,频移为正值;反之,探头接收的回声信号频率较发射信号低,频移为负值。

## 二、频谱多普勒

频谱多普勒是超声多普勒成像中最基本的工作模式,可用于心脏、大血管、靶器官及病灶内血管的血流情况的观察。频谱多普勒在临床的应用分为两种方式:连续多普勒和脉冲多普勒。两者的区别在于:脉冲多普勒是通过"距离选通"来进行深度定位的,采样分析血流曲线,即获取的血流信号是通过采样容积(sample volume,SV)位置和大小来进行的。采样容积位置的上下移动,可调节采样深度,采样容积的大小也可视需要而调节。脉冲多普勒在血流速度过高时会产生血流混叠现象(aliasing)。高速血流时,由于频谱值($f_d$)超过脉冲重复频率的一半,即尼奎斯特(Nyquist)极限值,会产生频谱的混叠,正性频移将错误地表现为负性频移(频谱曲线中的基线上方频谱转移至基线下方),反之亦然。混叠现象的出现给频谱曲线分析造成了困难,影响高速血流的检测。

连续多普勒脉冲重复频率实际上是超声波发射的频率,理论上可以测出极高速度血流而不会产生频谱混叠,因此常用连续多普勒来测量高速血流。但连续多普勒不可能采用时间延迟电路,故无距离选通功能。它所接收到的多普勒信号是采样声束经过途径中所有血流信号的总和,因此不利于准确进行深度定位分析。脉冲多普勒常常能够满足腹部脏器血流的检测要求,但在心脏疾病诊断分析中,两者常需结合应用,相互补充,才能全面检测目标部位的血流信息。

## 三、彩色多普勒

彩色多普勒血流图是在脉冲多普勒技术基础上,用相关技术处理其所接收的信号,并以伪彩色编码方式显示血流的变化。伪彩色编码常以红、绿、蓝三种颜色为基础,一般将朝向探头的血流定为红色,背离探头的血流定为蓝色,湍流以绿色表示,如彩图 6-36 所示。正向湍流的颜色接近黄色(红色与绿色混合所致),负向湍流接近湖蓝色(蓝色与绿色混合所致),

正常血流为层流,显示出纯正的红色或蓝色,而红色、蓝色的亮度与其相应的血流速度成正比。由彩色多普勒所显示的实时二维血流图能形象直观地显示血流的方向、流速和性质。彩色血流显示一般有以下四种方式。

**(一) 速度-方差显示**

它显示血流速度和方向,同时显示湍流(变化程度),多用于心腔高速血流检查。

**(二) 速度显示**

它显示血流速度和方向,以红色代表朝向探头的方向,蓝色代表背离探头的方向,颜色的明暗反映血流速度的快慢。通常用于腹部及低速血流检查。

**(三) 方差显示**

它显示血流离散度,当血流速度超过仪器检测的极限或湍流时,彩色信号从单一彩色变为多种朦胧色,直至多种颜色镶嵌。常见于瓣膜口狭窄的射流及心室水平的分流等。

**(四) 能量显示**

用彩色的饱和度显示血流能量大小,多用于低速血流的显示。

速度型彩色多普勒以红细胞运动速度为基础,用伪彩色显示血流图像。用彩色的颜色表示血流方向和分散性,用彩色的明暗表示血流平均速度快慢,故它能显示血流的方向、速度和性质。速度型彩色多普勒存在以下局限性:①对入射角的依赖性,入射角的改变不仅可以引起色彩亮度的改变,甚至可以改变颜色,当入射角为 90° 时,cos90° 为零,不能显示血流;②超过尼奎斯特频率极限时出现彩色混叠;③检查深度、成像帧频、可检测流速之间相互制约;④有时可能会因流速过高,血流与湍流表现相同。

能量型彩色多普勒(power Doppler imaging, PDI)是以红细胞散射能量(功率)的总积分进行彩色编码显示,通常以单色表示血流信息。它有以下特点:①PDI 对血流的显示只取决于红细胞散射的能量存在与否,彩色的亮度依赖于多普勒功率谱总积分,能量大小与红细胞数量有关,即使血流平均速度为零,只要存在运动的红细胞,能量积分就不等于零,就能用能量图显示,所以能显示低速血流。②成像相对不受超声入射角度的影响。③不能显示血流的方向、速度、血流性质。④对高速血流不产生彩色混叠。该技术可单独使用,但常与声学造影技术合用,主要用于观察脏器的血流灌注情况。

**四、多普勒频谱分析**

**(一) 多普勒频谱分析原理**

超声多普勒检测的常常是众多红细胞,各个红细胞的运动速度及方向不可能完全相同,因此,探头接收的后散射回声含有许多不同的频移信号,表现为复杂的频谱分布。把形成复杂振动的各个简谐振动的频率和振幅分离出来,形成频谱,即为频谱分析。频谱分析法的基础是快速傅里叶转换技术(fast Fourier transform, FFT),最常用的是"速度(频移)-时间"显示图谱,如图 6-37 所示。图中 X 轴以时间表示血流持续时间,单位为 s,Y 轴代表血流速度(频移)大小,单位为 cm/s。

**(二) 频谱波形的意义**

频谱波形具有以下意义:

(1) 基线上方的波形表示血流朝探头方向流动,而基线下方的波形表示血流背离探头

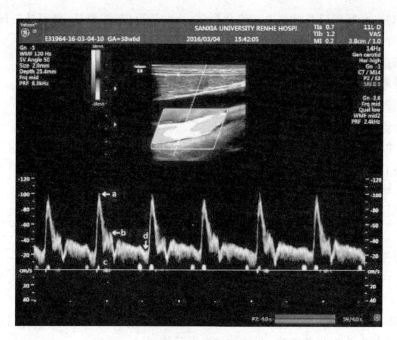

**图 6-37　频谱多普勒**

a—收缩峰；b—频窗；c—频带；d—舒张期末

方向。

（2）频谱灰阶表示取样门内速度、方向相同的红细胞数量，灰阶高则红细胞数量多。

（3）频谱宽度是指频谱垂直方向上的宽度，表示某一时刻取样门中红细胞运动速度分布范围的大小。频谱宽，说明速度分布范围大；频谱窄，说明速度分布范围小。通常湍流的频谱宽，层流的频谱窄。频谱宽度也受取样门大小影响，取样门小，易获窄频谱；取样门大，可使频谱变宽。大的动脉常为窄频谱；外周小血管常为宽频谱。

（4）"收缩峰"指在心动周期内达到的收缩峰频率，即峰值速度 $V_s$ 或 $V_p$。

（5）"舒张期末"指将要进入下一个收缩期的舒张期最末点，此点为舒张期末速度 $V_d$。

（6）"窗"为无频率显示区域，也称为"频窗"。

（7）基线表示频移为零的水平线，在基线上方的频谱为正向频移，血流朝向探头移动，在基线下方的频谱则为负向频移，血流背离探头移动。

**（三）频谱多普勒对血流性质的判断**

1. 层流

显示为窄频谱，波形规整，单向流动，频窗明显。频谱信号音柔和有乐感。

2. 湍流

显示为宽频谱，波形不规则，双向流动，没有频窗。频谱信号音粗糙刺耳。

3. 动脉血流

频谱图形呈脉冲波形，收缩期幅度（速度）明显大于舒张期，舒张期开始可出现短暂的反向脉冲波形。频谱信号音呈明显的搏动音。

4. 静脉血流

频谱呈连续的、有或无起伏的曲线。频谱信号音呈连续的吹风样或大风过境样声音。

曲线的起伏是由于呼吸时静脉压力的变化所致,大的静脉(如腔静脉)更容易出现起伏,对静脉远端部位加压也可产生同样的效果。

### (四)频谱多普勒测量的血流参数

**1. 峰值速度**

由频谱图直接测量出 $V_s$ 和 $V_d$,单位为 m/s。

**2. 平均流速与速度积分**

选取一个心动周期的曲线包络,仪器自动对其进行积分,算出空间峰值时间平均流速 $V_m$(单位为 m/s)和速度积分(velocity time integral,VTI)。

**3. 血流速度比值**

收缩期和舒张期血流速度比值

$$S/D = V_s/V_d \tag{6-7}$$

**4. 阻力指数(resistive index,RI)与搏动指数(pulsative index,PI)**

$$RI = (V_s - V_d)/V_s \tag{6-8}$$

$$PI = (V_s - V_d)/V_m \tag{6-9}$$

RI、PI 能在一定范围内反映被测血管的远端阻力和动脉管壁弹性等综合因素情况,它们排除了声束与血流夹角的影响,有较大的参考价值。

**5. 跨瓣压差**

可以运用简化的伯努利方程 $\Delta P = 4V_{max}^2$ 计算出两心腔之间或大血管与心腔之间的压差,进而换算为心腔或肺动脉压。其中 $\Delta P$ 为压差,$V_{max}$ 为频移的峰值速度($V_p$)。

右心室收缩压(right ventricular systolic pressure,RVSP)与右心房压(right atrial pressure,RAP)的关系如下所述:

$$RVSP = RAP + \Delta P_{TR} \tag{6-10}$$

先用三尖瓣反流峰值速度($V_{TR}$)计算出右心室与右心房间的压差 $\Delta P_{TR}$,即 $\Delta P_{TR} = 4V_{TR}^2$。而一般右心房压为 $0.67 \sim 1.33$kPa($5 \sim 10$mmHg),根据式(6-10)可计算出右室收缩压。大多数情况下,无右室流出道梗阻及肺动脉狭窄时,肺动脉收缩压(pulmonary artery systolic pressure,PASP)几乎等于右心室收缩压。

**6. 其他参数**

频谱多普勒还可用来测量加速时间、平均加速度、减速时间、平均减速度、分流量、反流量、反流分数、瓣口面积等。

彩色多普勒能快速直观显示血管,鉴别管道性质是血管、胆管或其他结构,显示血流的起源、走行、时相,识别动静脉,了解血流性质及血流速度的快慢等。

## 五、频谱多普勒技术的调节方法

频谱多普勒技术的调节方法主要包括以下几个方面:

### (一)频谱多普勒工作方式选择

对于流速不太高的血流,一般选用脉冲多普勒,如腹腔和盆腔脏器、外周血管、表浅器官的血流。对于高速血流,多选用连续多普勒,如瓣膜口狭窄的射流、心室水平的分流、大血管与心腔间的分流及大血管间的分流等。

### （二）滤波条件选择

根据血流速度高低选择滤波条件。检测低速血流时,采用低通滤波,要注意低速血流是否被去掉;检测高速血流时,采用高通滤波,要注意是否有低速信号干扰。

### （三）速度（频移）标尺选择

要选择与检测速度（频移范围）相应的速度标尺。若用高速标尺显示低速血流,则不清楚,而用低速标尺显示高速血流,则会出现混叠现象。

### （四）取样门选择

对于血管检测,取样门应小于血管内径;而检查心腔内、瓣膜口血流时,取样门大小应合适。

### （五）基线调节

移动基线可增大某一方向的频移测量范围,以避免出现混叠现象。

### （六）频移信号反转

使用频移信号反转技术使负向频谱转换成正向,频谱波形正常显示,便于测量。

### （七）入射角

从公式 $f_d = |f_r - f_t| = \pm 2v \cdot f_r \cos\theta / c$ 可知,入射角度变化对检测速度的大小有很明显的影响。当 $Q > 60°$ 时,误差迅速上升。因此,超声束与血流方向的夹角越小,测量值越准确。有时受检查方向的限制无法做到很小,一般检查心脏大血管系统时应不大于 $20°$,检测外周血管时应不大于 $60°$,检测时应进行角度矫正。

### （八）发射频率选择

低速血流选用较高频率,高速血流选用较低频率。

## 第四节　超声成像新技术

### 一、组织多普勒成像

心脏大血管腔内的红细胞运动速度较快,产生的多普勒频移较高且振幅较低;而心壁、瓣膜和大血管壁的运动速度较慢,产生的多普勒频移较低且振幅较高。因此,传统的多普勒成像技术采用高通过滤器,将室壁等结构运动产生的低频移高振幅多普勒信号滤除,只显示心腔内红细胞运动产生的高频移、低振幅多普勒频移信号,这被称为多普勒血流成像。组织多普勒成像（tissue Doppler imaging）则正好相反,这种技术采用低通滤过器,将来自心脏内红细胞运动的高频移低振幅多普勒频移信号去除,只提取来自运动心壁的低频移、高振幅多普勒频移信号,将其输送到自相关系统和速度计算单元,进行彩色编码,通过数模转换器以二维和 M 型显示。该方法主要用于定量观察和分析心肌局部运动情况。

### 二、腔内超声检查

腔内超声检查包括食管超声心动图、心腔内超声、血管内超声、胃十二指肠超声、直肠超声和阴道超声等。前三者主要用于诊断心血管疾病,胃十二指肠超声和直肠超声分别用于胃、十二指肠和直肠及周围脏器疾病的观察和诊断,阴道超声主要用于诊断妇产科疾病,直肠超声主要用来观察前列腺及肛周。

### 三、超声造影检查

超声造影(ultrasonic contrast)检查又称声学造影(acoustic contrast),是将含有微小气泡的对比剂经血管注入人体内,造影剂微泡使后散射回声增强,并使相应的心腔大血管和靶器官血管显影,明显提高超声诊断的分辨率和敏感性。随着仪器性能的改进和新型声学造影剂的出现,超声造影已能有效地增强心肌、肝、肾、脑等实质性器官的二维超声影像和血流多普勒信号,可反映正常组织和病变组织的血流灌注情况,已成为超声诊断的重要组成部分,被视为二维超声、多普勒和彩色血流成像之后超声成像领域的第三次革命。

超声造影的原理是:红细胞的散射回声强度为软组织的万分之一到千分之一,在二维超声图像中表现为"无回声",识别心腔内膜或大血管的边界不难,但由于混响存在和分辨率的限制,有时心内膜显示模糊,无法显示小血管。超声造影是通过造影剂来增强血液的背向散射,使血流显示更加清晰,从而达到对某些疾病进行鉴别诊断的目的。由于血液中造影剂回声比心壁产生的回声更均匀,而且是随血液流动的,不易产生伪像。

超声造影技术除了常规的造影谐波成像外,还有间歇式超声成像、能量对比谐波成像、反脉冲谐波成像、受激声波发射成像、低机械指数成像、造影剂爆破成像等方法。无论采用何种方法,一台能造影的超声设备必须具有足够的频带宽度,动态范围广,能够提供充分的参数,如造影时间、机械指数和声强,以及实时动态硬盘存储功能等。

心脏声学造影技术自 20 世纪 60 年代应用于临床以来,发展很快,包括右心声学造影、左心声学造影和心肌声学造影,右心声学造影在诊断先天性心脏病方面的价值已得到充分肯定。心肌声学造影(myocardial contrast echocardiography,MCE)是指将造影剂直接经外周静脉注入,经过肺循环—左心房—左心室—冠状动脉的代谢,通过相关指标评价心肌微循环的完整性,使心肌功能研究从单纯定性研究进入定量研究阶段。声学造影在其他脏器(肝、肾、子宫、乳腺等)的临床应用,对肿瘤检出和定性诊断有重要意义。在肝肿瘤数量的诊断,尤其在检测 1cm 以下的亚厘米病灶方面,声学造影的诊断能力优于或至少与螺旋 CT 具有同样的敏感性。与 CT 和 MRI 相比,声学造影拥有更多的优越性,如安全性好,无过敏反应,具有实时性,检查费用相对较低等。超声造影剂微泡可携带治疗药物和基因,对病灶进行靶向治疗,具有很好的发展前景。

### 四、三维超声成像

三维超声显示的是组织器官的立体图,三维超声也是利用灰度来表示回波的幅度信息。利用三维超声重建技术的多平面成像,可以获取 C 平面甚至 F 曲面,对人体脏器感兴趣区进行逐层、多角度观察,可得到更为充分的解剖学信息,如图 6-38 所示。

目前,三维超声在临床上应用较多,利用灰阶差异变化显示组织结构表面轮廓的三维表面成像已广泛应用于含液性结构及被液性环绕结构的三维成像,不仅能显示被检结构的立体形态、表面特征和空间关系,而且能提取和显示感兴趣结构,精确测量其面积和体积等,适合胎儿、子宫、胆囊、膀胱等的检查,如图 6-39 所示。另一种应用较多的三维重建成像是透明成像,它利用透明算法隐去周围组织结构的灰阶信息而使目标组织呈透明状态,着重显示

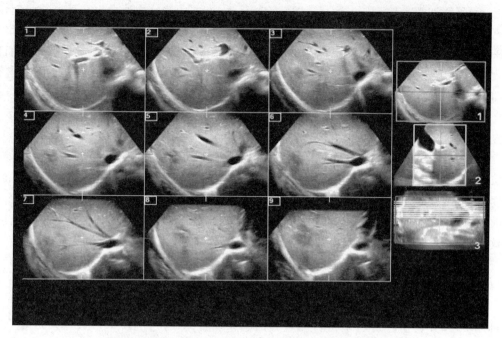

图 6-38　超声三维重建技术的多平面成像：肝脏多平面成像

感兴趣组织的结构，使重建结构具有立体透明感。透明成像因算法不同而有不同模式，如最小回声模式、最大回声模式和 X 线回声模式，或混合回声模式等。其中，最小回声模式适合观察血管、胆管等无回声或低回声结构；最大回声模式适合观察实质性脏器内的强回声结构，如胎儿的颅骨、脊柱等；三维超声的显示效果类似于 X 线平片。

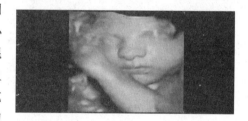

图 6-39　胎儿面部立体三维表面成像

彩色多普勒血流三维成像主要用于观察血管的走向、血管与病灶的关系以及感兴趣部位血流灌注的评价等。

随着计算机技术的进步，三维超声成像逐渐由三维超声重建向实时三维超声成像发展。新的实时三维超声成像能实时三维显示脏器的活动情况、心脏瓣膜的开放等，对疾病的诊断将发挥巨大的作用。

## 五、斑点追踪技术及速度向量技术

斑点追踪技术（speckle-tracking imaging，STI）及速度向量技术（velocity vector imaging，VVI）常用于测量左心室扭转与解旋运动以及心肌应变与应变率，评价左心室收缩舒张功能。以往临床上测量心功能多从单纯的左室长轴和短轴的运动状态进行评价，近年来对心功能的研究已转向从力学角度去分析心室空间变形的能力。心脏有内、外两层螺旋形肌束，由于这种呈螺旋状排列的心肌纤维缩短，直接导致心室的旋转和扭转；从心尖向心底观察，收缩期左室基底部呈顺时针方向旋转，心尖部呈逆时针方向旋转，使左室产生扭转变形；而舒张期则表现为与上述相反的解旋转运动，左室的解旋主要发生在等容舒张期，其迅速的弹性回缩释放了扭转时储存的弹性势能，使舒张期心室内的压力梯度和心房心室间的压力梯度增加，造成抽吸作用，从而引起左室早期充盈。应变和应变率是准确反映心肌形态改变的参数，不受心脏整体运动和相邻节段牵拉影响，能真实地反映局部心肌舒缩运动（即心脏扭转与解旋运动）信息，能够更准确地定量评价左心室收缩和舒张功能。应变反映形变发生的程度，应变率反映形变发生的速度。正向应变表示心肌纤维的伸长或增厚；负向应变表示心肌纤维的缩短或变薄。

VVI 应用像素的空间相干及追踪技术，采用实时心肌运动跟踪算法，跟踪每帧图像上的像素点，二维高帧频灰阶图像可显示心肌运动速度和方向的综合向量曲线，以线长度显示速度梯度，用箭头显示速度向量。该技术不依赖声束角度，能够定量分析心肌组织在多个平面的结构力学变化，真实反映局部心室的运动，并观察各个部位心肌对射血分数的贡献度，有效地评价心脏的扭转、解旋、应变及应变率。

STI 技术通过区块匹配法和自相关搜索法在连续帧中追踪每个斑点标记并计算出其运动轨迹，定量显示心肌运动速度、位移和旋转角度，从而反映心肌组织实时运动和变形情况。该技术不受声束方向和组织运动夹角的影响，可较准确地测量心室扭转角度，是一项可以快速、无创伤评价左室扭转和解旋的临床新技术。应用 4D-STI 技术对心室扭转进行检测，可以在同一时相测量多个平面的心脏旋转，为心脏扭转的研究提供了一种更好的方法。

VVI 技术和 STI 技术均对图像清晰度要求较高，帧频低，瞬时信息有可能缺失，而且目前还缺乏统一的参考标准，有待进一步研究。虽然这两项技术还存在不完善之处，但因其可以全面、真实地评价心脏运动，且具有无角度依赖等优点，为心血管疾病诊断与治疗开辟了新途径，具有广阔的发展前景。同时，VVI 技术和 STI 技术在三维超声上的应用将为临床评价心脏扭转和解旋提供更准确的信息。

## 六、声学定量技术与彩色室壁运动技术

### （一）声学定量技术

声学定量（acoustic quantification，AQ）技术利用超声背向散射原理，根据心肌组织与血流的背向散射特性不同而自动识别和跟踪心内膜-血液边界，可实时显示心腔面积-时间曲线、容积-时间曲线，客观地评价心脏收缩和舒张功能。利用 AQ 技术检测左心功能，使 AQ 曲线与左心室心内膜密切贴合，划定包括整个左心室腔的感兴趣区，记录左心室容量-时间曲线及其微分曲线，可以分别测量并获取左心室舒张末期容积（left ventricular end diastolic volume，LVEDV）、左心室收缩末期容积（left ventricular end systolic volume，LVESV）、左心室射血分数（ejection fraction，EF）、左心室快速充盈末容积（ERFV）、左心房收缩充盈前容积（OAFV）、峰值排空率（PER）、峰值快速充盈率（PRFR）、峰值心房充盈率（PAFR），并计算获取左心室快速充盈容积（RF＝ERFV－LVESV）、左心房收缩充盈容积（AF＝LVEDV－OAFV）、左心室充盈总量（TF＝ LVEDV－LVESV）、左心室快速充盈容积与左房收缩充盈容积比值（RF/AF）、左心室快速充盈分数（RFF＝RF/TF×100％）、左心房收缩充盈分数（AFF＝AF/TF×100％）、峰值快速充盈率与峰值心房充盈率比值（PRFR/PAFR）。AQ 指标可更加灵敏地反映左室舒张功能是否降低，弥补常规超声心动

图检测的不足。AQ 技术评价左心室舒缩功能操作简单、重复性好,克服了传统手动描绘的主观性和不能测量心脏面积及容积在时间上的变化率等缺点,但 AQ 技术对增益依赖较大,且容易受声窗质量、呼吸、声束发射方向等影响。

### (二) 彩色室壁运动技术

彩色室壁运动(colorcin,CK)技术是 AQ 技术的延伸,能自动识别和实时跟踪组织-血液界面,并按时间顺序进行彩色编码,将所有色阶叠加在收缩或舒张末期图像中,完整地显示一个心动周期中心肌运动的空间-时间过程。用同一色彩表示某一时相心内膜的位移,色彩宽度代表该时相心内膜的运动幅度。应用定量彩色室壁运动(ICK)技术软件分析室壁运动,可细致描述局部心内膜运动的强弱和时相,自动量化出各节段心内膜位移值。图像显示舒张期 CK 色带变窄,提示心肌舒张速率减低,顺应性下降;色带最外层黄色增宽,提示舒张晚期心房收缩代偿性增强,致左心室被动充盈速率增加,这是心肌顺应性降低的标志。CK 量化指标为舒张期前 1/3 时的局部心内膜位移面积百分比(1/3RFAC),当心肌舒张功能降低时,1/3RFAC 相比正常情况会降低,可用于鉴别左室舒张功能“假性正常”。

## 七、超声弹性成像技术

超声弹性成像(ultrasonic elastography,UE,也称实时应变成像)是一种新型超声诊断技术。它依据病变组织特性而形成代表组织硬度的图像,为疾病诊断提供相应信息。组织的弹性和硬度取决于其分子和微观结构,临床医生常常通过触诊来感受病变组织的弹性和硬度。弹性成像的基本原理是根据各种不同组织(正常及病变组织)的弹性系数不同,在施加外力或交变振动后,其应变(主要为形态改变)也会不同。收集被检测组织某时间段内的各个片段信号,采用自相关法综合分析(combined autocorrelation method,CAM),再以灰阶或彩色编码成像。在相同外力作用下,弹性系数大,应变较小的组织显示为蓝色;反之,弹性系数较小,相应的应变较大的组织显示为红色;弹性系数中等的组织显示为绿色。所构成的彩色图像直观反映组织的弹性和硬度。弹性成像目前主要应用于乳腺、甲状腺、前列腺肿瘤及扩散疾病的诊断。弹性成像技术使超声诊断能力进一步扩展,弥补了常规超声的不足,有助于更好地显示及定位病变。

弹性成像目前主要依照 5 分法标准对病灶的超声弹性图像进行评分,0～3 分为良性,4～5 分为恶性,从而区分病灶的良恶性。在临床实际应用中,超声弹性图像评分容易受到评分者主观意识的影响,敏感度较高,特异性稍低,而应用病灶与周围组织应变率比值(strain ratio,SR)测定法可明显提高恶性肿物检出的特异性。由于不同组织间的弹性系数可存在一定的重叠或者不同的组织具有相同或相近的弹性系数,这就给弹性成像诊断疾病带来了一定困难,会导致漏诊及误诊。一般而言,超声弹性图像的假阳性主要为伴发钙化、胶原化、玻璃样变和间质细胞丰富的良性病变。而恶性病灶体积较大,或病灶内伴有出血及坏死灶,会导致假阴性。另外,导管内乳头状瘤病灶相对较大时,几乎全部填充在扩张的导管内,由于肿瘤组织增生较明显,纤维成分增多,硬度加大,使导管受压时的变形幅度变小,超声弹性成像也可出现假阳性。弹性成像评分法和应变率比值诊断乳腺等脏器病灶的良恶性均具有较好的敏感度及准确度,但是两者都只是反映病灶的相对硬度,并不完全与病理检查结果一致,因此,在运用弹性成像技术判断乳腺肿块性质时,仍需结合二维图像及多普勒超声表现综合考虑。

## 第五节　超声成像技术的临床应用

### 一、妊娠超声检查

#### （一）病症

患者，女性，26 岁，孕 26 周，来院进行产前超声检查。

#### （二）妊娠超声检查主要内容

在胎儿发育的不同阶段，检查时所观察的内容有所不同，早期妊娠超声检查内容主要包括：①确认宫内妊娠及胎儿是否存活；②确定胎儿数目；③估计妊娠龄；④检查胎儿早期结构畸形；⑤胎盘；⑥子宫及附件。中孕期及晚孕期超声检查内容包括：①明确胎儿数目及胎儿是否存活；②胎儿体位；③估计妊娠龄和胎儿体重，了解胎儿生长发育状况，对胎儿进行生理评分等；④了解羊水量的多少；⑤了解胎盘的位置、胎盘分级、胎盘形态等；⑥胎儿畸形排查。

#### （三）超声检查

在二维切面声像图中，唇部回声连续性中断，三维超声重建图像显示胎儿唇裂，如图 6-40 和图 6-41 所示。

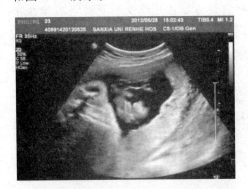

图 6-40　中期妊娠胎儿面部二维切面图

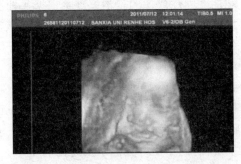

图 6-41　中期妊娠胎儿面部三维超声重建图

#### （四）讨论

（1）超声检查胎儿先天畸形适应证。胎儿先天畸形是指胚胎期或胎儿期由于某些致畸因素作用而引起的胎儿器官或某部位的形态学缺陷。超声检查可对胎儿神经系统畸形（如脑积水、无脑畸形与露脑畸形、脑膜膨出和脑膨出、脊柱裂等）、胎儿面部畸形（唇腭裂）、胸部畸形（先天性肺囊腺瘤样病变、先天性膈疝）、胎儿消化系统畸形（十二指肠狭窄与闭锁、空回肠闭锁）、泌尿系畸形（肾积水、多囊肾）、脐膨出、腹裂及内脏外翻、肢体发育不全、先天性心脏病等畸形病变做出诊断。

在二维超声检查基础上，结合三维超声，更有利于发现部分畸形，病变图像也更直观，如图 6-42～图 6-45 所示。

（2）妊娠超声检查的优势。CT 有放射性损伤，MRI 检查体位受限、耗时长、费用高，而超声检查无创伤、无须特殊准备，可实时监测胎儿在子宫的生长、发育过程，因此超声检查是产科首选的影像学检查手段。

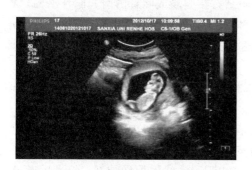

图 6-42 二维超声显示胎儿颅脑畸形

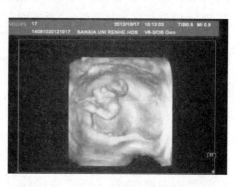

图 6-43 三维检查显示胎儿颅脑畸形

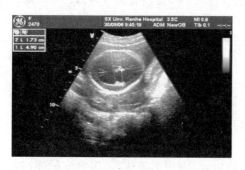

图 6-44 二维超声显示胎儿脑积水

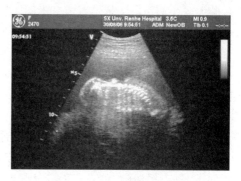

图 6-45 二维显示胎儿脊柱裂

（3）超声检查的局限性。超声作为一种影像学检查方法，也有其局限性，不可能显示胎儿所有器官，超声检查图像还可能受孕妇体型、胎儿体位、孕周及羊水量多少等因素的影响而不能将所有结构显示清楚。某些胎儿异常是动态变化的，在没有发展到一定程度时，超声检查是无法发现的。因此在产科应用超声检查时，应充分了解超声检查的特点，合理使用、正确评价超声检查的临床价值。

## 二、胆囊结石

### （一）病症

患者，男性，46 岁，反复右上腹不适且疼痛 3 月，右上腹绞痛 2h。行超声检查，声像图如图 6-46 所示。

### （二）临床与病理表现

胆结石和慢性胆囊炎常见的症状为反复、突然发作的右上腹绞痛，疼痛开始于右上腹部，放射至后背和右肩胛下区，每次发作可持续数分钟或数小时。急性胆囊炎常表现为持续性疼痛、阵发性绞痛，伴有畏寒、高烧、呕吐。检查右上腹压

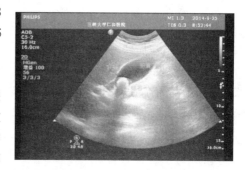

图 6-46 胆囊结石超声图

痛,墨菲(Murphy)征阳性。在胆汁淤积和胆道感染等因素的影响下,胆汁中胆色素、胆固醇、黏液物质和钙盐物质析出、凝集而形成胆结石,胆结石在胆囊或胆管内引起胆汁淤滞,易继发胆囊、胆道梗阻和感染,继而又促进结石的形成和发展,因此胆囊炎和胆囊结石往往互为因果关系。超声和 CT 对胆囊结石的正确诊断率可达 95%。

**（三）影像学表现**

（1）胆囊结石声像图典型表现：①胆囊内形态稳定的强回声光团；②光团后方声影；③体位改变,光团随重力方向而移动。

（2）胆囊结石声像图非典型表现：①胆囊内充满结石：正常胆囊内无回声区消失,沿胆囊壁形成一弧形强回声光带,后伴声影。当增厚的胆囊壁弱回声带包绕结石强回声,后方伴声影,简称囊壁、结石、声影三联征（wall-echo-shadow,WES）。②泥沙样结石：胆囊后壁见沉积的强回声带,后伴声影,随体位移动。③胆囊颈部结石：结石嵌顿于颈部时,仅表现为胆囊肿大或颈部声影。依结石成分不同,CT 检查可见胆囊内大小不等的高密度或低密度病灶。

（3）急性胆囊炎的声像图特征：①胆囊肿大；②胆囊壁弥漫性增厚,双边毛糙；③胆囊无回声区内可见稀疏或密集的细小光点、云絮状回声,后方无声影,为炎性渗出物所致；④慢性胆囊炎可见囊壁增厚,胆囊萎缩时,体积缩小；⑤急慢性胆囊炎合并结石时可见结石回声。

**（四）鉴别诊断**

对于胆囊结石的诊断,一般依据声像图的改变便可明确诊断,但需与下列疾病相鉴别：

（1）胆囊充满型结石应与肠道内容物或气体回声相鉴别,前者多个切面表现为恒定的强回声,且声影清晰、整齐。而肠气强回声团形态不固定,后方声影浑浊,呈多重反射强回声带,肠内容物及肠气可随肠蠕动而移动。

（2）泥沙样结石应与胆囊内炎性沉积物及胆汁淤积、浓缩胆汁相鉴别。泥沙样结石颗粒回声强、光点粗大,改变体位时移动速度较快,并有较明显的声影；而后者颗粒细小,回声较弱,无声影,移动速度较慢。

超声检查诊断结石敏感度及准确性好,通过体位改变可了解胆囊内结石的移动,有利于结石和息肉或其他占位性病变的鉴别。对一些阴性结石的诊断,超声检查明显优于其他影像学检查手段,对于胆囊功能性的评价,超声也有明显优势。

## 三、子宫体癌

**（一）病症**

患者,女性,58 岁,绝经后阴道不规则出血,来院就诊,行阴道彩超检查。

**（二）临床与病理表现**

子宫体癌发生在子宫内膜,又称子宫内膜癌,占宫体恶性肿瘤的 90% 以上。子宫内膜癌多发生于绝经后妇女,80% 以上发生于 50 岁以上妇女,以 55～60 岁年龄组最多。主要症状表现为阴道不规则出血,早期出血量少,晚期由于癌组织坏死、破溃,阴道可排出脓血性分泌物及烂肉样组织。如合并感染时,则排液恶臭。病理分为三种类型：①弥漫型,癌瘤播散到整个子宫内膜,使之显著增厚,并可有不规则的乳头状突起,有些患者的癌瘤可侵及肌层；②局限型,肿瘤累及部分子宫内膜,一般多见于子宫底部内膜,并可侵及肌层,子宫体有轻度增大；③息肉型,子宫腔内有突出的息肉样癌瘤,其侵及范围较小。

### （三）超声影像表现

常规超声检查图显示,宫腔内可见等回声光团,边界欠规整,与子宫肌层界限不清,呈宽基底,宫腔积液。CDFI 显示血流信号丰富,病灶周边可见液性暗区,静脉注射造影剂,超声图像见病灶增强早于肌层,病灶造影剂廓清时间早于肌层,时间强度曲线可见速升速降曲线形态,如图 6-47～图 6-49 所示。

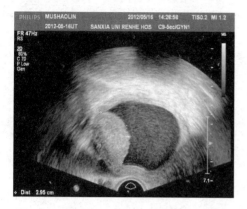

图 6-47　常规超声检查图

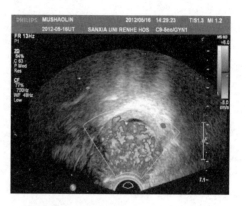

图 6-48　CDFI 显示病灶血流信号丰富

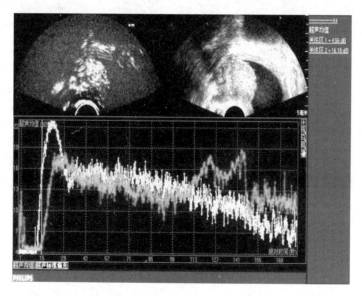

图 6-49　超声造影时间强度曲线(病灶曲线特点为速升速降)

### （四）鉴别诊断

早期子宫体癌,多无特殊异常所见,仅表现为子宫内膜回声增强、增厚。中、晚期子宫体癌的声像图表现:①子宫体积增大,其轮廓尚规则;②宫腔内为不规则高、中、低回声且杂乱分布,有粗糙不整齐的点状、小线状及团块状回声;③宫腔内有积液、积脓时,可见透声度减弱的弱回声或无回声区;④CDFI 显示病灶区血流丰富,内部及周边多为短棒状或分支状血流,一般 RI<0.4,PI<1.0;⑤超声造影可见快进快出的灌注特点,时间-强度曲线呈速升速降改变。子宫内膜息肉可见基底动脉进入病灶内,造影剂由中间向四周弥散,时间-强度

曲线与正常子宫肌层灌注曲线类似；黏膜下肌瘤边界清楚，造影见环状强化。

超声检查在妇产科领域为首选检查方法，常规有经腹部及经阴道两种检查方式，在检查过程中，可随检查需要随时调整体位及辅助腹部按压，探头扫描可多方位进行，便于显示解剖结构及相对位置关系，有助于发现更多的影像学信息，从而做出正确的诊断及鉴别诊断。

（赵　云　胡　兵）

# 第七章　核医学成像

放射性核素成像（radio nuclide imaging，RNI）是现阶段临床上五大医学影像（X 线、CT、磁共振、超声和核医学）之一，是核医学诊断的重要技术手段。目前，RNI 的主要仪器设备为 γ 照相、单光子发射型计算机断层成像设备（single photon emission computed tomography，SPECT）和正电子发射型计算机断层显像仪（positron emission tomography，PET）。其中 PET 是进行脑功能成像的主要技术方法。

## 第一节　核医学成像的物理基础

### 一、原子核的组成

原子核由质子和中子组成，它们统称为核子。质子就是氢原子核，常用符号 p 表示。质子是带有一个电子电量的正电荷，其质量 $m_p = 1.6726 \times 10^{-27}$ kg，是电子质量的 1836 倍。中子是一种不带电的中性粒子，常用符号 n 表示，其质量为电子质量的 1836.3 倍，比质子质量稍大，$m_n = 1.6749 \times 10^{-27}$ kg。原子核常用符号 $^A_Z X$ 表示，其中 X 代表元素的符号；A 为原子的质量数，即原子核内质子数和中子数之和；Z 为原子的原子序数，即原子核内质子数或核电荷数。显然，核内的中子数等于 $A - Z$。

含有一定数量质子和中子的各种原子核称为核素。质子数相同而质量数不同的核素，属于同一种化学元素，具有相同的化学性质，在元素周期表中占有相同的位置，称为同位素。如 $^1_1 H$、$^2_1 H$、$^3_1 H$ 都是氢的同位素，但它们是三种不同核素。因为对于一定的核素来说，Z 是已知的，所以 $^A_Z X$ 的左下标常略去，写成 $^A X$，如 $^{60}$Co、$^{131}$I 等。质量数相同而核电荷数不同的核素，$^{14}$C、$^{14}$N 和 $^{14}$O 称为同量异位素。不同的核素一般具有不同的性质，不稳定的核素通过放射性衰变和其他方式向稳定的核素转换。目前已经发现的核素近 2000 种，其中稳定的核素约 289 种。

### 二、放射性核素的衰变

放射性核素能自发地进行各种方式的变化，称为核衰变。核衰变时，从核内发出不同的射线或粒子。核衰变过程严格遵守质量和能量守恒定律、动量守恒定律、电荷守恒定律和核子数守恒定律。

#### （一）α 衰变

放射性核素放射出一个 α 粒子而衰变为另一种核素的过程称为 α 衰变。α 粒子就是氦原子核，由两个质子和两个中子组成，用符号 $^4_2 He$ 表示。衰变反应式为

$$_Z^A X \longrightarrow _{Z-2}^{A-4} Y + _2^4 He + Q \tag{7-1}$$

式中：$X$ 称为母体核，$Y$ 称为子体核。$\alpha$ 衰变后的子体核与母体核比较，质量数减少 4，电荷数减少 2，所以在元素周期表中的位置比母体核前移两位，这种规律称为 $\alpha$ 衰变位移定则。如镭-226 的 $\alpha$ 衰变可表示为

$$_{88}^{226} Ra \longrightarrow _{Z-2}^{A-4} Y + _2^4 He + Q \tag{7-2}$$

式中，$Q$ 为核衰变过程中所释放的能量，称为衰变能。按照质能关系，由核衰变前后静止质量的差值可求出 $Q$ 的数值。$\alpha$ 衰变过程所释放的能量主要为 $\alpha$ 粒子的动能。有些核素在 $\alpha$ 衰变时，不止放出一种能量的 $\alpha$ 粒子，因此，子体核有的处于基态，有的处于激发态。这种核衰变多发生在质量数（$A$）值超过 209 的重核。

### （二）β 衰变

放射性核素放射出一个 $\beta$ 粒子而衰变成另一种核素的过程称为 $\beta$ 衰变。$\beta$ 粒子就是高速电子，用符号 $_{-1}^0 e$ 表示。衰变反应式为

$$_Z^A X \longrightarrow _{Z-1}^A Y + _{-1}^0 e + _0^0 \nu \tag{7-3}$$

$\beta$ 衰变后的子体核与母体核比较，质量数不变，电荷数增加 1，所以在元素周期表中的位置比母体核移后一位，这种规律称为 $\beta$ 衰变的位移定则。

实验发现，核素放出的 $\beta$ 粒子的能量是连续分布的，且有一个最大值。$\beta$ 衰变时释放的能量表现为子体核、$\beta$ 粒子和中微子三者的动能，但能量的分配不是固定的。因此，同种核素发出 $\beta$ 粒子的动能不是单值，而是从零到一个最大值，形成一个连续能谱。

### （三）γ 衰变

原子核的能量也是量子化的，处于能量最低的状态称为基态，处于能量较高的状态称为激发态。激发态的核是不稳定的，当它向基态跃迁时，会把多余的能量以电磁波的形式辐射出去，我们将原子核由高能态向低能态跃迁时释放 $\gamma$ 光子的现象称为 $\gamma$ 衰变，又称为 $\gamma$ 跃迁。

在 $\gamma$ 衰变过程中，原子核的质量数和电荷数都不改变，只是核的能量状态发生了变化。原子核处于激发态的时间一般很短（小于 $10^{-11}$ s），因此 $\gamma$ 衰变几乎都是伴随着 $\alpha$、$\beta$ 衰变同时发生的。但是也有些核素激发态的寿命较长，这样的激发态称为同质异能态，处于同质异能态的核素称为同质异能素。它的符号是在质量数后加一个 $m$，例如，$_{43}^{99m} Tc$ 就是 $_{43}^{99} Tc$ 的同质异能素，是核医学中常用的一种核素。

### 三、放射性核素的衰变规律

放射现象是原子核从不稳定状态趋于稳定状态的过程。由于放射性核素能自发地进行衰变，使原来的核素不断减少，新生的核素不断增加。新生的核素有的是稳定的，有的仍旧是放射性的并且继续进行衰变。对于任意一种放射性核素，虽然它的每一个核都能发生衰变，但它们并不同时进行，而是有先有后。对于某一个核，我们无法预测它在什么时候衰变，但对于大量的相同原子核所组成的放射性样品，它们的衰变过程都服从一定的统计性规律。

实验和理论证明，不稳定核素的衰变率 $-dN/dt$ 与现有的原子核个数 $N$ 成正比，即

$$-\frac{dN}{dt} = \lambda N \tag{7-4}$$

式中：负号表明 dN 本身是负值，即核数 N 随时间 t 的增加而减少；λ 为表征衰变快慢的比例常数，称为衰变常量，单位为 $s^{-1}$。衰变常量 λ 的物理意义是表示每个核在单位时间内衰变的概率，对于某种核素而言，λ 有其一定的数值，如果一种核素能够进行几种类型衰变，或者子体核可能处于几种不同的状态，则对应于每种核衰变类型或子体核状态，各自都有一个衰变常数 $\lambda_1, \lambda_2, \cdots, \lambda_k$，而总的衰变常量则是各个衰变常量之和，即

$$\lambda = \lambda_1 + \lambda_2 + \cdots + \lambda_k \tag{7-5}$$

将式(7-4)积分，并代入初始条件，$t=0$ 时，$N=N_0$，得到

$$N = N_0 e^{-\lambda t} \tag{7-6}$$

式(7-6)称为放射性衰变定律，λ 值越大，母体核衰变越快。

放射性核素衰变定律是一个统计规律，放射性样品在一定时间内实际衰变的原子核个数，通常并不等于按照衰变定律计算的结果，这称为统计涨落现象。统计涨落现象是一切放射性测量中的制约因素，为了使按衰变规律计算的结果更接近实际衰变原子核的个数，应用中必须探测足够多的原子核衰变。

### 四、放射性核素的参数

#### （一）放射性核素的半衰期

除了用衰变常量表示核衰变的快慢外，在实际中也常用半衰期来表示核衰变的快慢。半衰期是指放射性核素的数量衰减到原来一半时所需的时间，通常用 $T_{1/2}$ 表示。当 $N = N_0/2$ 时，有

$$t = T_{1/2} = \frac{\ln 2}{\lambda} = \frac{0.693}{\lambda} \tag{7-7}$$

式(7-7)指出：半衰期与衰变常量成反比，核素的衰变常量越大，其半衰期就越短。自然界中各种放射性核素的半衰期长短相差很大。

#### （二）放射性核素的平均寿命

放射性核素在衰变过程中，有的核先行衰变，有的核经过长时间才衰变，每一个核在衰变前都有一定的存在时间，有长有短，这就是它们的寿命。如果把一定量的放射性核素中所有核的寿命加起来再用总核数相除，就成为所有核衰变前存在时间的平均值，称为平均寿命，用 τ 表示。

平均寿命、衰变常量和半衰期三者之间关系为 $\tau = 1/\lambda = T_{1/2}/0.693$，即平均寿命是衰变常量的倒数，它与半衰期成正比。

#### （三）放射性核素的生物半衰期

引入生物体内的放射性核素，还会通过生物代谢而排出体外，假定这一过程也适用于式(7-7)的规律，那么单位时间内从体内排出的原子核数与当时存在的原子核数之比就称为生物衰变常量，记做 $\lambda_b$，其相应的半衰期称为生物半衰期，记做 $T_b$，且 $T_b \lambda_b = 0.693$。

显而易见，生物体内放射性核素的有效衰变常量应等于核素本身的衰变常量 λ 和生物衰变常量 $\lambda_b$ 之和，即

$$\lambda_e = \lambda + \lambda_b \tag{7-8}$$

式中，$\lambda_e$ 称为有效衰变常量，相应的半衰期称为有效半衰期，记做 $T_e$。直接测量生物半衰期比较困难，但通过实验可先测出有效半衰期，再计算出生物半衰期。

**（四）放射性活度**

具有一定数量的放射性物质通常称为放射源，放射源在单位时间内衰变的核数越多，表明放射源发出的射线也越多。单位时间内衰变的原子核数称为放射源的放射性活度，用 $A$ 表示，即

$$A = -\frac{dN}{dt} = \lambda N \tag{7-9}$$

将式(7-6)代入式(7-9)，又可得到

$$A = \lambda N_0 e^{-\lambda t} = A_0 e^{-\lambda t} \tag{7-10}$$

式中，$A_0 = \lambda N_0$ 是指当 $t = 0$ 时放射源的放射性活度。由式(7-10)可以看出：放射源的放射性活度也是随时间按指数规律衰减的。1975 年国际计量大会规定，放射性活度在国际单位制中的单位为贝克勒尔，符号为 Bq，1Bq 表示每秒有一个核衰变，当前人们常用的旧单位是居里，符号为 Ci，1Ci 为每秒有 $3.7 \times 10^{10}$ 个核衰变，即 $1Ci = 3.7 \times 10^{10} Bq$。居里是一个较大的单位，在核医学中常用毫居里(mCi)和微居里($\mu$Ci)来计量。

# 第二节　核医学成像的分类和基本结构

自全世界第一台 γ 照相机由哈尔·安吉(Hal Anger)于 1957 年研制成功以来，γ 照相机成为随后 30 年来最基本和最主要的核医学成像仪器，这是因为它采用大面积晶体实现了一次成像，不仅可以做静态显像，更重要的是能够进行快速连续动态显像，为脏器动态功能研究提供了不可缺少的工具。从 20 世纪 70 年代末开始，γ 照相机的成像方式从模拟式逐渐向数字式发展。数字式 γ 照相机的成像从光电倍增管输出信号开始，到采集位置信号和能量信号，再到校正、存储、处理、显示都是数字信号，皆由计算机来完成。不仅明显提高了计数效率，使整体性能有很大改善，而且使整机微型化。γ 照相机对早期核医学发展起重要作用，但随着 SPECT、SPECT/CT 的出现，它已经退出历史舞台。

众所周知，平面显像是重叠成像，存在两个固有缺点：①微小的病变、体内深部的病变或放射性浓度改变较小的病变，其前后病灶的影像相互掩盖而难以清晰显示；②不便于对放射性分布进行精确的定量计算。1963 年库尔(Kuhl)和爱德华(Edwards)利用成角扫描获得体内放射性的不同投影后，再利用简单的反投影第一次重建了体内放射性的断面影像。1979 年第一台实用的 SPECT 研制成功，PET 也相继研制成功，从此开始了放射性核素体层显像的时代。经过 10 余年的技术发展和经验积累，SPECT 已成为心、脑显像，尤其是脑血流和功能显像不可缺少的重要方法；PET 已成为在分子水平上利用影像技术研究人体心、脑代谢和受体功能的唯一手段，它体现了核医学显像的巨大优越性。

## 一、γ 照相机

### （一）γ 照相机的结构组成

γ 照相又称闪烁照相机，它是对体内脏器中的放射性核素分布进行一次成像，并可进行动态观察的核医学仪器。γ 照相机的结构如图 7-1 所示。种类虽多，但主要由四部分组成，即闪烁探头、电子学线路、显示记录装置以及一些附加设备。

1. 闪烁探头

闪烁探头包括准直器(分为针孔型、平行孔型、发散孔型和聚焦孔型准直器等)、碘化钠

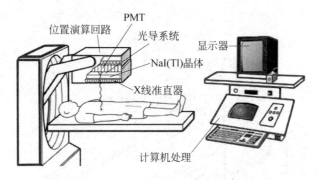

**图 7-1　γ 照相机的结构**

（铊）闪烁晶体和按一定矩阵排列的光电倍增管（个数根据晶体的大小而定）。

2．电子线路

电子线路包括放大器（前置放大器和主放大器）、单脉冲幅度高度分析器、对信号进行存放和分批输入下一步电路的"取样保持线路"以及均匀性校正线路等。

3．显示记录装置

显示记录装置包括示波器、一次性成像照相机、35mm 定时照相机和实体放大器等。

4．γ 照相机的附加设备

随各生产厂家和型号的不同，附加设备也不一样，使用者可根据工作开展的需要选购配置，如数字记录器、全身照相装置、门电路装置等。随着 γ 照相机的改进，某些原属附件的装置已纳入主机，扩大了 γ 照相机的性能和功能。

**（二）γ 照相机的主要优点**

γ 照相机是一种无创伤性的诊断设备，可通过连续显像，追踪和记录放射性药物通过脏器反映其形态和功能，进行动态研究。由于检查时间相对较短，γ 照相机方便简单，特别适合儿童和危重患者检查。另外，由于显像迅速，γ 照相机便于多体位、多部位观察。也可通过相应的图像处理，获得有助于诊断的数据或参数。

## 二、单光子发射型计算机断层成像设备

1976 年约翰·凯斯（John Keyes）成功研制第一台单光子发射型计算机断层成像设备（SPECT）。SPECT 的研制成功极大地促进了核素脏器显像技术的发展，在 γ 照相机原有功能基础上，增加了全身显像和断层显像。

**（一）SPECT 的基本原理**

SPECT 是在 γ 照相机的结构和 CT 断层成像理论的基础上，使探头围绕受检者旋转360°或180°，从多角度、多方位采集体内某脏器放射性核素分布的二维影像数据，通过计算机数据的处理、校正、图像重建获得三维断层图像，根据需要可获得脏器的水平切面、冠状切面、矢状切面或任一角度的体层影像。SPECT 断层显像解决了不同体层放射性的重叠干扰问题，可以单独观察某一体层内的放射性分布情况，这不仅有利于发现组织深部的异常和较小的病变，还能进一步精确定量分析局部放射性核素。目前，SPECT 已成为常规的核医学显像设备。

**（二）SPECT 的基本结构**

SPECT 主要由探头、电子学线路、旋转运动机架、检查床、计算机及其辅助设备等部件

构成,如图 7-2 所示。

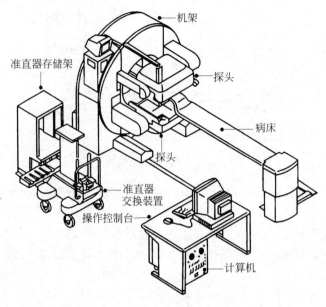

图 7-2 SPECT 的基本结构

1. 探头

根据 SPECT 探头(闪烁探测器)的排列结构,可将其分为两大类:多探头环型和 γ 照相机型。

(1)多探头环型。它与 CT 和 PET 的结构基本类似,由数量不等的探测器组成环形结构,可以同时探测来自各个方向的射线,因此具有断层灵敏度高、空间分辨率好、成像时间短等优点,甚至可以进行快速动态断层显像。由于其成本和价格高,不能同时用于常规的平面显像和全身显像,因而在临床未能推广使用,仅在专用型头部 SPECT 中使用。SPECT 的探头尺寸较大(40cm 左右),多为矩形。

(2)γ 照相机型。SPECT 是以 γ 照相机结构为基础,其探头的探测原理与 γ 照相机基本相同,主要区别在于 SPECT 探头可借助机架围绕旋转中心旋转 360°或 180°进行放射性探测,然后利用专用的计算机软件处理,可以获得符合临床要求的各种断层图像。γ 照相机型 SPECT 同时兼有平面显像、动态显像、断层显像和全身显像的功能。γ 照相机的探头尺寸较小(直径 30cm 左右),多为圆形,γ 照相机型按探头的数目又可分为单探头、双探头、三探头和 L 型探头。

2. 旋转运动机架

除了平面显像、动态显像之外,全身显像和断层显像都是在探头和机架的运动过程中完成数据采集的,因此,需要有高精度和良好稳定性的运动系统和定位系统,这也是 SPECT 质量控制的关键环节。

机架由机械运动组件、机架运动控制电路、电源保障系统、机架操纵器及其运动状态显示器等组成。它具有以下功能:①根据操作控制命令,完成不同采集条件所需要的各种运动功能;②把心电 R 波触发信号以及探头的位置信号、角度信号等通过模数转换器传输给计算机,并按计算机指令进行各种操作;③保障整个系统(探头、机架、计算机及其辅助设备等)的供电,提供稳定的不同标准的高低压与交直流电源。

3. 计算机及其辅助设备

与 γ 照相机的计算机系统相比,SPECT 的计算机系统主要增加了断层采集和图像重建功能,在衰减校正、性能测试和质量控制方面也对其提出了更高的要求。

**(三) SPECT 的主要性能指标**

SPECT 的性能参数除了 γ 照相机测试的性能参数外,还包括以下断层性能参数和全身显像性能参数。

1. 断层均匀性

断层均匀性指均匀体源被照射所形成的断层影像中的放射性分布的均匀性,它是核素在体内三维分布的评价指标。断层均匀性实际上与重建算法及总计数有关,可用肉眼评估重建均匀性,也可用断层图像上的像素计数值的相对误差来表示。

2. 断层空间分辨率

断层空间分辨率指 SPECT 断层成像的分辨率。SPECT 分辨率为 8～15mm。SPECT 的分辨率与多种因素有关,准直器的类型、衰减校正、散射、晶体厚度、重建算法等都会影响空间分辨率。

3. 旋转中心

SPECT 的旋转中心(center of rotation,COR)是指探头的机械旋转中心,正常时应与计算机矩阵中心相一致,旋转中心的影像成点状,其中心与矩阵中心重合。任何不重合都表现为旋转轴倾斜和旋转中心漂移,图像上产生伪影,将大大降低空间分辨率。因此需要定期对 COR 进行测试并加以校正。

4. 系统容积灵敏度

系统容积灵敏度可反映 SPECT 断层成像的计数效率。对一均匀的体源成像,SPECT 系统容积灵敏度为总体积内的所有断层的单位放射性浓度在单位时间内所测得放射性之和。SPECT 的灵敏度与多种因素有关,体源模型的大小、形状、衰减、散射、晶体厚度、核素能量、准直器的类型等都会影响灵敏度。

5. 全身扫描空间分辨率

通过探头或检查床移动进行全身扫描,获得全身扫描图像。全身扫描空间分辨率分为平行于运动方向和垂直于运动方向的分辨率两种,分别用垂直和平行探头或检查床运动方向的线源扩展函数的半高宽(the full width at half maximum,FWHM)表示。

## 三、正电子发射型计算机断层成像设备

正电子发射型计算机断层显像仪(positron emission tomography)简称 PET。由正电子核素衰变发出的正电子(β⁺)在周围介质中运行极短距离(1～2mm),失去动能的瞬间即俘获邻近的自由电子而形成正负电子对,并发生质能转换,正、负电子的质量转化为两个能量相等(511keV)、方向相反的光子,这一过程称为湮灭辐射(annihilation radiation)。PET 显像就是将发射正电子的放射性核素引入人体,其发的正电子经湮灭辐射转换成能量相等、方向相反的光子对发射至体外,经 PET 的成对符合电路准直后再由探测器采集成像。PET 显像显示了正电子核素在体内的分布情况。

正电子探测与单光子探测的最大区别在于,单光子探测时,金属准直器的作用是排除不

适于成像的光子,而正电子探测采用符合电路准直方式,无须使用准直器。在正电子湮灭辐射中产生的两个 γ 光子几乎同时击中探头中对称位置的两个探测器,每个探测器接收到 γ 光子后产生一个电脉冲,电脉冲信号输入到符合电路进行符合甄别,挑选真符合事件(true coincidence event)。这种利用湮灭辐射的特点和两个相对探测器输出脉冲的符合来确定闪烁事件位置的方法称为电子准直(electronic collimation),这种探测方式称为符合探测(coincidence detection)。电子准直让 PET 设备省去了沉重的铅制准直器,利用了一部分被准直器挡住的 γ 光子,改进了点响应函数的灵敏度和均匀性,避免了准直器对灵敏度、分辨率和均匀性造成的不利影响,大幅度提高了探测效率。PET 较 SPECT 在分辨率及灵敏度方面均有大幅度提高,已成为目前非常重要的核医学影像设备之一。

**(一)基本结构**

PET 的基本结构与其他核医学影像设备相似,由探测器(探头)、电子学系统、机架、计算机数据处理系统和显示记录装置、检查床等组成,如图 7-3 所示。

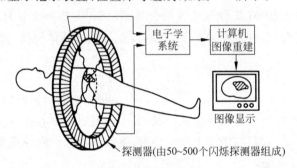

**图 7-3　PET 的基本结构**

1. 探测器

PET 的探测器(探头)是由若干探测器环形排列构成一个探测器环,多个探测器环沿轴心纵向依次排列成一个圆筒。探测器环数的多少决定了 PET 轴向视野的大小和断层面的多少。PET 的轴向视野是指与探测器环平面垂直的 PET 长轴范围内可探测真符合事件的最大长度。因此,探测器环数越多的探头,其轴向视野越大,一次扫描可获得的断层面也越多。在每两个探测单元之间都连接着符合电路,可以确定湮灭点所在的响应线,即同时有输出信号的两个探测单元的连线。探测单元数越多,响应线密度越大,断层图像的空间分辨率越高。

探测器是 PET 设备的核心部分,它由闪烁晶体、光电倍增管和高压电源组成。探测器的性能优劣直接影响 PET 的整体性能好坏,因此探测器的结构、晶体材料及电子学线路的研究和改进是 PET 设计的重要内容之一。

(1)晶体。晶体是组成探测器的关键部件之一,其主要作用是能量转换,即将高能 γ 光子转换为可见光子,再由光电倍增管将光信号转换为电信号,再经一系列电子线路系统完成记录。用于 PET 的理想闪烁晶体应具有良好的物理探测性能和合理的排列结构。

(2)光电倍增管。光电倍增管是组成探测器的另一关键部件。其作用和工作原理与 SPECT 相同。目前,PET 探测器采用的是位置灵敏光电倍增管,这种光电倍增管的定位更准确。

2. 电子学系统

PET 的电子学系统包括信号放大器、采样保持、能量甄别、时间甄别、符合逻辑、模数转换（A/D 转换）、定位计算和数据缓存等电子学线路。它们的主要功能是把两组光电倍增管输出的微弱电脉冲信号进行必要的放大、采样保持、求和、甄别后送入符合电路。符合电路输出的符合信号经模数转换器（analog digital converter，ADC）转换成数字信号后，连同定位计算获得的地址（$x,y$）送入数据缓存器。计算机以此为依据进行一系列数据处理和图像重建。对电子学线路的要求是：符合时间宽度尽可能小，以利于抑制散射和随机噪声；线路响应速度尽可能快，从而减小通道的饱和率和系统的死时间，提高系统的分辨率。

3. 数据处理系统和显示记录装置

PET 的数据处理系统和显示记录装置与 SPECT 相似，这里不做详细介绍。

4. 机架、扫描床和操作控制台

机架是最大的部件，其内部包括透射源、激光定位器、隔板、探测器环、探测器电子线路、符合线路、分拣器、移动控制系统等电子学线路。检查床配有移动控制系统，控制检查床的平移和升降，对移动精度有严格的要求。

主机柜主要由 CPU、输入输出系统、内外存储系统等构成，其主要功能是数据存储、处理和图像重建。操作控制台主要由一台计算机和软件系统组成，它起着指挥控制、图像显示和分析的作用。

（二）主要性能指标

目前，应用于临床的 PET 设备品种繁多，在探头的晶体类型、大小和数量，探测器的环数，准直器或栅格的使用，计算机软件（图像重建）等方面存在一定的差别。但无论其设备配置有什么不同，对其性能指标和质量控制的要求都是一致的，并且这些性能参数决定了 PET 系统的成像质量、档次和级别。性能指标主要包括以下几种：

1. 能量分辨率（energy resolution）

入射光子所产生的脉冲能谱分布称为能量响应。光子从入射晶体到被转换为脉冲输出，经历了多种统计性过程，致使输出脉冲能量分布变宽。能量分辨率是以某一能量射线的能量分布曲线的 FWHM 与该曲线峰位的百分比值来表示，反映了探测器对射线能量甄别的能力，是衡量 PET 精确分辨光电事件能力的一个参数。

$$E_{\mathrm{Res}} = (E_{\mathrm{FWHM}}/E_{\mathrm{P}}) \times 100\% \tag{7-11}$$

式中：$E_{\mathrm{Res}}$ 为能量分辨率；$E_{\mathrm{FWHM}}$ 为能量分布半高宽；$E_{\mathrm{P}}$ 为能量分布峰位值。该值越小，能量分辨率越高。PET 的能量分辨率主要取决于所用晶体的光产额、光阻止能力及光电倍增管的性能，它的好坏会影响空间分辨率、噪声等效计数率等指标。能量分辨率降低会影响散射符合甄别的能力，进而影响图像质量，并使 PET 定量分析的精度变差。

2. 空间分辨率

空间分辨率（spatial resolution）是指探测器在空间内分辨最小物体的能力，即两个相距很近的点源刚好被分辨开时的两点源之间的距离。一个点源的 PET 重建图像不是一个点，而是扩展为一个分布曲线，该分布称为点扩展函数（point spread function，PSF）。因此空间分辨率是以点源图像在 $X$、$Y$、$Z$ 三个方向空间分布函数曲线的半高宽（FWHM）来表示的，单位是 mm。图 7-4 所示为 PSF 的一维示意图,图中 $A_i$ 为 PSF 的最大活度。空间分辨率有径向、切向和轴向分辨率之分,分别由 PSF 的径向、切向和轴向的半高宽(即 $\text{FWHM}_{径向}$、$\text{FWHM}_{切向}$、$\text{FWHM}_{轴向}$)来描述。FWHM 越大,说明点源的扩展程度越大,分辨率也就越低。

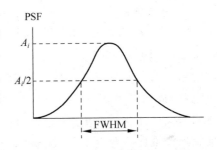

图 7-4　空间分辨率示意图

### 3. 时间分辨率

时间分辨率(time resolution)是指正电子探测器可计数的一对 γ 光子之间的最短时间间隔。湮灭光子从入射到被探测记录的时间间隔称为时间响应。光子从入射到探测器晶体表面再到转换为最后的脉冲信号并被记录,需要经历多种不确定的延迟,所以各个光子的时间响应并非相等,总体上是按高斯(Gaussian)分布。时间响应曲线的半高宽(FWHM)就是时间分辨率,单位是纳秒(ns)。时间分辨率与晶体、光电倍增管、后续电路及探测系统的设计有关。

虽然湮灭光子对是同时产生的,但因飞行路线、时间响应的影响,这两个光子并不能在同一时刻被记录,常有一个时间差。符合时间窗(coincidence time window)就是为这个时间差所设的限度,即两个光子被记录的时间差小于符合时间窗时,就被记作一次符合探测。符合时间窗宽取决于时间分辨率,一般为时间分辨率的 2 倍,它表明了 PET 系统具有排除随机符合计数的能力。符合时间窗过宽会使系统的随机计数增加;符合时间窗过窄会使真符合计数漏记。

### 4. 均匀性

均匀性(uniformity)理想的 PET 系统对视野中任何位置的放射源都有相同的探测能力,即对视野中一个均匀源的成像,应为各点计数相同的均匀图像。但是,由于计数的统计涨落及探头的非均匀响应,在均匀源的图像上会造成计数偏差。该偏差越小,均匀性越好,常用视野中最大计数和最小计数与平均计数的相对偏差(非均匀性)来描述 PET 均匀性。相对偏差越小,均匀性越好。均匀性可分为断层均匀性、体积均匀性和系统均匀性。一般的 PET 系统都提供专用的程序,可自动完成均匀性测定,图像的非均匀性应小于 10%。

### 5. 灵敏度

灵敏度(sensitivity)是指 PET 系统在单位时间内,单位活度条件下所获得的符合计数。影响灵敏度的因素包括:探测器所覆盖的立体角和探测器效率。系统灵敏度取决于 PET 的设计构造及数据的采集方式,如 3D 采集比 2D 采集的灵敏度可增加约 5 倍。

在一定的统计误差(总计数)条件下,灵敏度制约扫描的时间和所需的示踪剂剂量。此外,灵敏度与空间分辨率是一对矛盾,提高灵敏度往往以降低空间分辨率为代价。

### 6. 噪声等效计数率(noise equivalent count rate,NECR)

PET 的符合计数中包括真符合计数、散射计数和随机计数,除了真符合计数之外的计数都属于噪声。对于一个含有一定比例的散射符合和随机符合的数据而言,它的噪声等效计数是在没有散射和随机符合条件下达到同样信噪比所需的真符合计数,噪声等效计数是衡量信噪比的标准,即噪声等效计数率是真符合计数占所采集的符合数据的比例。这一比例越高,采集到的数据信噪比越高,图像的对比度越好,符合成像质量也就越高。

## 四、融合成像系统

普通的 X 线、CT、MRI 和超声等影像检查主要显示体内脏器、病灶的解剖学信息,主要对疾病进行形态学和定位诊断。核医学成像设备 SPECT 和 PET 以及新近发展起来的磁共振功能成像(fMRI)和磁共振频谱分析(MRS)等则能够提供正常器官和病灶的功能、代谢信息。核医学影像的主要缺点是图像分辨率低,难以对病灶准确定位,因此,临床医师或影像学医师在诊断过程中会不自觉地将不同来源的图像信息在大脑中进行融合,以获得解剖和功能两方面的信息。这是图像融合的早期阶段。

图像融合(image fusion)就是把有价值的生理、生化等功能信息与精确的解剖结构信息结合在一起,给临床医师提供更加全面和准确的资料。这样不仅解决了各种检查结果信息不全面、不准确引起的缺陷,更重要的是使临床诊疗、手术、疗效评估及放疗的定位和计划设计等更加全面和精准。图像融合过程实际上就是确定两种图像的几何关系的过程,目的是提高图像相互配准的精确性和重叠的准确性。

随着计算机技术的发展和临床对医学图像信息集成利用的强烈需求,科研人员研发出了可以用于图像融合的软件,即通过数学方法和计算机技术对两种不同来源的图像进行必要的几何变换、矩阵采集和位置匹配,最后叠加成为一帧包含两类信息的图像。软件图像融合很难达到融合的一致性,有以下问题无法克服:①位置问题,使用不同设备进行检查时,患者的体位、检查床的形状(平板或弧形)可能不同;②不同的检查时间,患者的生理状态可能不同,进而活动度大的器官出现移位;③器官的内容物不同导致形态的差异等。

为了解决以上问题,将不同类别的影像设备组合安装在同一机架上,在保持患者体位不变的条件下完成不同的检查,实现同机实时获取多幅含有不同信息的图像,直接叠加处理而形成融合图像,从而大大简化了融合的过程,提高了融合的准确性,这称为硬件融合。软件融合属于异机图像融合,而硬件融合则是真正的同机图像融合。硬件融合是将两台设备安装在同一个机架上,保证了两种显像技术的定位坐标系统相互校准。扫描前,两种设备必须进入同样的位置,在两次扫描期间,患者处于同一个检查床上,且保持体位不变。这种显像称为多模式显像(multimodality imaging)。这种融合不仅解决了时间配准的问题,还使得融合更简单、更精准。目前,广泛应用于临床的融合成像系统有 SPECT/CT、PET/CT 及 PET/MRI。

图像融合技术,尤其是硬件融合技术的发展,真正实现了解剖结构影像与功能、代谢、生化影像的实时融合,不仅为临床提供了更加全面、客观、准确的诊断依据,也极大地促进了核医学的发展。

### (一)SPECT/CT 融合成像系统

1. 结构特点

通常 X 线球管和 SPECT 探头并排安装在系统的旋转机架上,X 线球管在后方,SPECT探头在前方。在扫描过程中,SPECT/CT 融合成像系统会自动移动检查床的位置,使检查部位位于 X 线球管下或 SPECT 探头下,如图 7-5 所示。

对 SPECT 与 CT 进行同机整合,可达到图像同机融合的目的。将 CT 的 X 线球管和探测器安装在 SPECT 系统的旋转机架上,患者一次摆位可获得 CT 图像和 SPECT 图像,实现同机 CT 图像与 SPECT 图像的融合,并且同机融合对位准确,可获得精确的融合图像,如图 7-6 所示。

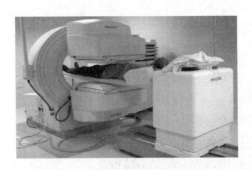

**图 7-5　SPECT/CT 成像系统**

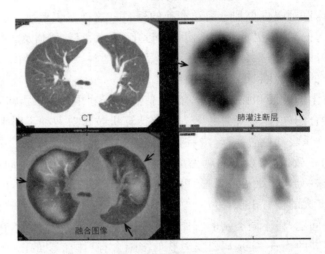

**图 7-6　肺灌注 SPECT/CT 融合图像**

2. 分类及性能

SPECT/CT 可分为低剂量 CT 的 SPECT/CT 和诊断级 CT 的 SPECT/CT。前者的优点是具有较高性价比,且对运动器官的衰减校正更准确,缺点是 CT 图像欠清晰和缺乏高端 CT 应用,只能起到定位和 SPECT 图像衰减校正的作用;后者的优点是能获得更好的 CT 图像质量和高端 CT 应用,除了可以为 SPECT 图像提供病灶定位和衰减校正之外,还可提供更多的 CT 诊断信息,缺点是价格较高,对运动器官衰减校正的效果反而不如前者。

3. SPECT/CT 中 CT 的作用

(1)衰减校正。SPECT 图像是 γ 射线衰减后的图像,如果不经过衰减校正,会产生伪影。由于射线衰减主要与其路径上的组织密度有关,只要知道了组织密度,就可以进行精确的非均匀性衰减校正。由 CT 图像可以很容易地得到 SPECT 采集时的人体组织密度,因而可以方便地进行衰减校正。这种方法的优点是采集时间短,使用方便,图像质量好,可以进行全能量衰减校正。

(2)病灶定位。SPECT 主要是显示人体功能信息,其缺点是不能清晰显示人体解剖结构。CT 有助于 SPECT 显示病灶的精确解剖定位及与周围脏器的解剖关系,对疾病的诊断及治疗发挥重要作用。此外,病灶的精确定位有助于定性诊断,例如骨显像时,位于椎弓根和椎小关节的单发浓聚灶具有不同的临床意义。

(3)为疾病诊断提供帮助。任何一种诊断信息都是不全面的,医师掌握的信息越全面,越能得出正确的临床诊断,这也是图像融合技术的根本所在。

**(二) PET/CT 融合成像系统**

1. 结构特点

PET/CT 融合成像系统由 PET 和 CT 组成。有的厂家将 PET/CT 安装在同一机架上,CT 的 X 线球管和探测器位于 PET 探测器的前方,两者组合在一个环形机架内,后配 PET、CT 融合对位工作站。有的则将 PET 探头和 CT 探头分别装在不同的机架上,使之能单独移动。一次成像同时完成 CT 及 PET 扫描。PET/CT 融合工作站通过识别图像的位置标志进行对位、融合,获得 PET/CT 融合图像,如彩图 7-7 所示。

患者注射示踪剂,吸收示踪剂最多的细胞会发出亮光。图中 7-7 中的示踪剂是含有放射性元素的葡萄糖。癌细胞会快速生长并分裂,因此会消耗大量能量,吸收葡萄糖。红色表示患者肝脏和肩部有问题。大脑和心脏(C 形红块是心脏肌肉壁,即心肌层)同样会大量消耗能量,所以也会呈现出来。

2. PET/CT 的性能

PET/CT 使用的基本上都是诊断级的多排螺旋 CT,因此 CT 还可以单独使用进行临床诊断。CT 图像不但可用于病灶定位,还可用于 PET 图像衰减校正,使全身显像时间缩短约 40%。

对检查床的移动精度也有要求。如果检查床水平重复定位及在 PET 和 CT 视野垂直方向有偏差,会导致 PET 图像和 CT 图像融合时的位置出现错位。因此 PET/CT 对扫描床的水平及垂直偏差有较高的要求。通常要求承重 180kg 时,检查床的水平及垂直偏差小于 0.25mm。

3. PET/CT 中 CT 的作用

(1) 衰减校正。PET 的衰减校正是必需的,没有衰减校正的图像会产生伪影。PET/CT 以 CT 图像进行衰减校正,比传统 PET 的透射扫描节省 80% 的时间,同时提供了更高的精度。这样不仅提高了设备的利用率,还大大提高了衰减校正的准确性。

(2) 病灶定位。CT 有助于 PET 显示病灶的精确解剖定位及与周围脏器的解剖关系,在疾病的诊断及治疗方面发挥重要作用。

(3) 为疾病诊断提供帮助。

(4) 有助于开展特殊检查。若多排螺旋 CT 时间分辨率足够高的话,则需进行门控断层采集,如心脏门控断层的采集和衰减校正。采用 PET 功能代谢图像和 CT 解剖结构图像相结合来确定放射治疗靶区的方法,已经广泛被临床接受和认可。

**(三) PET/MRI 融合成像系统**

MRI 在反映解剖形态和生理功能信息方面具有很大的优势:无射线,具有极佳的软组织分辨能力,除了可进行形态学检查之外,还可以提供多种功能显像选择,如波谱成像分析(MRS)等。其功能测定不足之处是灵敏度较低。而 PET 能够极为敏感和准确地探测到人体组织新陈代谢方面的分子影像信息,但解剖分辨率较低。若将 MRI 与 PET 融合在一起,便可获得人体解剖结构、功能和代谢等方面的全方位信息,对于提高疾病的诊断和治疗效率具有重要价值。PET 和 MRI 的融合在技术上需要解决以下问题,包括避免磁共振高磁场的不良影响、PET 和 MRI 射频场的互相影响等。

2010 年 11 月,全球首款全身型 PET/MRI 一体机研制成功,实现了 MRI 和 PET 数据的同步采集,并且通过一次扫描得到 PET 和 MRI 融合信息的全身成像,如图 7-8 所示。现结合该机型对 PET/MRI 做简要介绍。

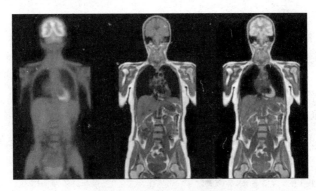

**图 7-8　PET/MRI 图像融合**

1. 结构特点

（1）PET 探测模块。实现 PET/MRI 一体机融合的关键是需要开发一种 PET 探测模块,它既能在强磁场中正常工作,又不会影响磁共振影像,还能承受射频场的不良影响。目前研制的 PET/MRI 系统主要采用两种方法来解决这个问题。

第一种方法是保留传统的对磁场敏感的光电倍增管（photoelectric double tube,PMT）,而调整 PET 和 MRI 系统的其他特性,采用 3～5 m 长的光纤将磁场内闪烁晶体产生的光子信息输送至磁场外的 PMT 和电子元件。虽然闪烁晶体仍然放置在磁场中,但所有 PET 数据读取电子元件置于磁场之外,这样可使电磁场的互相干扰作用最小化。

第二种方法是采用对磁场不敏感的光子探测器,如用雪崩光电二极管代替传统的对磁场敏感的 PMT。

（2）MRI 矩阵线圈。指允许在 32 个射频信道中最多组合 102 个线圈元件,通过可变的并行接收链来实现全身成像矩阵、自动病床移动、自动线圈开关控制以及在线技术,不需要患者或线圈重新摆位,可提供极其准确和含有大量信息的全身 MRI 影像,数据采集一次完成。矩阵线圈可从头到脚进行 MRI 全身扫描,并获得高分辨率的 MRI 图像。该技术称为全景成像矩阵（total imaging matrix,TIM）技术。

（3）组件性能和空间布局。为了将 PET 探测器置于 MRI 的同一机架中,全身型 PET/MRI 一体机在以下方面进行了改进:①为容纳 PET 组件,扩大磁体孔径,以提供足够空间,采用了 70cm 直径的大孔径短磁体;②PET 探测器晶体选用紧凑型快速高性能 LSO 晶体;③研发了特殊的屏蔽系统,有效消除磁场对 PET 数据处理链的干扰;④为了减少组件对 PET 信号的衰减,线圈和扫描床等组件全部采用低衰减材料。

2. PET/MRI 的优势

（1）准确性。PET/MRI 将 MRI 高空间分辨率和高组织分辨率的特点,与 PET 的高探测灵敏度和高示踪特异性相结合,具有高度互补性,同时 MRI 成像软件可保证多次扫描定位准确,便于治疗前后的随访观察,为临床诊断的准确性提供了最为可靠的保障。

（2）灵活性。PET 部分和 MRI 部分均可以单独使用,并分别配备功能齐全的线圈系统,具有高度的灵活性,可满足不同需要。

（3）经济性。二机合一,不仅节省了宝贵的空间,并实现了两种设备共用同一套冷却系统和同一个操控台,降低了医院的运营成本。

综上所述,在医学影像设备的发展过程中,将功能、代谢影像和解剖结构影像融合是一个重要的方向,可以使二者的优势互补,产生 $1+1>2$ 的效果,显著提高了诊断的准确性。图像融合技术在临床诊断、治疗方案制定、治疗效果观察及确定放射治疗生物靶区等方面发挥着越来越重要的作用。

# 第三节　核医学成像检查技术

## 一、核素心肌灌注显像

### (一)原理

正常或有功能的心肌细胞能选择性地摄取某些碱性离子或$^{99m}$Tc 标记的化合物而显像,并且心肌细胞对显像剂的摄取与心肌局部的血流量成正比,因此血流灌注正常的心肌细胞,其对显像剂的摄取正常,该核素显像也正常。当冠状动脉狭窄导致心肌血流灌注减少,局部心肌缺血或梗死时,病变局部心肌对显像剂的摄取减少或无摄取,核素显像时,影像变淡或不显影,因此,可以通过影像来诊断心肌疾病和间接了解冠状动脉供血情况。

### (二)显像剂

1. $^{201}$Tl 为常用的心肌灌注显像剂

正一价铊离子,生物特性类似钾离子与 $Na^+$-$K^+$-ATP 有关。其摄取量与局部心肌的血流量成正比,可行再分布作用,只需一次注射便可获取静息和负荷状态的心肌血流灌注显像。

2. $^{99m}$Tc 标记化合物

(1)$^{99m}$Tc-MIBI　为目前国内临床应用最广泛的心肌灌注显像剂。静脉注射后被心肌细胞的细胞膜所摄取,其摄取量与局部心肌的血流量成正比。

(2)$^{99m}$Tc-tetrofosmin　又名$^{99m}$Tc-TF,即$^{99m}$Tc 锝标记 1,2 双[双(2-乙氧乙基)膦基]乙烷,生物特性类似$^{99m}$Tc-MIBI,但心肌细胞对其摄取分数较$^{99m}$Tc-MIBI 低,临床应用不如$^{99m}$Tc-MIBI 广泛。

3. 正电子核素心肌显像剂

正电子核素心肌显像剂是指发射正电子的放射性核素标记的显像剂,如$^{13}$N-NH$_3$、$^{15}$O-H$_2$O 等,其共同特点是心肌首次摄取率高,而且半衰期短,可大剂量注射,以获取高质量图像。

### (三)显像方法及图像分析

1. 检查前准备

患者检查前空腹 2~4h,静脉注射$^{99m}$Tc-MIBIU 740MBq(20mCi),30min 后进食脂肪餐,60min 后进行心肌图像采集。

2. 影像采集方法

患者仰卧于检查床上,双手抱头,SPECT 两个探头呈 L 型,从右前斜 45°至左后斜 45°,顺时针旋转 180°,一般每旋转 6°采集一帧,共 30 帧,然后由计算机重建得出平面及不同角度断层图像。

### （四）图像分析

#### 1. 正常图像

（1）平面心肌显像。在静息心肌显像图上，右心室一般不显影，左心室显影，心室壁放射性分布大致均匀，心腔呈放射性稀疏区，呈马蹄形。

（2）心肌断层显像。因心脏与人躯体的轴向不一致，所采集的图像信息经计算机处理重建后得到三个断面图像，以便观察诊断：①垂直长轴断面，是平行于长轴，由右侧室间隔向左侧壁依次断层显像，切面呈弧形，可显示前壁、下壁、后壁及心尖；②水平长轴断面，平行于长轴，沿心腔自膈面向前壁断层显像，可显示左室间隔、侧壁及心尖；③短轴断面，垂直于长轴，从心尖向心底依次断层显像，切面呈环形，可显示左室各壁。

（3）靶心图。将短轴断面图像按同心圆方式叠加，圆心为左室心尖部，形成左心室展开的平面图。根据左心室壁显像剂分布情况得出相对放射性百分计数值，并以不同色阶予以区分，构成彩色靶心图。

#### 2. 异常图像

（1）平面心肌图像异常。一般而言，同一节段心肌在两个不同方向采集的平面心肌图像均表现为显像剂稀疏分布或缺损，证明该节段心肌细胞缺血或坏死。

（2）断层心肌图像异常。在垂直长轴断面、水平长轴断面或短轴断面中的任意两个不同断面，同一节段心肌在连续 2 层或 2 层以上出现显像剂分布稀疏或缺损，即可定为异常。这种异常可分为四种类型。①心肌缺血：在负荷心肌显像上，局部节段心肌表现为显像剂稀疏或缺损，而在静息心肌显像上，表现为显像剂均匀分布；②心肌梗死：对同一节段心肌而言，其负荷心肌显像和静息心肌显像的显像剂分布稀疏或缺损状况一致；③混合型：负荷心肌显像和静息心肌显像同一部位心肌表现为显像剂分布稀疏或缺损，但静息心肌显像上病灶面积较小，有部分填充；④花斑样改变：负荷心肌显像和静息心肌显像均表现为广泛的显像剂不均匀分布，呈花斑样改变，多为心肌炎、心肌病等。

（3）靶心图异常。当心肌正常时，显像剂均匀分布，靶心图色阶无明显区别。但当心肌缺血时，显像剂摄取量减少，靶心图上病变部位出现色阶变化，由此可清晰看出缺血部位、范围及程度。

值得注意的是，在进行心肌灌注显像分析时，应考虑冬眠心肌和抑顿心肌的存在，尤其对心肌梗死患者，需做存活心肌的检测，这对患者治疗方案的选择及预后评估有着极为重要的价值，这也是核医学特有的诊断方法，具有重要的临床价值。

## 二、全身骨扫描

核医学全身骨显像是一种将放射性核素所标记的亲骨性化合物引入人体内后，用发射型计算机断层仪（ECT 或 SPECT）进行全身扫描，利用其所显示的放射性示踪剂在人体骨骼系统内分布及浓聚的差异情况进行相关疾病诊断的影像检查。

### （一）显像原理

人体骨骼由 1/3 的有机物和 2/3 的无机物组成，其中无机物的主要成分为羟基磷灰石晶体，约占骨组织干重的 60%，其表面积巨大。放射性示踪剂经静脉注射进入人体内后与骨的主要无机矿物质成分羟基磷灰石晶体发生离子交换、化学吸附等作用，使放射性核素随其标记物（如 $^{99m}$Tc-MDP）一同沉积入骨组织内。一段时间之后，骨骼组织内沉积的放射性示踪物质达到代谢相对平衡状态,而体内其他组织内游离的放射性核素则随生理代谢排出体外,此时利用放射性核素显像设备采集人体全身影像,便可得到由放射性核素示踪剂在人体骨骼内分布情况所描绘而成的人体骨骼影像。

人体骨骼的局部血流量、成骨细胞的活跃程度及无机盐的新陈代谢速度决定了骨组织摄取放射性显像剂的多少。当局部骨组织血流灌注增加、无机盐代谢增快或成骨细胞活跃时,该部位可较其他正常骨组织积聚更多的显像剂,在图像上形成显像剂异常浓聚的热区。反之,当局部骨组织血流灌注减少,无机盐代谢减慢或破骨细胞活跃产生"溶骨"症时,则该部位摄取放射性显像剂能力减低,在图像上形成显像剂分布异常稀疏的冷区。医生通过观察患者全身骨组织显像剂分布的情况,根据显像剂分布与骨血流、骨代谢及骨细胞活跃程度间的相关性规律,可进行各类骨疾病的诊断。

**（二）显像剂**

目前临床上所使用的放射性核素骨显像剂:一类用$^{99m}$Tc标记的焦磷酸盐(PYP)和多磷酸盐(PPI),另一类用$^{99m}$Tc标记的亚甲基二磷酸盐(MDP)和亚甲基羟基二磷酸盐(HMDP),其中$^{99m}$Tc标记的亚甲基二磷酸盐因其生物性能好,易于制备,在体内稳定性高最为常用。

$^{99m}$Tc-MDP经静脉注射进入人体内120min后,约50%沉淀于骨组织表面,骨摄取率高,血液、软组织、内脏清除快,主要经肾脏排泄,除肾及膀胱外,其他脏器不显影,所获得骨组织图像清晰度较高。甲状旁腺激素、维生素D活性等调节骨代谢的因素可影响二磷酸盐的摄取,此外人体骨骼对二磷酸盐的摄取随年龄的增大而减少。

**（三）全身骨扫描的方法**

静脉注射$^{99m}$Tc-MDP 15～25mCi(555～925mBq)。注射后嘱受检查者多饮水,多排尿,检查前24h内不做消化道造影,检查前摘除身上金属物品、假乳房等,需排尽尿液以减少膀胱内放射性高浓聚对骨盆影像的干扰,同时应注意避免尿液及注射处血液对衣物和皮肤的污染。检查时,受检者仰卧于检查床上,启动检查设备采集受检者全身骨前位和后位影像。

**（四）正常全身骨扫描显像**

全身骨骼显影清晰,呈对称性的放射性分布。松质骨因血运丰富,放射性聚集较多,如颅骨、胸骨、肋骨、骨盆、脊柱和长骨的干骺端,长骨的骨骼血运少,放射性聚集较少,因而在骨显像上,松质骨比长骨清晰。

**（五）全身异常骨扫描显像**

1. 热区

当骨无机盐代谢活跃,血运增加,成骨性改变和新骨形成时,表现为显像剂异常聚集,即热区,如成骨肉瘤、前列腺癌骨转移和骨髓炎等。

2. 冷区

当骨骼局部血运减少,或出现溶骨性改变时,表现为显像剂稀疏或缺损,即冷区,多见于骨巨细胞瘤、溶骨性骨肉瘤和脊索瘤等。

3. 热区和冷区并存

当骨骼成骨性改变和溶骨性改变同时出现时,显像剂聚集和稀疏、缺损均有出现。

### 4. 超级显像

骨骼摄取弥漫性增加,骨显像上未见明显显像剂聚集区或缺损区,极易被漏诊。在这种情况下,肾脏一般不显影或显影较淡,常见于广泛骨转移和代谢性骨病。

### 5. 闪耀现象

当骨转移瘤患者接受放疗或化疗时,治疗有效,在治疗第3~6个月时,临床症状缓解,但在骨显像上显示浓度聚集增加,这就是闪耀现象。

### 6. 炸面圈征

病灶呈放射性分布稀疏或缺损,周围环状放射性分布增高,形似炸面圈,常见于股骨头坏死再生修复期。

## 三、肾动态显像

肾动态显像是指通过监测显像剂一过性通过肾脏、输尿管及进入膀胱的过程,对肾脏进行血流灌注显像或肾实质功能显像。该方法在显示双肾位置、大小及有功能的肾组织形态的同时,也能够对肾脏血流、肾功能和上尿路通畅情况做定性、定量的评估,尤其在监测肾功能方面具有高敏感性、高准确性的优点,是临床肾病学最有力的检查手段之一。

### (一)肾动态显像原理

受检者静脉注射显像剂后,显像剂经肾小球滤过而不再吸收,用核医学影像设备(ECT/SPECT)对受检者肾及上尿路信息进行连续动态采集,在获得显像剂一过性通过腹主动脉、肾动脉的血流灌注影像后,继续采集并获取显像剂浓聚于肾实质肾盏、肾盂、输尿管及膀胱的全系列影像。对双肾功能区进行图像分析,可获得显像剂通过肾脏的时间-放射活度曲线(time-activity curve,TAC),通过对图像及 TAC 的分析,可获得有关肾血流、双肾实质功能和尿路通畅性等相关信息。

### (二)显像剂

现在临床最常用的肾动态显像剂是$^{99m}$Tc-DTPA(二乙羟三胺五乙酸)。此显像剂经过肾小球滤过而不被重吸收,能有效地反映显像剂一过性通过肾血管、肾实质及上尿道的全过程,不增加肾负担,安全可靠。

### (三)检查方法

#### 1. 准备

嘱受检者于检查前 1h 内饮水 300~500ml,检查前排空尿液。

#### 2. 体位

显像时受检者取仰卧位,使 ECT 或 SPECT 探头尽量贴近受检者后背肾区,检查视野内包括双肾及膀胱。

#### 3. 操作程序

经肘静脉弹丸注射显像剂(弹丸注射要求显像剂比活度及化学纯度高,注射剂量控制在 1ml 以内),注射完成后,立即开始采集信息,以 1~2s/帧的速度采集 60s 肾脏血流灌注图像,然后以 30~60s/帧的速度采集 20~25min 肾功能动态图像。

#### 4. 图像后处理

检查完成后,医师对感兴趣区(region of interest,ROI)进行图像处理,分别勾画双肾区及腹主动脉区,获得双肾血流灌注和肾实质功能的 TAC,得到双肾高峰时间、GFR/半排时间等功能参数。

**（四）图像分析**

1. 肾血流灌注影像

腹主动脉上段显影后 2s 左右,即出现双肾淡薄影,4～6s 后影像逐渐清晰。如果双肾显影清晰,形态完整,表示双肾灌注正常。正常情况下,两侧肾影出现的时间差小于 1～2s,两侧血流灌注峰值差小于 30%。

2. 肾动态显像

弹丸注射显像剂后 1min 左右,双肾已显影,2～4min 时,双肾放射性摄取达到峰值,浓度最高,影像最完整清晰,可见显像剂均匀分布,为肾实质影像。3～5min 后,显像剂逐渐进入肾盏、肾盂。随着肾盏、肾盂放射性浓聚,肾皮质影像逐渐减淡。15～20min 后,双肾影像基本消退,膀胱显像剂逐渐浓聚。双侧输尿管基本不显影或隐约显影。

3. 肾图

肾图曲线分为 $a$、$b$、$c$ 三段:$a$ 段即示踪剂出现段,为急剧上升期,反映肾血流灌注情况;$b$ 段即示踪剂聚集段,为缓慢上升期,反映肾脏对显像剂的摄取情况;$c$ 段即示踪剂排泄段,为下降期,反映肾脏的排泄功能及尿路的通畅情况。

4. 肾小球滤过率

因为 $^{99m}$Tc-DTPA 显像剂只经肾脏过滤,不再被重吸收,而随尿液排入膀胱,所以通过测量静脉注入人体的 $^{99m}$Tc-DTPA 放射性计数率和显像结束后应用 ROI 技术获得的双肾放射性计数率,可以得出分肾摄取率(glomerular filtration rate,GFR)。

GFR 是评价肾脏功能较灵敏的指标,在临床上意义重大,可作为病情判断、手术前确定方案及肾移植术后疗效评估的客观指标。

## 四、PET/CT 全身显像

到目前为止,PET/CT 代表核医学影像的最先进水平。PET/CT 是将 PET 与 CT 同机融合,CT 对 PET 起衰减校正作用,提高图像质量,同时对病变部位的定位更加准确。PET/CT 目前在肿瘤学、心脏病学及神经病学中获得广泛应用。

**（一）显像原理**

1. PET 原理

正电子显像剂 $^{18}$F-FDG 经静脉注射后,迅速发生湮灭辐射,释放出方向截然相反的、能量为 511keV 的两个 $\gamma$ 光子,之后被由多组 NaI 晶体组成的探测器同时探测。对探测到的数据进行处理、重建,得到显像剂在人体内的放射性分布图像。分析图像后对病变的部位、性质及范围做出诊断。

2. CT 原理

球管发射锥形的 X 射线束,穿越人体衰减后,被探测器采集,经计算机后处理,重建成人体解剖形态图像,可以明确病变形态、部位及其与周围组织的关系。

3. 同机融合

同机融合方法有多种,PET 图像与 CT 图像各自发挥优点,得到功能与形态完美结合的全新图像。

**（二）显像剂**

正电子放射性药物，以$^{18}$F-FDG 最为常用。

**（三）显像方法**

**1. 准备**

嘱受检者于检查前 8h 禁饮食，减少肠道内容物。注射显像剂后至检查前饮水 500～1000ml，多排尿。检查前取掉金属物质，排空尿液，注意不要污染衣物造成干扰。

**2. 体位**

显像时，受检者取仰卧位，上肢上举，减少其对胸、腹部显像造成的伪影。检查视野一般由头部至股骨上段。

**3. 操作程序**

经肘静脉注射显像剂$^{18}$F-FDG 300～700mBq，40～50min 后开始扫描，先进行 CT 扫描，后进行 PET 扫描。

**4. 图像后处理**

扫描结束后，PET 图像和 CT 图像匹配、融合，由计算机进行数据处理及图像重建。影像医生可以根据需要调取所需图像进行分析与诊断。

**（四）图像分析**

$^{18}$F-FDG 是葡萄糖的类似物，其在人体内的分布和代谢与葡萄糖相关。

脑部：正常情况下，脑皮质、基底节区及丘脑呈高放射性分布区，脑白质呈低放射性分布区，蛛网膜下腔系统可见放射性分布。

**1. 头颈部**

鼻咽部、口咽部可见显像剂轻度摄取，腺样体可见显像剂轻中度摄取。大多情况下，甲状腺对显像剂摄取不明显。

**2. 胸部**

两肺无明显放射性分布，纵隔区可见一定的放射性分布。左心室可见放射性浓聚。

**3. 腹部**

肝脏、脾脏可见放射性轻、中度分布。胃壁及双肾可见显像剂生理性浓聚。肠管干扰因素较多，可根据其形态予以辨认，回盲部有时可见显像剂浓聚。

**4. 骨骼**

骨髓组织对显像剂有一定的摄取，因此，脊柱及骨盆等较活跃部位的骨髓组织可见放射性分布。

**5. 肌肉**

肌肉摄取显像剂受运动影响较大，因此，检查前患者宜多休息，少运动。

**6. 乳腺**

女性乳腺组织呈放射性轻度分布，分布均匀、对称。

**7. 女性月经期子宫及附件**

可呈放射性轻度分布，而且易对衣物造成污染，影响图片质量，因此建议检查避开月经期。

**8. 睾丸**

男性的睾丸可见显像剂浓聚，分布均匀且对称。

# 第四节　核医学应用技术

## 一、心肌灌注

### （一）冠心病的诊断

冠状动脉粥样硬化性心脏病,简称冠心病,指冠状动脉狭窄导致心肌血流灌注不足,心肌细胞出现缺血、坏死,而引起心肌机能障碍的心脏病,是临床上较为常见的心脏病。心肌灌注显像,尤其是心肌断层显像诊断阳性率较高,可达到 $85\%\sim95\%$,而且对病变的定位及病变范围、程度的确定较为客观,因此,心肌灌注显像目前已成为诊断冠心病的重要检查方法。

### （二）心肌缺血与心肌梗死的鉴别以及心肌梗死中存活细胞的检查

冠状动脉供血急剧减少或中断,使其供血相应部位的心肌出现严重而持久的缺血。缺血时间 $20\sim30min$,受其供血的心肌细胞少量坏死;缺血时间 $60\sim90min$,心肌细胞即出现大量凝固性坏死,之后,肉芽组织逐渐形成,坏死不可逆转。心肌灌注显像可以鉴别心肌细胞的缺血与坏死,为临床挽救濒死的心肌细胞、缩小心肌缺血和梗死范围指明方向。

### （三）室壁瘤的辅助诊断

室壁瘤是由于梗死后的心肌在心腔血液的不断冲击下不断向外膨出而形成的,因随时可能破裂而危险性较高,是心肌梗死的严重并发症。诊断室壁瘤的金标准仍是 X 线左室造影。因心肌显像无创伤,目前应用逐渐广泛。

### （四）冠状动脉血运重建手术方式的选择及疗效评估

近年来,医学不断进步,随着介入手术的不断成熟,冠状动脉血运重建手术逐渐被患者所接受。目前主要应用的是冠状动脉搭桥术(coronary artery bypass grafting,CABG)、冠状动脉腔内成形术(percutaneous transluminal coronary,PTCA)及 PTCA 加支架植入术等。核素心肌显像不但为冠心病的诊断提供有力证据,而且对手术方式的选择及术后疗效评估有重要作用。

### （五）心肌病、心肌炎的辅助诊断

肥厚型心肌病在心肌显像图上表现为心肌不对称性增厚,以室间隔及心尖部多见;扩张性心肌病在心肌显像图上表现为心室腔明显扩大,心肌变薄,同位素的放射性分布不均匀,呈花斑样改变;心肌炎在心肌显像图上主要表现为同位素的放射性分布不均匀,局部稀疏,呈花斑样改变。

## 二、骨扫描成像

### （一）早期诊断转移性骨肿瘤

转移性骨肿瘤指恶性肿瘤通过多种途径转移至骨骼,并继续生长。全身骨显像可以一次性全身成像,是早期诊断转移性骨肿瘤最灵敏、最简易的方法,较 X 线早 $3\sim6$ 个月。其表现形式如下:

1. 多发异常放射性浓聚增强

这种表现形式最为常见,放射性浓聚灶形态不同、大小不等,没有规律。以成骨性改变为主的恶性转移瘤多为此种类型,如前列腺癌、成神经管细胞瘤和甲状腺髓样癌等。

2. 放射性缺损区

这种表现形式比较少见。以溶骨性破坏为主的恶性转移瘤为此种类型,如肾癌、甲状腺癌和子宫癌等。

3. 多发放射性浓聚和缺损并存

这种表现形式比较少见。当骨转移瘤特征是溶骨性和成骨性改变同时存在时,多为此种类型。

4. 超级显像

肾脏不显影的骨骼影像称为超级显像。这种表现形式少见,在骨转移瘤较为弥漫、广泛时出现。

5. 孤立性放射性浓聚灶

当出现这种表现形式时,诊断较为困难。

6. 闪耀现象

当骨转移瘤患者接受放疗或化疗有效时,在治疗第 3～6 个月时,临床症状缓解,但在骨显像上显示浓聚增强,出现闪耀现象。

### (二)原发性骨肿瘤

1. 骨软骨瘤

骨软骨瘤为较为常见的良性骨肿瘤,又称外生骨疣,多见于儿童和青少年,肿瘤发生于骨干骺端,向外生长,多突出于骨表面。骨显像上表现为突出或不突出骨表面的异常放射性摄取增高灶,特异性不高。

2. 骨巨细胞瘤

骨巨细胞瘤多见于 20～40 岁的青壮年,好发于股骨远端、胫骨近端和桡骨远端。当肿瘤周边模糊,出现骨质破坏和软组织肿块时,提示恶变可能。骨巨细胞瘤的典型表现为环状放射性摄取增高,偶可表现为均匀放射性浓聚。

3. 骨血管瘤

CT 图像上,脊柱椎体上的血管瘤典型表现是“栅栏状”改变。全身骨扫描图像上表现为放射性摄取轻度或中度增高。临床上一般不予以治疗。

4. 骨肉瘤

骨肉瘤是较为常见的骨原发恶性肿瘤,多发于长骨的干骺端。由于骨肉瘤以肿瘤细胞直接成骨为特征,所以在骨扫描图像上表现放射性摄取增高,如果病灶中有坏死或液性囊腔,则在放射性浓聚区中可出现大小不等的减低区。

5. 多发性骨髓瘤

发病人群多为中老年,男性多于女性。多发性骨髓瘤的表现多种多样,因此全身骨扫描显像也多种多样,但仍存在一些规律,如冷区病灶多见,受累肋骨绝大多数都表现为类圆形放射性异常浓聚灶,受累椎骨多表现为条状放射性异常浓聚灶等。结合临床表现和实验室检查(骨髓穿刺等)不难确诊。

### (三)新鲜骨折与陈旧骨折的鉴别

全身骨扫描对新鲜骨折与陈旧性骨折的鉴别,为临床确定治疗方案提供了有力帮助。

新鲜骨折表现为骨折部位及其周围放射性异常浓聚,而陈旧性骨折部位的放射性摄取轻度增加或正常。

### (四)股骨头坏死

股骨头是缺血性、无菌性坏死最常见的部位,多由无菌性坏死骨折和错位、损伤引起。坏死初期表现为患侧股骨头区放射性减少,随着股骨头磨损髋臼,刺激血管重建,放射性核素摄取量增多,逐渐出现炸面圈样改变,即中心区放射性减少,而周围放射性增强。

### (五)退行性关节病

退行性关节病为中老年最常见的慢性关节炎症。在全身骨扫描中,退行性关节根据代谢活跃程度不同,其影像表现不同,多表现为放射性摄取增高。因此,鉴别退行性关节病和转移性骨肿瘤较为困难。

### (六)移植骨的监测

骨移植是指将患者身体其他部位大小合适的骨头,或者从骨库中取到的捐赠者骨头,植入病变骨质缺损的部位,现已被广泛应用。全身骨扫描对判断移植骨是否存活有独特价值。骨移植后,可促进成骨细胞再次活跃,并产生新骨,因此,如果全身骨扫描显示移植骨处放射性近似或高于正常骨组织,表明血运良好,植骨成活。

## 三、肾动态成像

### (一)上尿路梗阻的诊断

肾动态显像可以明确上尿路梗阻的严重程度、部位及肾功能的损害情况。其显像特点为:肾盂、肾盏及梗阻部位上段输尿管扩张,显像剂聚集且消退缓慢。

### (二)单侧肾血管性高血压的筛选

目前,肾动态显像筛选单侧肾血管性高血压,应用较为广泛。高血压患者,肾动脉灌注减少,功能显像表现为患侧肾实质显影小,显影淡。

### (三)肾内占位性病变良、恶性鉴别的辅助诊断

对于良性病变,如肾囊肿、错构瘤等,其病变部位血流灌注较少,功能相和血流灌注相均显示放射性分布稀疏或缺损。恶性病变一般血运丰富,功能相显示放射性分布稀疏或缺损,而血流灌注相显示放射性浓聚增强。

### (四)肾脏重度积水,患肾切除术适应证

肾脏重度积水,肾动态显像提示肾脏功能严重损害,为临床选择肾脏切除术提供支持。

### (五)移植肾的监测与评估

移植肾的主要并发症是急性肾小管坏死(acute tubular necrosis,ATN)和排斥反应。肾动态显像可以对移植肾上述并发症的鉴别诊断提供有力依据。

### (六)膀胱尿反流

进行肾动态显像时,膀胱显影清晰而双肾显影基本消退,提示大部分显像剂排至膀胱。此时,嘱患者用力憋尿,然后排尿,应用ECT连续采集图像(直至排泄完成),分析图像,若输尿管及双肾可见显像剂再次出现,则可诊断膀胱尿反流。这种检查方法适用于配合度较高、肾功能较好的成人患者。对儿童、肾功能损害或尿失禁患者不适宜。

### 四、PET/CT全身显像

#### （一）肿瘤诊断

肿瘤是严重威胁人类健康的疾病之一，PET/CT可以一次全身显像，对肿瘤良、恶性的判断，肿瘤侵犯范围、分期，明确治疗方案以及治疗后疗效评估都有重大意义，因此，PET/CT在肿瘤方面的应用最为广泛。

1. 肺癌显像

病灶形态上为团状或结节状，多呈分叶状；显像剂在病灶处呈异常浓聚，标准摄取值 $SUV_{mean} > 2.5$；延迟显像时，放射性分布进一步增高；若纵隔及骨骼可见多发显像剂浓聚灶，则可进一步支持诊断。鉴别：与炎症、结核及肉芽肿性病变等鉴别起来较为困难，需结合临床症状及其他检查综合判断。

2. 淋巴瘤显像

淋巴瘤分为霍奇金淋巴瘤（Hodgkin's disease, HD）和非霍奇金淋巴瘤（non-Hodgkin lymphoma, NHL），两者对$^{18}$F-FDG的摄取无明显差异，均为高摄取。淋巴瘤病变范围较广，而PET/CT可以一次全身显像，对淋巴瘤的诊断与分期有重要意义。同时，PET/CT可以选择合适的活检部位，提高病检阳性率。淋巴瘤对化疗敏感，PET/CT也常用于淋巴瘤化疗后的疗效评估。患者接受化疗后，如果病灶对$^{18}$F-FDG的摄取明显降低，则提示疗效良好。注意：需与炎症、感染、心脏及肠管的生理性摄取相鉴别。

3. 胃癌及结直肠癌显像

胃镜、肠镜及X线胃肠造影是发现胃及结直肠肿瘤最有效的方法。因正常食道、胃及肠道对$^{18}$F-FDG存在一定的摄取，因此，PET/CT诊断胃及结直肠肿瘤并不理想。当胃壁局限性显像剂浓聚时，需要通过胃镜予以鉴别。

4. 肝癌显像

PET/CT对肝癌灵敏度较低，有效率在50%左右。肝细胞本身对$^{18}$F-FDG存在一定的摄取，同时，肝细胞癌因肿瘤分化程度的不同，对$^{18}$F-FDG的摄取可表现为低摄取、正常摄取及高摄取。因此，诊断较为困难，实际操作中常常需要通过延迟扫描获取更多信息。

5. 转移瘤不明原发灶显像

临床上，部分患者组织学检查结果已证实为转移性肿瘤，而通过各种检查方法如体格检查、实验室检查及多种影像学检查，均未发现原发病灶。PET/CT可以一次全身显像，而且恶性肿瘤多呈高摄取表现，因此，目前PET/CT已成为寻找转移瘤不明原发灶的常规检查方法。

#### （二）心血管疾病诊断的应用

冠心病的发病率和死亡率较高，临床多有典型的心绞痛症状，但仍有一部分患者症状不明显，一旦未得到及时治疗则危及生命。PET/CT在诊断冠心病方面有着特殊意义。

冠心病心肌缺血的诊断需要同时运用静息和负荷心肌显像。其在PET/CT上的典型表现为负荷显像时心肌呈节段性、放射性缺损或稀疏；静息显像时缺损或稀疏范围缩小，或者放射性分布增高。

#### （三）明确癫痫病灶位置

癫痫未发作时，病灶对$^{18}$F-FDG多表现为低摄取；癫痫发作时，病灶对$^{18}$F-FDG表现为高摄取。通过比对两组图像,明确癫痫病灶部位。

**(四)痴呆病因诊断**

引起痴呆的疾病有阿尔茨海默病（Alzheimer's disease,AD）、帕金森病（Parkinson's disease,PD）、亨廷顿病（Huntington's disease,HD）等,这些疾病的患者大部分脑部对[18]F-FDG 的摄取存在不同的异常表现。通过 PET/CT 图像分析,有助于找出痴呆的具体病因,对后期治疗有很大帮助。

# 第五节 核医学临床应用病例

## 一、多发性骨转移瘤

### (一)病症

患者,女,61 岁。患者近 1 年来无明显诱因反复出现头昏、头胀痛不适,间断在门诊治疗,具体用药不详,症状有所好转,但仍反复发作。近 1 月来,患者感头昏加重,伴心慌、胸闷,无恶心、呕吐、意识障碍及肢体抽搐等症状,无肢体乏力症状,无咳嗽、咳痰以及呼吸困难等症状,发病后患者到医院就诊,予以文拉法辛及舒必利等药物口服治疗,上述症状有所好转,但停药后患者上述症状再发,门诊检查后以"脑动脉供血不足"收入院。

### (二)既往史

有高血压病史,否认脑卒中史,否认心脏疾患,无糖尿病,有甲状腺手术史,有拔牙手术史,有右手外伤骨折史,无药物过敏史。

### (三)影像学检查思路

(1)临床诊断首先考虑脑血管疾病,神经系统检查首选 CT 及 MRI 检查,考虑到 CT 检查时间较短,临床选择 CT 扫描。

颅脑 CT 检查见:右侧丘脑小点状低密度灶,最大截面 $5mm \times 6mm$,右侧颞枕叶脑白质内多片状低密度灶,如图 7-9 所示。颅脑 CT 见:右侧丘脑区腔隙性脑梗死,右侧颞枕叶多发低密度灶,建议 MRI 扫描。

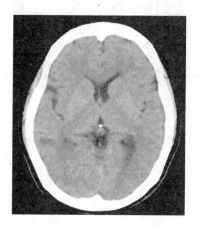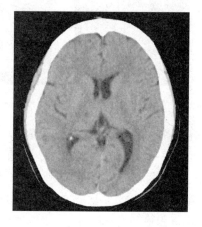

**图 7-9 头部 CT 影像图**

（2）在颅脑检查中，MRI 具有较高的软组织分辨率，无骨伪影干扰，且为多方位成像。对 CT 检查不能确诊的患者，通过 MRI 扫描可以获得更多的影像学信息。

颅脑 MRI 平扫见：小脑蚓部、左额叶、左枕叶、右颞叶、右顶叶、右侧丘脑、双侧额顶叶皮层下及半卵圆中心见多发斑点状、团片状稍长 $T_1$ 和稍长 $T_2$、长 $T_2$ 信号，边界较清楚，在液体衰减反转恢复序列 FLAIR 上，病灶呈高信号，如图 7-10 所示。颅脑 MRI 见：颅内多发异常信号，建议增强扫描。

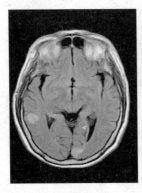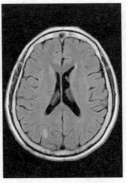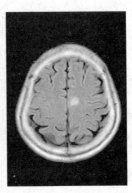

**图 7-10　颅脑 MR 扫描**

（3）颅脑平扫 MRI 不能确定病变性质，通过增强扫描观察病变的血供来源，供血丰富程度、范围等内容，可以获得更多的影像学信息，从而判断病变的性质。

颅脑 MRI 增强扫描见：小脑蚓部、左枕叶、双额叶、双颞叶、顶叶及右侧丘脑可见多发小结节、环形异常强化灶，如图 7-11 所示。颅脑 MRI 增强扫描见：颅内多发结节、环形强化灶，考虑多发脑转移瘤。

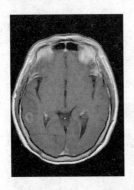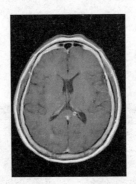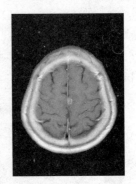

**图 7-11　颅脑 MR 增强扫描**

（4）肺癌、胃肠道癌、乳腺癌发生脑转移数量较多，肿瘤脑内转移发生率从低到高依次为黑色素瘤、乳腺癌和肺癌。患者乳腺未触及包块，首先排除肺部肿瘤，首选胸部 X 线平片。

胸部 X 线平片见：左侧肺门区肿物，边缘较清晰，侧位见肿物位于左肺下叶，右肺未见明显异常，如图 7-12 所示。胸部 X 线平片见：左侧肺门区肿物，高度警惕恶性，请结合胸部 CT 平扫和增强扫描结果判断。

（5）胸部 X 线平片发现肺部占位，需高度警惕恶性病变，结合 MRI 发现颅内多发占位，考虑脑转移肿瘤，为进一步确诊肿物性质，考虑胸部 CT 平扫、增强扫描，以横断切面了解肺

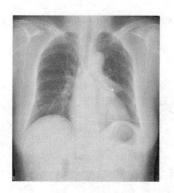
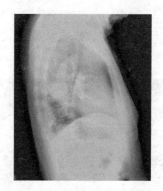

图 7-12　胸部 X 线平片

内肿物具体形态、大小,周边组织及结构情况。

胸部 CT 平扫及增强扫描见:左肺下叶支气管根部肿物,增强后明显强化,左下叶支气管狭窄。纵隔多个淋巴结增大,如图 7-13、图 7-14 所示。胸部 CT 见:左肺下叶肿物,倾向恶性,考虑肺癌,纵隔淋巴结转移。

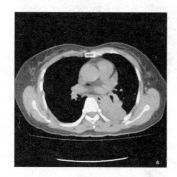
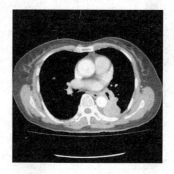

图 7-13　胸部 CT 扫描

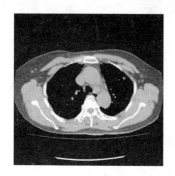
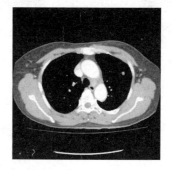

图 7-14　胸部 CT 增强扫描

（6）CT 诊断肺癌,且肿物邻近左下叶支气管根部,可行纤维支气管镜检查,取得病理学信息。2 日后做纤维支气管镜活检,病理结果:小细胞肺癌。

小细胞肺癌恶性程度高,进展较快,易发生全身转移,其临床分期及诊断需进行以下几种检查:①完整的体格检查和临床病史;②胸部 X 线片及胸部 CT 平扫、增强扫描;③纤维支气管镜检查;④腹部影像学检查(超声或 CT);⑤颅脑 CT 或磁共振检查;⑥全身同位素骨扫描及 PET-CT 检查；⑦单侧或双侧骨髓穿刺；⑧肿瘤标记物检查。

（7）PET-CT 检查。患者完成大部分上述检查，影像学检查下一步考虑全身 PET-CT 扫描，了解肿瘤对全身侵犯情况，对肿瘤精确分期，以制定治疗方案，如图 7-15、图 7-16 所示。

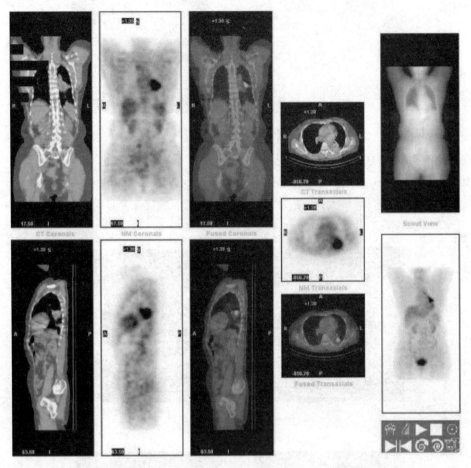

图 7-15　全身 PET-CT 扫描

**（四）PET/CT 检查过程**

（1）准备。嘱受检者于检查前 8h 禁饮食，减少肠道内容物。注射显像剂后至检查前饮水 500～1000ml，多排尿。检查前取掉金属物质，排空尿液，注意不要污染衣物造成干扰。

（2）体位。显像时受检者取仰卧位，上肢上举，减少其对胸、腹部显像造成伪影。检查视野一般由头部至股骨上段。

（3）操作程序。经肘静脉注射显像剂 $^{18}$F-FDG 300～700MBq，40～50min 后开始扫描，行 PET-CT 扫描。

**（五）PET/CT 肺扫描**

（1）左肺下叶肿物，较大者代谢明显增高，考虑恶性病变；较小者代谢不高，需警惕肺内转移。

（2）纵隔及左肺门局灶性代谢增高，考虑淋巴结转移。

（3）左顶叶及右丘脑低密度灶，代谢较正常脑组织略低，结合 MRI 影像图考虑肿瘤脑

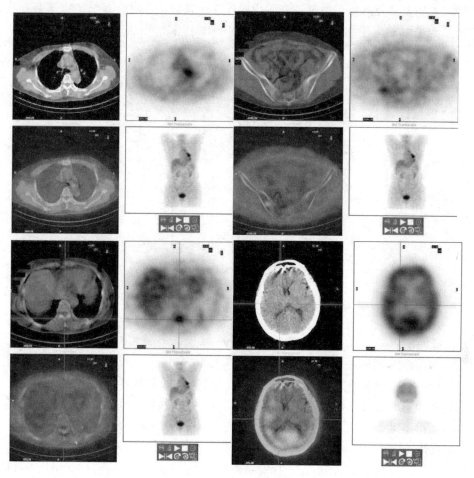

图 7-16 PET/CT 图像融合

转移。

（4）右侧部分后肋、部分胸椎和腰椎椎体及附件、右侧髂骨骨质破坏合并放射性分布增高,考虑肿瘤骨转移。

结合病理及影像学检查,根据 1986 年国际抗癌联盟修订的肺癌 TNM 临床分期标准,患者分期为 T4N3M1。不能行术后治疗,临床根据患者个体情况制定放化疗方案,治疗后 2 月,患者颅内及肺内肿物较前缩小。

（六）PET/CT 骨扫描

1 年后,患者全身多处疼痛,再次就诊,复查超声及 CT 肺内及颅内病变无增大,临床考虑是否有骨转移。影像学检查思路:骨扫描的敏感性很强,对病变定位准确,能早于 MRI、CT 发现骨转移征象,且扫描范围涵盖全身,不易遗漏病变。

骨扫描检查经过:静脉注射$^{99m}$Tc-MDP 20mCi。注射后嘱受检查者多饮水,多排尿,检查前摘除身上金属物品,需排尽尿液以减少膀胱内放射性高浓聚对骨盆影像的干扰,同时应注意避免尿液及注射处血液对衣物和皮肤的污染。检查时受检者仰卧于检查床上,启动检查设备,采集受检者全身骨前位和后位影像。

全身骨扫描:左侧下牙槽、左侧尺桡骨近心端、右侧锁骨、右侧后肋、第 9～10 胸椎、第

3～5腰椎、右侧髂骨及骶髂关节可见骨质代谢异常活跃灶；左侧股骨上段可见骨质代谢轻度活跃灶。结合病史考虑多发性骨转移瘤，如图7-17所示。

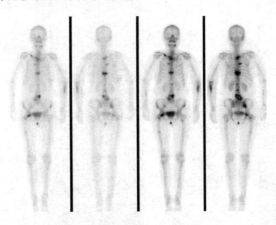

图7-17　PET/CT骨扫描

## 二、肾实质萎缩无功能

### （一）病症

患者，女，61岁，间断左侧腰背部疼痛不适1月余。患者于1月余前无明显诱因出现间断左侧腰背部疼痛，无恶心、呕吐，无尿频、尿急、尿痛，未排肉眼可见血尿，无发热。曾到外院看病，诊断为泌尿系结石，自行口服排石药物治疗，症状缓解不明显，仍间断发作。今做进一步诊疗，门诊B超提示"左肾结石并积液、左输尿管上段扩张"，遂以此收入院。

### （二）查体

体温：36.1℃；脉搏：65次/分；呼吸频率：19次/分；血压：119/78mmHg。肾脏：无叩痛。输尿管走行区域正常。

### （三）实验室检查

血常规、凝血功能正常；肾功能检查结果：尿素氮8.52mmol/L，尿酸433$\mu$mol/L，膀胱抑制素C 1.20mg/L，余值正常；尿常规检查结果：红细胞20个/uL，白细胞29个/uL。

影像学检查思路：临床诊断首先考虑左侧泌尿系结石，泌尿系统检查排除结石，首先考虑腹部卧位平片，可发现大部分阳性结石（单纯性尿酸结石和黄嘌呤结石不能透过X线），并可作为其后碎石及手术治疗的参考像。

### （四）腹部卧位平片

左侧肾脏影明显增大，肾脏影下极达髂棘，未见明显阳性结石，如图7-18所示。X线平片诊断意见：左侧肾脏影增大，建议超声及CT扫描。腹部卧位平片未见阳性结石，考虑为阴性结石或脊柱影重叠显示，腹部CT横断位扫描可以避开脊柱干扰，且密度分辨率高，可发现腹部X线片未能发现的阴性结石，故考虑下一步腹部CT扫描。

### （五）腹部CT扫描

左肾体积明显增大，内见液体填充，肾实质明显变薄，左侧输尿管上段可见7mm×12mm结石影，输尿管上段扩张。CT诊断意见：左侧输尿管上段结石，左肾积水，左肾实质明显变薄，最厚处约6mm，左肾功能情况需评估以确定治疗方案，如图7-19所示。对肾实质萎缩无功能的结石患者,肾结石合并大量肾积水,临床症状明显者可行肾切除术,而对肾功能残留者,可保留肾脏。为了了解患者肾功能情况,影像学检查考虑选用肾脏动态显像检查。

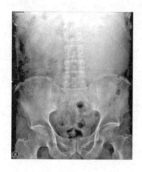

图 7-18　腹部卧位 X 线平片

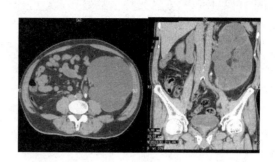

图 7-19　腹部 CT 扫描

### (六)肾脏功能动态显像

(1)灌注相。腹主动脉显影 2s 后右肾显影,右肾灌注时间-放射性活度曲线峰值大致正常,左肾灌注曲线低平,如图 7-20 所示。

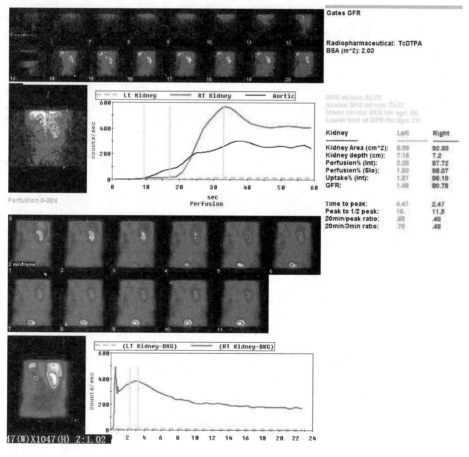

图 7-20　肾脏有效血浆流量(effective renal plasma flow,ERPF)测定

（2）功能相。注射后 3min，右肾显影清晰，位置正常，形态完整，大小约 13.0cm×6.5cm，随后皮质影消退较迅速，20min 时，右肾盂、肾盏可见显像剂轻度滞留。在整个 20min 显像过程中，左肾始终未见显影。总 GFR 为 82.3ml/min（正常值 82～130ml/min），左、右肾小球滤过率（glomerular filtration rate，GFR）分别为 1.5ml/min 和 80.8ml/min。肾图分析：右肾曲线峰值大致正常，显像剂半排时间延长。左肾图曲线低平。

（3）肾脏动态显像诊断。左肾无明显血流灌注及代谢功能。右肾大小、形态、血流灌注未见明显异常，肾小球滤过功能代偿性增高。

（4）治疗方案。根据肾脏动态显像结果判断，左肾基本无肾功能，根据治疗原则考虑左肾切除术。

（袁　希　董　巍）

# 第八章　医学影像存储与传输系统

## 第一节　概述

随着数字成像技术、计算机技术和网络技术的进步和快速发展,医院信息化管理系统应运而生。图像存储与传输系统(picture archiving and communication system,PACS)、放射科信息系统(radiology information system,RIS)、医院信息系统(hospital information system,HIS)、检验科信息系统(laboratory information system,LIS)和远程放射学(tele-radiology)系统等,共同构成现代化医院信息管理系统,实现了医疗信息资源共享最大化。

### 一、PACS 的发展

PACS 是一个涉及放射医学、影像医学、数字图像技术(信息采集和处理)、计算机与通信、C/S 体系结构的多媒体数据库管理系统。它以高速计算机设备为基础,通过高速网络连接各种影像设备和相关科室,利用高容量磁盘、光存储技术,以数字化的方法存储、管理、传送和显示医学影像及其相关信息。它具有传输和复制无失真、传送迅速、影像资料可共享等突出特点,是信息技术在医院影像科室的具体应用,是医院数字化、信息化的重要环节。

同每个行业都有一个共同的行业标准一样,DICOM 3.0 标准就是数字医疗行业的工业标准。1982 年美国放射学会(American College of Radiology,ACR)和电气制造商协会(National Electrical Manufactures Association,NEMA)联合组建了一个研究组,在 1985 年制定出了一套数字化医学影像的格式标准,即 ACR-NEMA 1.0 标准,随后在 1988 年完成了 ACR-NEMA 2.0 标准。随着网络技术的发展,人们认识到仅有图像格式标准还不够,通信标准在 PACS 中也起着非常重要的作用。

1993 年,ACR 和 NEMA 在 ACR-NEMA 2.0 标准的基础上,增加了通信方面的规范,同时按照影像学检查信息流特点的 E-R 模型重新修改了图像格式中部分信息的定义,制定了 DICOM 3.0 标准。该标准被世界主要的医学影像设备生产厂商接受,已经成为事实上的工业标准,是实现 PACS 的基石,保证了 PACS 系统设计部署的标准统一,使不同的医疗信息系统的集成有据可依,极大地节约了医院的成本。

### 二、PACS 的分类

PACS 按规模和应用功能分为小型 PACS、数字化 PACS 和全规模 PACS 三种类型。

1. 小型 PACS

小型 PACS(mini-PACS)局限于单一医学影像部门或影像专业局域范围内,在医学影像学科内部实现影像的数字化传输、存储和软拷贝图像显示功能,小型 PACS 完全遵从医学数字影像传输标准(DICOM)。

2. 数字化 PACS

数字化 PACS(digital PACS)包括常规 X 线影像以外的所有数字影像设备(如 CT、MRI、DSA 等),常规 X 线影像可经胶片数字化后进入 PACS。具备独立的影像存储及管理子系统和必要的软、硬拷贝输出设备。

3. 全规模 PACS

全规模 PACS(full-service PACS)涵盖全放射科或医学影像学科范围,包括所有医学成像设备,有独立的影像存储及管理子系统和足够量的软拷贝显示和硬拷贝输出设备,以及临床影像浏览、会诊系统和远程放射系统服务。全规模 PACS 采用功能模块化结构、开放性架构与医院信息系统/放射信息系统(HIS/RIS)整合良好。

### 三、PACS 的优势

PACS 以全新方式管理医学图像信息,它的发展与普及对影像医学和临床医学的发展都起到了重大的推动作用。PACS 具有以下特点:

1. 减少成本

引入 PACS 系统后,图像均采用数字化存储,节省了大量的存储介质(纸张、胶片等)。数字化存储带来的另外一个好处就是不失真,同时占地小,节省了大量的介质管理费用。

2. 提高工作效率

数字化使得医生可在任何有网络的地方调阅影像,比如通过网络调阅病人以往病历和影像资料等。原来需要很长周期和大量人力参与的事情现在只需要轻松点击即可实现,大大提高了医生的工作效率。医生工作效率的提高就意味着每天能接待的患者数量增加,给医院带来效益。

3. 提高医院的医疗水平

通过数字化,大大简化医生的工作流程,医生可以把更多的时间和精力放在诊断上,有助于提高医院的诊断水平。同时,各种图像处理技术的引进使得以往难以察觉的病变变得清晰可见。方便以往病历的调阅,还使得医生能够参考借鉴以前的经验做出更准确的诊断。数字化存储还使得远程医疗成为可能。

4. 充分利用本院资源和其他医院资源

通过远程医疗,可以促进医院之间的技术交流,同时互补、互惠、互利,促进双方共同发展。对于一个医院而言,典型的病历图像和报告是非常宝贵的资源,而无失真的数字化存储和在专家系统下做出的规范报告是医院宝贵的技术积累资料。

## 第二节　PACS 的基本结构

PACS 的基本结构是由硬件和软件两大部分组成。硬件部分主要包括服务器、网络设备、存储设备等,这些硬件与医学影像设备组成 PACS 网络系统。软件部分包括网络操作系统(network operation system,NOS)、PACS 服务器应用软件、客户端应用软件等。

### 一、PACS的框架结构

一个完整的PACS具有在磁存储介质或光存储介质上对医学图像进行短期、长期的归档保存功能；具有利用局域网、广域网或公用通信设施进行影像的传输功能；在诊断、远程会诊时，提供影像查阅功能；为用户提供其他医疗设施和科室信息系统集成的界面。经典的PACS框架结构如图8-1所示。

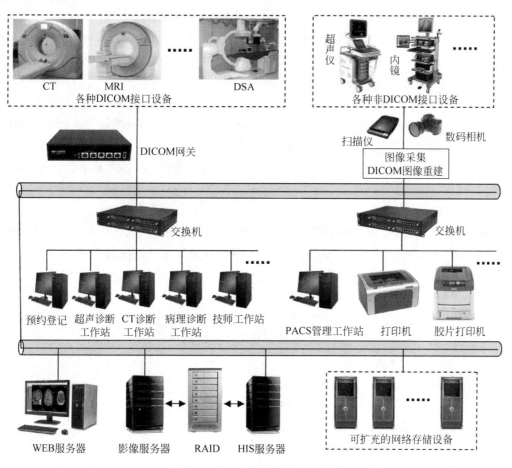

**图8-1  PACS的框架结构示意图**

### 二、PACS的硬件结构

#### （一）服务器

PACS的服务器传递来自客户的请求信息，对整个系统进行管理、配置、调度、请求响应、数据分发等，是网络的核心部件。服务器应具备以下功能：

（1）从大量的DICOM信息源中获取图像；

（2）通过无损或有损格式（或两者兼用）压缩图像；

（3）快速存储，压缩图像；

（4）超文本传输协议（hypertext transport protocol，HTTP）的服务器响应来自传输控制协议/因特网（网际）协议（TCP/IP）的网络请求。

可根据医院的实际情况配置一台或多台服务器,如接收服务器(acquisition server)、数据库服务器(database server)、存储服务器(storage server),它们构成服务器集群系统。各服务器分工合作,完成各自的任务,并能实现资料共享。多数情况下,通过访问常规或压缩冗余的独立磁盘阵列(redundant array of independent disk,RAID),可实现每一条信息资料的共享。

### (二)网络通信与网络设计

PACS 承担着医学影像庞大数据量的信息对象传输和通讯任务,这就决定了大、中型 PACS 对网络结构设计要求较高。PACS 网络结构的设计也成为制约和影响 PACS 应用效率和系统响应的关键因素。在规划网络时,需要考虑速度、容量、流量负担、负载均衡,以及将来网络扩容和带宽升级等各个方面的因素。

#### 1. 实用性和先进性

在网络设计中,把先进的技术与现有的成熟技术、标准和设备结合起来,充分考虑医院 PACS 网络应用的需求和未来的发展趋势,尽可能采用先进的网络技术,以适应更高传输速度的需要,使整个系统在相当一段时期内保持技术的先进性,以适应未来信息化发展的需要。

#### 2. 可靠性

网络系统的稳定可靠是应用系统正常运行的关键。在网络设计中,特别是关键节点的设计,选用高可靠性网络产品,如采用硬件备份、网络冗余等可靠性技术,合理设计网络冗余拓扑结构,制定可靠的网络备份策略,以保证网络具有故障自愈能力。

#### 3. 标准性与开放性

网上原有设备应该与新增设备采用国际标准协议进行互联互通,以充分发挥本网络系统基础设施的作用。网络采用国际上通用的标准主流网络协议,保证与其他网络(如公共数据网、互联网)之间的平滑连接和互通。

#### 4. 安全性

安全体系应该是一个多层次、多方面的结构,在总体结构上分为四个层次:网络层安全、应用层安全、系统层安全和管理层安全。在设计网络系统的过程中,要充分考虑将防火墙、入侵检测等设备与杀毒软件结合起来使用,基本要求是:故障排除、灾难恢复、查找攻击源、实时检索日志文件、即时查杀病毒、即时网络监控等。

#### 5. 高性能

PACS 网络系统的性能是 PACS 整个信息系统良好运行的基础,设计中必须保障网络及设备的高吞吐能力,保证各种信息的高质量传输,力争实现透明网络,以保证 PACS 应用业务的通畅运行。

#### 6. 灵活性及可扩展性

根据未来的增长和变化,平稳地扩充和升级现有的网络覆盖范围,扩大网络容量和提高网络的各层次节点的功能,最大限度地减少对网络架构和现有设备的调整。

#### 7. 易操作性和易管理性

选用先进的网络管理软件,采用智能化管理,能够实时监控、监测整个网络的运行情况,合理分配网络资源,动态配置网络负载,迅速确定网络故障等。

### （三）存储设备

医学图像数据量非常大,每天产生"海量"的图像数据,存储容量面临很大的挑战。数据需要进行分级存储和归档,也需要备份容灾和异构存储。因此,PACS需要一种可靠、灵活的大容量存储系统来满足其应用和发展。

PACS对存储系统有独特要求,其主要特点如下所述:

1. 文件尺寸大

PACS的图像主要是多媒体文档,并发访问量小,但是文件尺寸比较大。

2. 分级存储

医疗PACS中的数据保存量大,数据量增长速度快,部分数据将作为归档数据,被安全地保存起来并能够随时方便地调用,需采用分级存储策略。

3. 三级存储架构

随着医院信息管理系统数据量的激增,分级存储设计逐渐发展为在线、近线、离线的三级存储架构,PACS对在线系统的稳定性和可靠性要求最高,同时在考虑合理投入的情况下,要求近线存储的选择切换时间最短。

4. 海量存储

数据量大,达到海量存储,诊断工作站和浏览工作站对在线图像检索速度要求越来越高,达到秒级。

5. 容灾数据保护

部分用于科研和教学的图像资料非常重要,需要有效可靠的容灾数据保护方案。

6. 分类存储

PACS和HIS系统数据各有特点,特别是在存储容量、访问响应速度、访问频率、存储可扩展性等方面存在差异,需要分别考虑,有条件时建议分类存储。

7. 高扩展性和灵活性

PACS存储系统的设计需要具备高扩展性和灵活性,需要支持高度可扩展的容量增长和异构存储环境,以实现将来无缝扩容,而且不增加因扩容带来的管理开销。

## 三、PACS的软件结构

### （一）操作系统

网络操作系统(network operating system,NOS)是PACS网络的核心,是向网络计算机提供网络通信和网络资源共享功能的操作系统,是负责管理整个网络资源和方便网络用户的软件的集合。NOS系统是运行在服务器之上的,也称之为服务器操作系统。NOS可以使网络相关特性达到最佳,其主要功能是处理器管理、存储器管理、输入输出设备管理和网络通信管理(如共享数据文件、共享硬盘、打印服务等)。在局域网中常用的NOS系统有4类:

1. Windows类

这类操作系统配置在整个局域网配置中是最常见的,但由于它对服务器的硬件要求较高,且稳定性能不是很高,所以微软的网络操作系统一般只用在中低档服务器中,高端服务器通常采用Unix、Linux或Solaris等非Windows操作系统。在局域网中,微软的网络操作系统主要有:Windows NT 4.0 server、Windows 2000 server/advance server,以及最新的

Windows 2008 server/advance server 等，工作站系统可以采用任意一个 Windows 或非 Windows 操作系统，包括个人操作系统，如 Windows 9x/ME/XP win7 等。

2. Netware 类

由于 Netware 操作系统对网络硬件的要求较低（工作站只要 286G 就可以了），且因为它兼容 DOS 命令，其应用环境与 DOS 相似，经过长时间的发展，有相当多的应用软件支持，技术完善、可靠。目前常用的有 V5.0、V5.1、V6.0、V6.5 等中英文版本。

3. UNIX 系统

目前常用的 UNIX 系统版本主要有 UNIX sur 4.0、HP-UX 11.0、Sun 的 Solaris 8.0 等。支持网络文件系统服务，提供数据等应用，功能强大。这种网络操作系统稳定、安全性能非常好，但由于它多数是以命令方式来进行操作的，不容易掌握。UNIX 一般用于大型的网站或大型企、事业局域网中。

4. Linux 系统

这是一种新型的网络操作系统，它的最大的特点就是源代码开放，可以免费得到许多应用程序。目前也有中文版本的 Linux，如红帽子、红旗 Linux 等。它的安全性和稳定性较好，与 UNIX 有许多类似之处。

（二）数据库管理系统

数据库管理系统（database management system，DBMS）是一种操纵和管理数据库的大型软件，用于建立、使用和维护数据库。它对数据库进行统一的管理和控制，以保证数据库的安全性和完整性。用户通过 DBMS 访问数据库中的数据，数据库管理员也通过 DBMS 进行数据库的维护工作。它提供多种功能，可使多个应用程序和用户用不同的方法在同一或不同时刻去建立、修改和询问数据库。它使用户能方便地定义和操纵数据，维护数据的安全性和完整性，以及进行多用户下的并发控制和恢复数据库。

常见的数据库管理系统有 Oracle、Microsoft sql server 和 Microsoft access。

1. Oracle

Oracle 作为一个通用的数据库管理系统，不仅具有完整的数据管理功能，还是一个分布式数据库系统，支持各种分布式功能，特别是支持互联网应用。作为一个应用开发环境，Oracle 提供了一套界面友好、功能齐全的数据库开发工具。Oracle 使用 PL/SQL 语言执行各种操作，具有可开放性、可移植性、可伸缩性等功能。特别是在 Oracle 8i 中，支持面向对象的功能，使得 Oracle 产品成为一种对应关系型数据库管理系统。目前最新版本是 Oracle 11g。

2. Microsoft sql server

Microsoft sql server 是一种典型的关系型数据库管理系统，可以在许多操作系统上运行，它使用 transact-sql 语言完成数据操作。由于 Microsoft sql server 是开放式的系统，其他系统可以与它进行很好的交互操作。目前最新版本的产品为 Microsoft sql server 2016，它具有可靠性、可伸缩性、可用性、可管理性等特点，为用户提供完整的数据库解决方案。

3. Microsoft access

Microsoft access 作为 Microsoft office 组件之一，是 Windows 环境下非常流行的桌面型数据库管理系统。使用 Microsoft access 无须编写任何代码，只需通过直观的可视化操作就可以完成大部分数据管理任务。在 Microsoft access 数据库中，包括许多组成数据库的基本要素。这些要素包括存储信息的表、显示人机交互界面的窗体、有效检索数据的查询、信息输出载体的报表、提高应用效率的宏、功能强大的模块工具等。它不仅可以通过开放数据库连接(open database connectivity,ODBC)与其他数据库相连,实现数据交换和共享,还可以与 Word、Excel 等办公软件进行数据交换和共享,并且通过对象链接与嵌入技术在数据库中链接和嵌入声音、图像等多媒体数据。

**(三)应用软件**

当选用 NOS 系统和 DBMS 系统时,PACS 制造商需要提供 PACS 的如下功能:通过网络获取影像设备的图像,对图像进行管理和存储,使放射科医生工作站、放射科医生报告工作站、临床医生阅片工作站、Web 浏览器等能够获取相应的图像信息,即图像的获取、图像的管理、图像的处理与显示、图像的存储等。

# 第三节  PACS 的主要功能

PACS 的主要任务就是把日常产生的各种医学影像(包括磁共振、CT、超声、X 光机、红外仪、显微仪等设备产生的图像)通过各种接口(模拟、DICOM、网络接口)以数字化的方式海量保存起来,当需要的时候在一定的授权下能够很快地调回使用,同时增加一些辅助诊断管理功能。它在各种影像设备间传输数据和组织存储数据方面具有重要作用。

## 一、病人登记终端

PACS 具有独立的患者登记终端,并将病人资料送至 PACS 服务器中,与图像资料自动匹配结合。PACS 中患者信息通常来源于医院信息系统。

## 二、图像采集

PACS 的首要任务是从各种影像设备及时可靠地采集符合 DICOM 标准的图像数据,即接收由影像设备产生的图像信息。非数字图像(如胶片)必须转换为数字图像。其基本内容如下所述:

1. 直接接收符合 DICOM 标准的数字图像

数字化的影像设备一般都具备输出数字化 DICOM 标准的图像。PACS 可通过网络通信直接获得该设备的数字图像,并根据需要进行图像的复合信息校验等预处理,如图 8-2 所示。

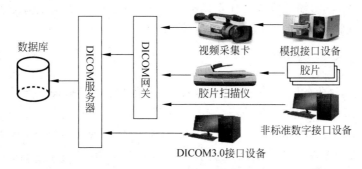

**图 8-2  图像采集的流程图**

2. 间接接收模拟图像和非 DICOM 标准的数字图像

对于某些影像设备输出的模拟图像,需先进行 A/D 转换,再进行 DICOM 标准化处理,如用数字化扫描仪对胶片进行扫描,将其转换为数字图像。非 DICOM 标准的数字图像需增加网关设备,将其标准化为 PACS 认可的 DICOM 标准数字图像。

纳入 PACS 的图像必须符合 DICOM 标准,且图像清晰度能满足临床诊断、教学、浏览等不同层次的要求。

### 三、图像传输

图像传输包含在 PACS 的各个部分,它将 PACS 组成一个有机系统,直接影响 PACS 整体性能。图像传输可通过网络将已获取的指定图像或全部图像,按照 DICOM 通信标准传送给呼叫终端,具有多目的地发送能力。图像传输速度与图像大小、网络带宽、用户数量、资料库大小、服务器性能、工作站性能和存储硬盘速度等有关。例如 CR 图像的大小为 6MB(1B=8bits),网络带宽为 100Mbits,网络可利用率为 60%,则单一工作站接收图像的通信时间为 0.8s。

### 四、图像处理

图像处理是对已获取的图像进行查询、修改、删除等操作。其主要作用是:提高图像文件的存档调阅的速度和效率,对调用图像的订单(order)安排顺序,发放用户进入(entry)许可,对不同用户要求编制相应的时间表,对特殊用户要求做出快速响应并给以明确答复。图像处理与显示工作站,也称为图像显示/浏览工作站,它具有以下功能:

(1) 可支持多屏幕显示,以便对比观察。可将每个屏幕分为几个显示区,每个显示区域可显示一次检查的图像。

(2) 可支持同一检查多序列图像同窗口显示,以便对比观察。同一患者多次检查图像的同窗口显示;不同患者相似检查图像的同窗口显示;不同患者相似检查的多序列图像同步滚动对比。

(3) 支持对图像的调节功能,如调节亮度/对比度,调节窗宽/窗位,可实现局部放大、翻转、导航等。

(4) 支持对图像的测量功能,如 CT 值测量,定位测量,感兴趣区的面积、长度、角度测量等。

(5) 支持对图像的标注功能,可对感兴趣区进行标注、测量、截取、遮盖等。

(6) 支持转换,包括伪彩色转换、灰阶转换。

(7) 支持电影回放,播放速度可任意调节。另外,三维重建、多影像融合和计算机辅助诊断也是 PACS 制造商的研发热点。

### 五、图像存储

图像存储是将接收的图像与数据库相连接,存放在指定的存储硬件上,以便于图像的调阅。图像存储方式可分在线、近线、离线三级。在线存储一般为无损压缩数据,可提供诊断级的图像,数据量较大,时间跨度较短(3 个月至 1 年);近线或离线存储一般为有损压缩数据,可提供临床级的图像,数据量较小,时间跨度较长(1~5 年)。为减少存储服务器的负载压力,提高传输效率,分级存储是必要的。图像存储的主要参数如下所述:

1. 响应时间

不同的服务对象,要求的服务响应时间不同。近期图像调阅速度要快,远期图像调阅速度稍慢亦可。

2. 权限和范围

为减轻大量并发访问对存储服务器和 PACS 主干线路的交换压力,需对临床调阅图像设置权限和范围,也可使用两套存储设备来减轻存储服务器的压力。

3. 访问优先级

对诊断工作站来说,优先访问短期在线存储,如果图像存储时间较长,超出了短期时间范围,则自动访问长期近线、离线存储。

### 六、图像显示与打印

PACS 的目的之一就是方便医生的诊断,而图像的显示与打印可帮助医生进行诊断。从 PACS 系统调出的图像必须完整地反映原始图像的精度,同时对不同来源的图像要有相应显示软件的支持,如 CT 图像的窗宽和窗位的调节、CT 值的测量及 CT、MR 图像的三维重建等。PACS 可以将 DICOM 格式的图像转换成 Windows 通用的标准 BMP、JPG 等格式的图像,以方便医生进行教学和科研工作。在 PACS 实现的初级阶段,胶片仍然是一种不可替代的方式。PACS 提供 DICOM 接口的打印模块,可用高品质的激光打印机将图像打印在纸张或胶片上。

### 七、编写诊断报告

PACS 还应配置智能化的诊断报告生成系统。该系统提供系列的常用医学诊断报告模板,可供影像诊断医师书写报告时选择使用。影像诊断医师也可以根据自己的习惯,添加或修改模板,编写内容,使其更富特色。影像诊断医师在编写生成诊断报告时,只需选择模板,或稍稍改动即可形成一张图文并茂、格式标准的诊断报告。

### 八、图像共享与远程会诊

PACS 最终都要与 HIS 等外部网络相连,这就需要做到 PACS 与这些网络信息系统无缝连接。PACS 只有与医院的 HIS 和 RIS 无缝连接,才能充分发挥其应有的作用,实现远程会诊。

## 第四节 PACS 的应用

PACS 实例产品是针对单机级、科室级、企业级、区域级应用的医学影像信息系统解决方案,为医院全面数字化、信息化奠定基础。PACS 可实现医学影像信息无胶片化、无纸化及自动化运行管理;构建影像学科(包括放射科、心血管、肿瘤放疗、超声、内镜、病理及介入等科室)图像及文本信息库,在统一 ID、统一界面及统一索引下,实现涵盖医疗、教学和科研信息的电子医学图像档案(EMIR)管理。

PACS 实例产品以 DICOM、HL7 等国际标准为基础,利用整合医疗保健企业(integrating the healthcare enterprise,IHE)定义的技术框架,实现了 PACS、RIS、HIS 的跨

系统通信,实现了影像学科与临床学科的信息共享以及 EMIR 与电子病历(electronic medical record,EMR)、网络公关(electronic public relation,EPR)集成,成为放射、超声、病理、核医学以及内镜等影像信息在 IHE 框架下与 HIS、临床信息系统(clinical information system,CIS)交互的统一平台,是医院级医学影像系统建设的最佳途径。

## 一、PACS 统一控制平台

PACS 实例产品统一控制平台实现了用户对其他工作站的维护和管理,实现了统一后台管理、患者信息维护、数据统计三大功能,可以对相关数据进行添加、修改和删除,如用户信息、患者信息维护等。

### (一)用户登录

双击桌面程序图标,启动运行登录程序后出现以下登录界面,如图 8-3 所示。

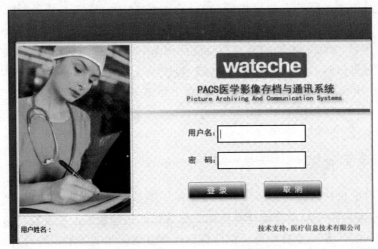

**图 8-3　PACS 统一控制平台登录界面**

### (二)科室业务选择

在科室选择页面,选择需要的科室业务系统。PACS 实例产品是统一的登录平台,用户可以在科室选择页面,选择其所在的科室,进入相应的业务系统中。根据系统管理员所分配的权限,科室选择页面所展现的科室名称也会有所增减。科室管理员用户的选择页面如图 8-4 所示。

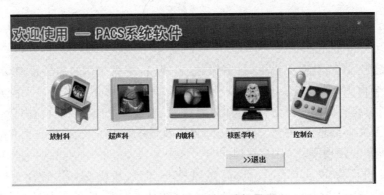

**图 8-4　PACS 业务科室选择界面**

**（三）控制平台功能**

选择"控制台"按钮即可进入控制台工作站。界面包括标题栏和功能树,标题栏用于标识窗口、最大化和最小化按钮,功能树展现系统的全部功能名称,如图 8-5 所示。

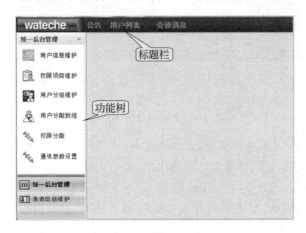

**图 8-5　控制平台功能界面**

1. 统一后台管理

该项包括用户信息维护、权限项目维护、用户分组维护、用户分配、权限分配、通信参数设置。

（1）用户信息维护。可以添加登录系统的用户信息,根据用户的权限不同,对用户进行分组,该组中的人员具有相同身份以及根据身份所赋有的权限,也可根据需求对该组中不同的用户权限做相应的调整。拥有权限的用户,可以对系统进行相应的操作。操作方法:单击"添加""修改""删除"按钮并设置相关的科室权限信息。

（2）权限项目维护。权限项目维护功能:可以设定现有系统中的权限编码、权限名称、类型、模块名称、备注。操作方法:如果用户需添加权限信息,可以通过权限编码、权限名称、类型、模块名称以及备注的信息添加系统的权限信息。

（3）用户分组维护。可以设置用户的分组信息,此处的分组信息为系统中用户的组别。可以设置医师、技师、护士等组别,操作方法:单击"添加""修改""删除"按钮并设置相关的参数对用户进行分组维护。

（4）用户分配到组。根据用户的不同身份,可设置不同的组别,不同的用户组有不同的权限。通过选择不同的分组,不同的分组对应不同的用户,刚添加的用户,如果没有将该用户分配到组,所有分组中都有该用户未勾选的信息。

（5）权限分配。用户在登录系统时,需要输入用户名、密码,且不同的用户拥有不同的登录权限。用户权限维护的功能可完成用户的添加及用户权限的维护。

（6）通信参数设置。可以进行 AE 名称、IP 地址、端口、类型、关联目录组、关联 AE、备注等参数值设置。此处添加的计算机信息即本系统与 PACS 服务器的关联参数信息。

2. 患者信息维护

（1）患者信息修改。患者信息可以修改,如患者的姓名、性别、年龄、出生日期、身份证号、检查日期、检查状态、报告医师、审核医师等信息,便于医院的特殊化操作,方便有权限的医生在后台进行一些操作,以修改患者的信息。

查询条件中列出了按患者姓名、影像号、检查号、检查类型、登记日期等条件查询出的患者信息,单击【查询】按钮,结果在列表中显示,如图 8-6 所示。

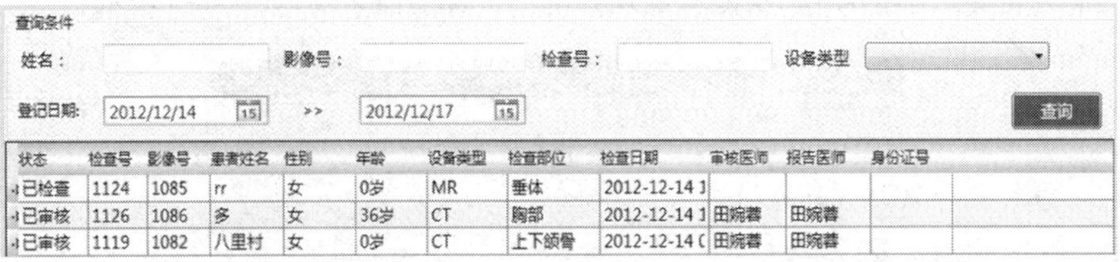

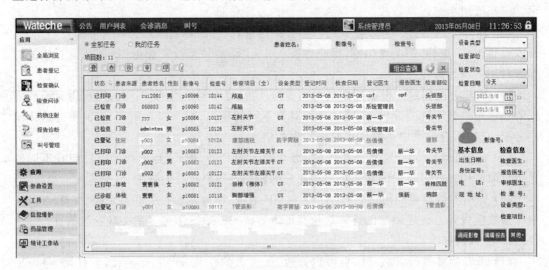

**图 8-6 患者信息查询界面**

在查询结果中选择一条患者信息,双击该信息,当患者信息变为可编辑状态时,即可对患者信息进行修改,修改完成后单击【保存】按钮,即可完成信息的修改。

(2)患者图像匹配,包括患者基本信息合并、患者图像信息合并。可以按照影像号、图像检查设备、CIS 检查设备、查询日期等条件进行单条件查询,也可以按两个或两个以上的条件进行组合查询。

## 二、PACS 影像诊断系统

PACS 影像诊断系统基于.NET 平台和 C/S 结构开发,支持 X 光机、CR(计算机成像)、DR(数字化放射成像)、XA(血管造影像)、RF(数字胃肠)、CT(计算机断层成像)、MR(磁共振)等各种医学成像设备,采用全新的医学影像处理开发和更多高质量和高性能算法,如多窗位直方图增强技术和小波滤波的医学图像自适应增强等技术,提高影像质量,用于对患者医学影像的处理,可显著提高工作效率,帮助医院更好地实现"以患者为中心"的服务原则。

### (一)进入放射科界面

双击桌面程序图标,进入统一登录界面。输入系统初始账号、密码,单击"登录"进入科室选择界面,如图 8-4 所示。选择"放射科"进入放射科界面,如图 8-7 所示。

**图 8-7 放射科的界面**

### （二）自动启动影像诊断系统

影像诊断系统自动启动，其显示界面如图 8-8 所示。

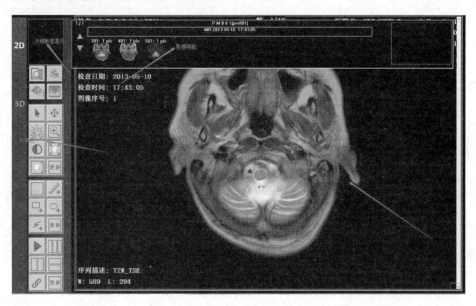

**图 8-8　影像诊断系统界面**

### （三）影像诊断系统界面功能图标介绍

影像诊断系统界面功能图标介绍见表 8-1。

**表 8-1　影像诊断系统界面功能图标**

| 图标 | 含　义 | 图标 | 含　义 | 图标 | 含　义 | 图标 | 含　义 |
|---|---|---|---|---|---|---|---|
|  | 操作级别 |  | 检查级别 |  | 序列级别 |  | 图像级别 |
|  | 影像查询 |  | 重置 |  | 影像排序 |  | 关闭病人 |
|  | 影像导航 |  | 自定义视窗 |  | 四角信息 |  | 简洁四角 |
|  | 教学四角 |  | 标准四角 |  | 没有四角 |  | 平移 |
|  | 排列 1∶1 |  | 图像自适应居中 |  | 窗宽窗位 |  | 反色 |
|  | 缩放 |  | 放大镜 |  | 旋转 |  | 左转 90° |

| 图标 | 含 义 | 图标 | 含 义 | 图标 | 含 义 | 图标 | 含 义 |
|---|---|---|---|---|---|---|---|
| | 右转 90° | | 水平翻转 | | 垂直翻转 | | 翻页 |
| | 上一页 | | 下一页 | | 首页 | | 末页 |
| | 图文报告打印 | | 胶片打印 | | 影像传输 | | 标记保存 |
| | 删除 | | 色度 | | 饱和度 | | 关闭当前检查 |
| 多期 | 多期 | | 打开本地图像 | | 任意角度旋转 | | 保存当前图像 |
| | 保存全部图像 | | 上一序列 | | 下一序列 | | 保存当前序列 |
| | 测距 | | 测角 | | 椭圆 | | 折线 |
| | 普通手绘 | | 注释 | | 标识 | | 显示标注 |
| | 隐藏标注 | | 删除所有标注 | | 绘制箭头 | | 矩形 |
| | 全局 | | 平均 | | 上下 | | 左右 |
| | 2×2 视窗 | | 4×4 视窗 | | 1×3 视窗 | | 左右标识 |
| | 心胸比测量 | | 对比模式 | | 平滑 | | 图像增强 |
| | 全部定位线 | | 当前定位线 | | 删除定位线 | | 序列同步 |

续表

| 图标 | 含义 | 图标 | 含义 | 图标 | 含义 | 图标 | 含义 |
|---|---|---|---|---|---|---|---|
| 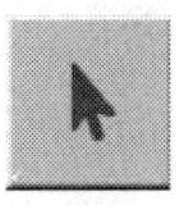 | 选择 | 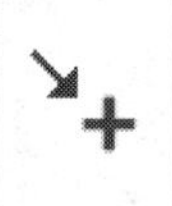 | 点测量 | 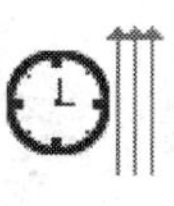 | 时间排序 | 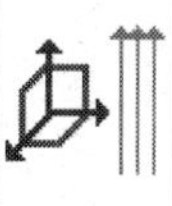 | 类型排序 |
| 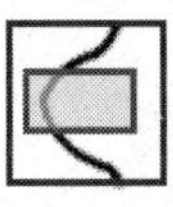 | 乳腺导航 | 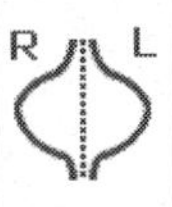 | CC 配对 | 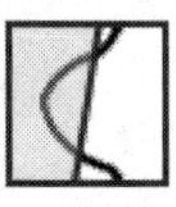 | 左挡 | 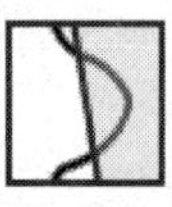 | 右挡 |
| 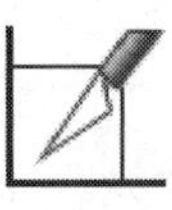 | 裁剪 | 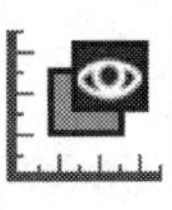 | 定标 | 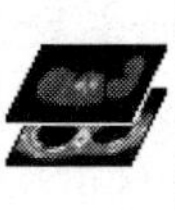 | PET-CT 融合 | 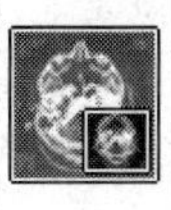 | 灰度层 |
| 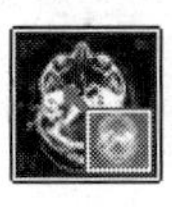 | 伪彩层 | 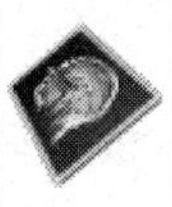 | MPR 融合 | 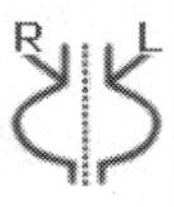 | MLO | 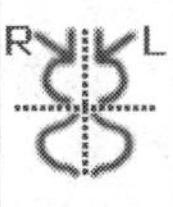 | 乳腺 2×2 配对 |
| 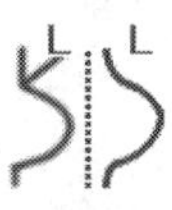 | 左侧乳腺 | 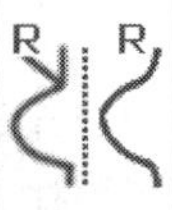 | 右侧乳腺 | 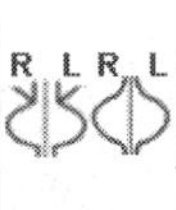 | 乳腺 1×4 配对 | 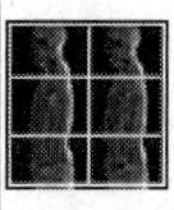 | 全脊柱排序 |
| 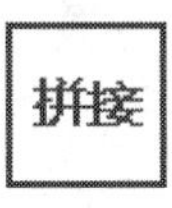 | 拼接 | 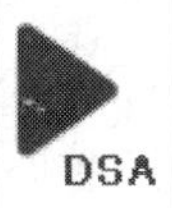 | DSA 播放 | 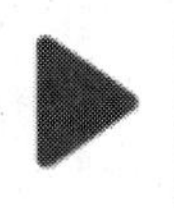 | 自动播放 | 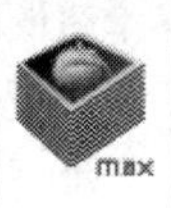 | 断层最大密度投影 |
| 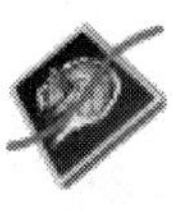 | 曲线重建 | 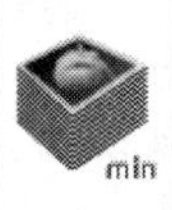 | 断层最小密度投影 | 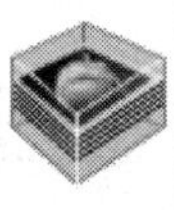 | 断层平均密度投影 | 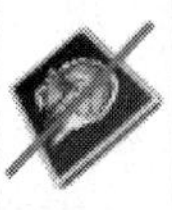 | 直线重建 |
| 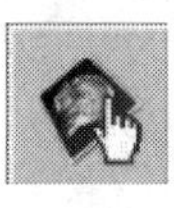 | 手绘模式 | 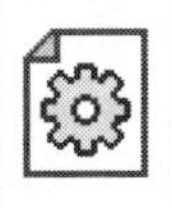 | 参数设置 | 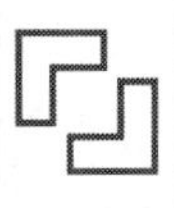 | 工具栏翻转 | 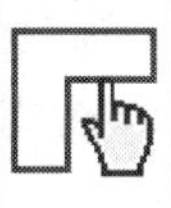 | 自定义工具栏 |
| 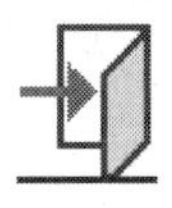 | 隐藏系统 | 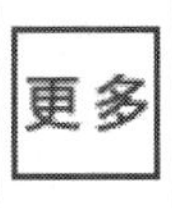 | 更多 | | | | |

## （四）图像管理

患者的图像首先通过缩略图的形式显示在影像导航栏中，用户可以通过拖拽或双击序列缩略图的方式将需要显示的图像显示在图像显示区中。采用这种方式，用户可以有的放矢地进行序列图像之间的对比，同时也优化系统，节省内存。

（万　亮　吴　瑰）

# 参 考 文 献

[1] 王光昶.医学物理学[M].2版.北京：清华大学出版社,2012.

[2] 张泽宝.医学影像物理学[M].3版.北京：人民卫生出版社,2010.

[3] 包尚联,高嵩.现代医学影像物理学进展[M].北京：北京大学出版社,2014.

[4] 甘泉,王骏.医学影像设备与工程[M].南京：江苏大学出版社,2012.

[5] 石明国,韩丰谈.医学影像设备学[M].北京：人民卫生出版社,2016.

[6] 徐跃,梁碧玲.医学影像设备学[M].3版.北京：人民卫生出版社,2012.

[7] 石明国.现代医学影像技术学[M].西安：陕西科学技术出版社,2007.

[8] 余建明.实用医学影像技术[M].北京：人民卫生出版社,2015.

[9] 杨正汉,冯逢,王霄英.磁共振成像技术指南[M].北京：人民军医出版社,2007.

[10] 王骏,赵海涛,张益兰,等.医学影像技术学[M].北京：人民军医出版社,2011.

[11] 章新友.医学图像处理[M].2版.北京：中国中医药出版社,2015.

[12] 刘惠,郭冬梅,邱天爽,等.医学影像和医学图像处理[M].北京：电子工业出版社,2013.

[13] 邱建峰,聂生东.医学影像图像处理实践教程[M].北京：清华大学出版社,2013.

[14] 周涛,陆惠玲.医学影像图像处理[M].北京：科学出版社,2015.

[15] 苏续清.数字化影像新技术的临床应用[M].北京：人民军医出版社,2007.

[16] 詹松华.医学影像新技术的临床应用[M].北京：清华大学出版社,2013.

[17] 任卫东,常才.超声诊断学[M].3版.北京：人民卫生出版社,2012.

[18] 郭万学.超声医学[M].6版.北京：人民军医出版社,2012.

[19] 杨富华.数字化医院信息系统教程[M].北京：科学出版社,2014.

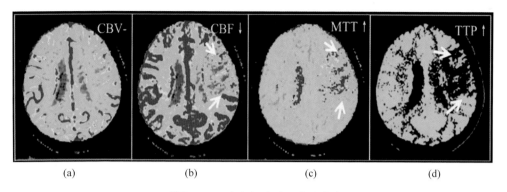

彩图 4-34　脑左额叶缺血灌注成像

（a）脑血容量正常；（b）脑血流量下降↓（蓝）；（c）对比剂平均流过时间延长（红绿）；（d）对比剂峰值时间延长（绿）或无（黑）

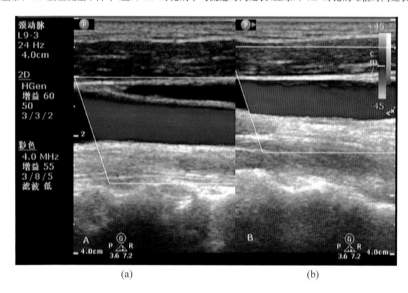

彩图 6-36　彩色多普勒血流显像

（a）血流朝向探头（红色）；（b）血流背离探头（蓝色）

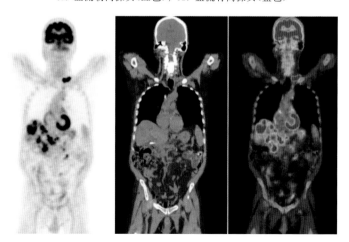

彩图 7-7　PET/CT 图像融合